医学考试应试指南系列丛书

本科生复习考试用书 / 研究生入学考试用书 / 执业医师资格考试用书

组织学与胚胎学应试指南

（第3版）

主　　编　唐军民　张雷

副主编　刘　皓　高俊玲　刘慧雯
　　　　吴　岩　王喜梅

编　　委（按姓名汉语拼音排序）

曹　博（哈尔滨医科大学）
丁晓慧（沈阳医学院）
冯雅琴（山西医科大学）
高俊玲（华北理工大学基础医学院）
郭泽云（昆明医科大学）
季凤清（首都医科大学）
蒋　洁（湖南医药学院）
李　冉（华北理工大学基础医学院）
李海荣（山西医科大学）
梁元晶（首都医科大学）
刘　皓（天津医科大学）
刘慧雯（哈尔滨医科大学）
梅　芳（北京大学医学部）
牛嗣云（河北大学医学部）
祁丽花（北京大学医学部）
任君旭（河北北方学院）
苏衍萍（泰山医学院）
孙丽慧（齐齐哈尔医学院）
唐军民（北京大学医学部）
王海萍（河北北方学院）
王喜梅（湖南医药学院）
吴　岩（内蒙古医科大学）
吴春云（昆明医科大学）
徐　冶（吉林医药学院）
岳黎敏（河北工程大学医学院）
张　雷（河北医科大学）
张雪梅（湖南医药学院）
赵秀君（河北医科大学）

北京大学医学出版社

ZUZHIXUE YU PEITAIXUE YINGSHI ZHINAN

图书在版编目（CIP）数据

组织学与胚胎学应试指南 / 唐军民，张雷主编 . —3 版 .
—北京：北京大学医学出版社，2016.4
（医学考试应试指南系列丛书）
ISBN 978-7-5659-1330-3

Ⅰ . ①组… Ⅱ . ①唐… ②张… Ⅲ . ①人体组织学 - 医学院校 - 教学参考资料 ②人体胚胎学 - 医学院校 - 教学参考资料 Ⅳ . ① R32

中国版本图书馆 CIP 数据核字（2016）第 033072 号

组织学与胚胎学应试指南（第 3 版）

主　　编： 唐军民　张　雷
出版发行： 北京大学医学出版社
地　　址：（100191）北京市海淀区学院路 38 号　北京大学医学部院内
电　　话： 发行部 010-82802230；图书邮购 010-82802495
网　　址： http：//www.pumpress.com.cn
E-mail： booksale@bjmu.edu.cn
印　　刷： 北京瑞达方舟印务有限公司
经　　销： 新华书店
责任编辑： 韩忠刚　刘陶陶　　**责任校对：** 金彤文　　**责任印制：** 李　啸
开　　本： 787mm × 1092mm　1/16　**印张：** 21.25　**字数：** 536 千字
版　　次： 2016 年 4 月第 3 版　2016 年 4 月第 1 次印刷
书　　号： ISBN　978-7-5659-1330-3
定　　价： 45.00 元

编者说明

组织学与胚胎学是重要的医学基础课程之一，它包括组织学和胚胎学两门形态科学。

在组织学与胚胎学的学习和长期的教学过程中，我们认为如果仅依靠听课和阅读教材，很难抓住和理解重点内容，因而不能牢固地掌握组织学与胚胎学的基本知识和基本理论，难以对该学科的内容进行充分消化、吸收，也不能随时对自己所掌握的内容客观地进行自我评估。

为使学生充分掌握所学的专业知识，培养学生全面分析问题和解决问题的能力，训练学生比较、归纳、综合问题及表达问题的能力，帮助学生更好地学习组织学与胚胎学，为学习其他医学基础课程打下良好的基础。我们 14 所医学院校的 30 位教师根据多年的授课、辅导、答疑和考试命题工作中的经验体会，以唐军民主编《组织学与胚胎学应试指南》第 2 版为基础做了如下的改进：①增加了第九章神经系统和第二十一章胚胎学绪论两章内容，使本“应试指南”共计 29 章（包括上篇组织学 20 章；下篇胚胎学 9 章），与唐军民、张雷主编“十二五”普通高等教育本科国家级规划教材《组织学与胚胎学》第 3 版，以及其他相关教材的章节相匹配。②参考了国内外部分习题汇编和有关资料，修改和补充了部分应试题。③适当调整了试题排序，即一、名词解释，二、填空题，三、选择题，包括 A 型选择题、B 型选择题、X 型选择题，四、问答题，并附有参考答案。④为了配合双语教学的需要，名词解释部分的题干及提示均以英文提出，使学生了解和掌握《组织学与胚胎学》中的主要专业名词。⑤本“应试指南”的专业词汇按照全国科学技术名词审定委员会 2014 年公布的《组织学与胚胎学名词》第二版进行了统一。⑥在“应试指南”之后仍然附有 5 套模拟试题，供学生对教材的全部内容进行自我测试。本“应试指南”各章重点突出，重点内容以不同的题型从不同的侧面提出问题，以反复强化的方式使学生掌握组织学与胚胎学的重点。

本“应试指南”适于高等医学院校临床医学、预防医学、口腔学、护理学等本科学生使用，也可作为专业教师在试卷命题时参考。

由于编者水平有限，“应试指南”中不足之处或错误在所难免，望各位同行及学生在使用过程中将发现的问题及时给作者提出，并批评指正，以便今后再印刷或再版时修改和完善。

编　者

使用说明

一、名词解释

答题时首先要将英文专业名词翻译为中文，然后再根据每个名词后所限定的条件简要精炼地将该名词的主要含义、主要内容严密而准确地进行解释。

例如：hepatic lobule（definition and composition）

答：

hopatic loblue：肝小叶

definition：肝结构和功能的基本单位；

composition：由中央静脉、肝板（索）、肝血窦、胆小管组成。

二、填空题

每题由一段含有一处或几处空白以__________表示的叙述构成，答题时要将适当的内容填入__________处，使这段叙述完整而正确。

例如：__________是肝结构和功能的基本单位，由中央静脉、__________、肝血窦、__________组成。

填空 1 肝小叶；填空 2 肝板（索）；填空 3 胆小管

肝小叶是肝结构和功能的基本单位，由中央静脉、肝板（索）、肝血窦、胆小管组成。

三、选择题

本“应试指南”采用 A 型题、B 型题和 X 型题 3 种形式，A 型题和 B 型题实际均为单选题，X 型题为多选题，分别叙述如下：

A 型题：在每一题下面的 A、B、C、D、E 5 个备选答案中只能选择一个最佳或最正确的答案。例如试题：

肝结构和功能的基本单位是

A．肝板

B．肝细胞

C．肝血窦

D．胆小管

E．肝小叶

E 正确。

B 型题：在每一题前面的 A、B、C、D、E 5 个备选答案中选择一个最佳或最正确的答案，每一题只能选择一个答案，备选答案可被重复选择。例如：

备选答案（第 1 ~ 6 题）

A．相邻肝板间

B．相邻肝细胞间

C．相邻肝小叶间

D．肝小叶中央

E．肝细胞与肝血窦内皮细胞间

1．窦周隙位于

2．肝血窦位于

3．小叶下静脉位于

4．肝门管区位于

5．中央静脉位于

6．胆小管位于

以上 1 ～ 6 题分别选择了备选答案中的 E、A、C、C、D、B 答案，其中 C 均被 3、4 题所选，即 C 被重复选择。

X 型题：即在备选答案中选择 1 ～ 5 项不等，要求对每 1 选项做出“正确”或“错误”的回答。

如：组成肾小球旁器的细胞或结构是

A．球旁细胞

B．致密斑

C．球外系膜细胞

D．球内系膜细胞

E．间质细胞

ABC

四、问答题

答题时针对所提出的问题抓住重点、简明扼要地论述。

编　者

目　　录

上篇　组 织 学

下篇　胚 胎 学

上篇　组织学

第一章　组织学绪论

一、名词解释

1．tissue（composition，classification and characteristic）
2．HE staining method（definition and characteristic）
3．basophilia（principle，definition）
4．acidophilia（principle，definition）
5．electron density（definition）
6．reproductive engineering（definition，major technique）
7．histo-chemistry method（principle，significance）

二、填空题

1．组织是由__________和__________构成的，前者是构成人体结构和功能的基本单位。基本组织一般分为4种类型，即__________、__________、__________和__________。

2．光学显微镜的最大分辨率是__________，光镜下所见的结构称为__________；电子显微镜的分辨率可达__________，电镜下所见的结构称为__________。

3．组织切片染色中，最常用的是__________和__________染色法，简称为__________染色。前者为__________染料，可将细胞核染为蓝色；后者为__________染料，可将细胞质染成粉红色。组织细胞成分若被前者所染，称为__________；若与后者呈强亲和力，称为__________；若对两种染料均缺乏亲和力，则称为__________。

4．组织块在包埋前需先经__________，常用的包埋剂是__________、__________和__________。

5．在光学显微镜下观察的固定标本除组织切片外，还有__________、__________和__________等技术。

6．电镜标本染色与光镜染色不同，不产生颜色差别，只产生__________反差。标本中被染色的部位在荧光屏上成像显得暗，称为__________；反之，在荧光屏上显得亮，称为__________。被检结构与重金属盐相结合的称为__________；被检结构本身不能与重金属盐结合，而其周围组织染上重金属盐的称为__________。

7．常用的电子显微镜有____________和____________两种，前者可观察组织、细胞的__________结构，后者可观察组织、细胞__________结构，且标本制备__________切片。

8．组织化学技术是利用已知特异的____________与组织或细胞样品内某些物质发生__________，在局部形成有色沉淀物。通过光镜观察，对组织、细胞内的化学成分进行__________、__________和__________的研究。如PAS反应可显示细胞内的__________，终产物为紫红色沉淀物。

9．免疫组织化学术是利用__________与特异性__________结合的原理，检测组织、细胞中__________和__________等大分子分布的技术，常用标记物有__________、__________、__________等。

10．原位杂交术即__________组织化学技术，是检测__________的有或无，以及在转录水平__________的活性。其原理是用已知碱基顺序的__________与细胞内待测 DNA 和 RNA 形成特定的双链分子，即杂交；常用的标记物为__________和__________等。

11．体外培养技术是将人体或动物的活组织、活细胞在体外适宜条件下进行培养的技术。细胞在体外生长，需要与体内基本相同的条件，包括__________、__________、__________、__________、合理的__________和__________比例等。

12．组织工程所必须的 4 个要素是__________、__________、__________和__________。

13．培养“试管婴儿"的 3 个关键步骤是__________、__________和__________。

三、选择题

A 型题

1．以下对组织学与胚胎学的表述中，哪一项错误
A．组织学、胚胎学是具有不同研究内容的两门学科
B．组织学是研究正常机体细微结构及其相关功能的科学，属于形态科学范畴
C．组织学是研究正常机体细微结构及其相关功能的科学，不属于形态科学范畴
D．胚胎学是研究个体发生及发育规律的科学
E．在医学中，组织学与胚胎学都是以人体为主要研究对象，都是重要的基础医学课程

2．以下表述中，哪一项错误
A．组织学的研究内容包括细胞、组织和器官系统 3 部分
B．细胞是一切生物体的结构和功能单位
C．细胞间质是非细胞的产物，它构成了细胞生活的微环境
D．结构与功能相似的细胞群及细胞间质构成组织
E．不同的组织构成器官或系统

3．下列哪一项不属于基本组织
A．上皮组织
B．淋巴组织
C．肌组织
D．神经组织
E．结缔组织

4．对组织学染色的表述，哪一项正确
A．有的生物样品无色透明，难以在光镜下观察，故要对组织切片进行染色
B．最常用的是酸性苏木精和碱性伊红染色法，简称为 HE 染色
C．酸性苏木精可将细胞核染为蓝色，碱性伊红可将细胞质染成粉红色
D．酸性苏木精可将细胞核染为粉红色，碱性伊红可将细胞质染成蓝色
E．碱性苏木精可将细胞质染为红色，酸性伊红可将细胞核染为蓝色

5．光镜下，组织石蜡包埋切片的厚度一般是
A．100 μm
B．50 μm
C．5 ~ 10 μm

D．1μm 左右
E．0.1 ～ 0.5μm

6．透射电镜下观察的组织切片厚度一般是
A．50 ～ 80 nm
B．5 ～ 10 nm
C．1 ～ 2 nm
D．100 ～ 500 nm
E．1 μm 左右

7．PAS 反应是显示组织或细胞内的
A．核酸
B．脂类
C．抗原
D．多糖或糖原
E．蛋白水解酶

8．光镜组织切片和电镜组织切片
A．均为超薄切片
B．均用化学染料染色
C．均可制冷冻切片
D．均为固定组织
E．均可拍摄彩色照片

9．扫描电镜主要是用于观察
A．生物膜内部结构
B．细胞器的内部结构
C．组织和细胞的表面结构
D．细胞内的多糖
E．细胞核内的结构

10．扫描电镜技术不同于透射电镜技术的主要一点是
A．组织勿须固定
B．勿须制备超薄切片
C．是以激光扫描标本
D．不在荧光屏上显像
E．可观察活细胞

11．在体外可以长期保存活细胞的方式是
A．冰箱保存
B．液氮内保存
C．恒温保存
D．甘油内保存
E．干燥保存

12．免疫组织（细胞）化学技术是指
A．以抗原抗体结合反应为基础，查知组织（细胞）内某抗原的技术
B．以酸碱结合反应为基础，查知组织（细胞）内某抗原的技术
C．以物理吸附原理，查知组织（细胞）内某抗原的技术
D．以碱基互补原理，查知组织（细胞）内某抗原的技术
E．以抗原抗体结合反应为基础，查知组织（细胞）内某基因的技术

13．人类辅助生殖技术**不包括**
A．精子冻存与复苏
B．人工授精
C．试管婴儿
D．生殖克隆
E．胚胎移植

14．第一代试管婴儿的关键技术是
A．体外受精和早胚培养
B．精子冻存和体外受精
C．体外受精和胚胎移植
D．胚胎切制和胚胎移植
E．生殖克隆和胚胎移植

15．第二代试管婴儿的关键技术是
A．体外受精和胚胎移植
B．单精子卵细胞质内注射和胚胎移植
C．早胚遗传监测和胚胎移植
D．生殖克隆和胚胎移植
E．早胚遗传缺陷监测和胚胎移植

16．第三代试管婴儿的关键技术是
A．早胚遗传缺陷监测和胚胎移植
B．体外受精和胚胎移植
C．单精子卵细胞质内注射和胚胎移植
D．体细胞核移植和胚胎移植
E．精子冻存和体外受精

17．下列哪一项不属于原位杂交技术
A．碱基互补
B．标记核酸探针
C．在组织标本上反应
D．在细胞涂片上反应
E．与抽提的 DNA 杂交

B 型题

备选答案（第 18 ~ 22 题）
A．多糖或糖原
B．电子密度低
C．电子束
D．紫外线
E．电子密度高

18．PAS 法可显示细胞内的
19．扫描电镜的电子束聚焦后形成
20．荧光显微镜光源是
21．标本在电镜荧光屏上成像亮，称为
22．标本在电镜荧光屏上成像暗，称为

备选答案（第 23 ~ 27 题）
A．透射电镜
B．扫描电镜
C．荧光显微镜
D．激光共聚焦扫描显微镜
E．普通光学显微镜

23．通常观察光镜结构是用
24．能够观察组织、细胞内部电镜结构的是
25．能够观察组织、细胞表面电镜立体结构的是
26．借助紫外线观察细胞内荧光物质的是
27．能够观察生物样品结构互相重叠的是

备选答案（第 28 ~ 31 题）
A．组织化学技术
B．免疫组织化学技术
C．原位杂交技术
D．体外培养技术
E．冰冻切片技术

28．以抗原抗体特异结合反应为基础的技术是
29．以核苷酸碱基互补原理为基础的技术是
30．以化学试剂与组织细胞样品内某种物质发生化学反应为基础的是
31．在体外适宜条件下研究活的组织或细胞的技术是

备选答案（第 32 ~ 36 题）
A．石蜡切片
B．冰冻切片
C．涂片
D．铺片
E．磨片

32．能较好地保存细胞内酶的活性
33．制作骨和牙齿等坚硬组织的标本，选用
34．观察血液、精液、骨髓等标本，选用
35．把柔软组织撕成薄膜制片，选用
36．能较好地保存细胞生前结构的标本制作方法，选用

X 型题

37．组织固定的意义是
A．使蛋白质迅速溶解
B．防止细胞自溶
C．使组织膨胀
D．使组织坚硬
E．防止组织腐败

38．常用的光镜标本制作方法为
A．石蜡切片
B．超薄切片
C．磨片
D．铺片
E．涂片

39．电子密度高的结构是
A．被重金属盐所染

B．在荧光屏上呈暗像
C．照片上呈黑或深灰色
D．不与重金属结合
E．在荧光屏上呈亮像

40．电镜标本中，电子密度低是
A．被重金属盐所染
B．不与重金属结合
C．在荧光屏上不能显示
D．在荧光屏上呈亮像
E．照片上呈浅灰色

41．扫描电镜可观察的结构是
A．微绒毛
B．纤毛
C．伪足
D．线粒体
E．高尔基复合体

42．一般组织化学技术可检测组织内的
A．抗原
B．酶
C．脂类
D．糖类
E．核酸

43．原位杂交术
A．是一种特异性的核酸组织化学
B．检测基因的存在与活性
C．对样品进行重金属盐染色
D．研究细胞内多肽或蛋白质的合成
E．常用的标记物为放射性核素与地高辛

44．原位杂交技术中常用的标记物
A．放射性核素
B．荧光染料
C．辣根过氧化物酶
D．地高辛
E．铁蛋白

45．体外培养需要的适宜条件，即
A．营养
B．氧气
C．二氧化碳
D．温度、湿度
E．pH 值

参考答案及难题解析

一、名词解释

1．tissue（composition，classification and characteristic）

答：组织。由细胞和细胞间质（细胞外基质）构成，机体的基本组织分为上皮组织、结缔组织、肌组织和神经组织 4 种类型，它们在胚胎时期的发生来源、细胞构成、形态特点及功能等方面，各具明显的特性。

2．HE staining method（definition and characteristic）

答：HE 染色。为苏木精 - 伊红染色法的简称，是最常用的组织学染色方法。苏木精为碱性染料，主要使细胞核内的染色质与细胞质内的核糖体着紫蓝色；伊红为酸性染料，主要使细胞质和细胞间质中的成分着红色。因此，HE 染色法可将组织中各种细胞和细胞间质成分显示出来。

3．basophilia（principle，definition）

答：嗜碱性。在 HE 染色中，苏木精为碱性染料，主要使细胞核内的染色质与细胞质内的核糖体着蓝紫色，这种易于被碱性染料着色的性质，称为嗜碱性。

4．acidophilia（principle，definition）

答：嗜酸性。在 HE 染色中，伊红为酸性染料，主要使细胞质与细胞间质的成分着红色，这种易于被酸性染料着色的性质，称为嗜酸性。

5．electron density（definition）

答：电子密度高。电子显微镜下观察超薄切片时，某组织成分在荧光屏上成像暗，称为电子密度高，又称为高电子密度。

6．reproductive engineering（definition，major technique）

答：生殖工程。是人工介入早期生殖过程的技术，借此以获得新生个体。试管婴儿和克隆动物是这一领域中最著名的成就。主要技术有体外授精、早期胚胎培养、胚胎移植、卵细胞质内单精子或细胞核注射、配子和胚胎冻存等。

7．histo-chemistry method（principle，significance）

答：组织化学技术。为应用化学、物理学、生物化学的原理和技术与组织学技术相结合而产生的技术，能在组织切片上定性、定位、定量地显示某种物质。

二、填空题

1．细胞，细胞外基质（细胞间质），上皮组织，结缔组织，肌组织，神经组织

2．0.2 μm，光镜结构，0.2 nm，电镜结构或超微结构

3．苏木精（H），伊红（E），HE，碱性，酸性，嗜碱性，嗜酸性，中性

4．固定，石蜡，火棉胶，树脂

5．涂片，铺片，磨片

6．明暗，电子密度高，电子密度低，正染色，负染色

7．透射电镜，扫描电镜，内部，表面的立体，不需

8．化学试剂，化学反应，定性，定位，定量，糖原或多糖

9．抗原，抗体，多肽，蛋白质，辣根过氧化物酶，铁蛋白，荧光染料

10．核酸分子杂交，基因片段，基因，核酸探针，放射性核素，非放射性药物（如地高辛）

11．温度，湿度，营养，pH 值，O_2，CO_2

12．种子细胞，细胞外基质，构建组织器官，将构建物移植到机体

13．诱发超排卵，人工授精，体外培养暨胚胎移植

三、选择题

A 型题

1．C　组织学的研究属于形态科学范畴

2．C　细胞间质是由细胞产生的非细胞性的物质（如纤维、基质、体液等），参与构成细胞生活的微环境

3．B

4．A　有的生物样品无色透明，光镜下难以观察到，故要对组织进行染色后观察

5．C

6．A

7．D　过碘酸希夫反应简称为 PAS 反应，是用于检测细胞内糖原或多糖的一种方法。

8．D　制作光镜或电镜组织切片时，均需将组织固定。固定组织的目的是防止组织腐败和细胞自溶，以保持组织、细胞的活体状态，有利于研究和观察。

9．C 扫描电镜主要观察组织或细胞的表面立体结构，如纤毛、微绒毛、伪足，不需要将组织制备成超薄切片。

10．B 参见第 9 题题解。

11．B 在生物医学的研究中，液氮内可以长期保存活细胞。

12．A 免疫组织（细胞）化学技术是指以抗原抗体结合反应为基础，查知组织（细胞）内某抗原的技术。

13．D 人类辅助生殖技术包括精子冻存与复苏、人工授精、试管婴儿和胚胎移植，不包括生殖克隆。

14．C 第一代试管婴儿是指体外受精联合胚胎移植的技术。

15．B 第二代试管婴儿的关键技术是单精子卵细胞质内注射和胚胎移植。

16．A 第三代试管婴儿的关键技术是在单精子卵细胞质内注射之前进行早胚遗传缺陷监测，然后再进行胚胎移植。

17．E 原位杂交技术是以核苷酸碱基互补原理为基础，在组织标本或细胞涂片上反应的技术，与抽提的 DNA 杂交不属于原位杂交技术。

B 型题

18．A 参见第 7 题题解。

19．C 扫描电镜的电子束聚焦后形成极细的电子束，称为电子探针，然后再样品表面逐级扫描，以观察，如组织或细胞的表面立体结构。

20．D 荧光显微镜光源是以波长较短的紫外线作为光源观察细胞内荧光物质的。

21．B 电镜标本染色与光镜染色不同，不产生颜色差别，只产生明暗反差。标本中被染色的部位在荧光屏上成像显得暗，称为电子密度高；反之，在荧光屏上显得亮，称为电子密度低。

22．E 参见第 21 题题解。

23．E 普通光学显微镜是观察组织细胞光镜结构的主要工具。

24．A 常用的电子显微镜有透射电镜和扫描电镜两种，前者可观察组织、细胞的电镜结构，后者可观察组织、细胞表面的立体结构。

25．B 参见第 19 题题解。

26．C 参见第 20 题题解。

27．D 激光共聚焦扫描显微镜可以观察结构互相重叠的生物样品。

28．B 参见第 12 题题解。

29．C 参见第 17 题题解。

30．A 组织化学技术是利用已知特性的化学试剂与组织或细胞样品内某些物质发生化学反应，在局部形成有色沉淀物的技术。

31．D 体外培养技术是将人体或动物的活组织、活细胞在体外适宜条件下进行培养的技术。

32．B 在进行酶组织化学的研究中，冰冻切片能较好地保存细胞内酶的活性。

33．E 制作骨和牙齿等坚硬组织的标本，选用磨片技术。

34．C 观察血液、精液、骨髓等标本，一般选用涂片技术。

35．D 把柔软组织撕成薄膜的制片技术属于组织铺片或撕片技术

36．A 能较好地保存细胞生前结构，进行光镜观察的标本制作方法，一般选用石蜡包

埋切片技术。

X 型题

37．BE　制作组织切片时，固定组织的目的是防止组织腐败和细胞自溶，以保持组织、细胞的活体结构状态。

38．ACDE　电镜观察的标本须制备成超薄切片。

39．ABC　参见第 21 题题解。

40．BDE　参见第 21 题题解。

41．ABC　扫描电镜主要观察组织或细胞的表面立体结构，纤毛、微绒毛、伪足都是表面立体结构；线粒体、高尔基复合体属于细胞内部结构。

42．BCDE　检测细胞表面和细胞内的抗原须用免疫组织化学技术。

43．ABE　原位杂交术又称为核酸分子杂交组织化学技术，是检测基因片段的有或无，及在转录水平基因的活性。常用的标记物为放射性核素与非放射性药物如地高辛等。

44．AD　参见 43 题题解。

45．ABCDE

（唐军民）

第二章　细　胞

一、名词解释

1．fluid-mosaic model（structure and significance）
2．ribosome（structure，distribution and function）
3．rough endoplasmic reticulum（structure and function）
4．mitochondria（structure and function）
5．lysosome（structure，classification and function）
6．Golgi complex（structure and function）
7．nuclear membrane（structure and function）
8．cell cycle（definition，periodization and function）

二、填空题

1．电镜下，细胞膜分内中外 3 层结构，朝向细胞外和细胞内的两层＿＿＿＿＿，中间层＿＿＿＿＿，具有这 3 层结构的生物膜又称为＿＿＿＿＿。

2．目前公认的细胞膜分子结构是＿＿＿＿＿学说。该学说认为主要由＿＿＿＿＿构成细胞膜的主体，＿＿＿＿＿嵌入或结合于其中。

3．膜脂双分子层的极性头朝向＿＿＿＿＿，具有＿＿＿＿＿性；尾部伸向＿＿＿＿＿，具有＿＿＿＿＿性。

4．细胞膜转运物质的方式有＿＿＿＿＿、＿＿＿＿＿、＿＿＿＿＿3 种。

5．核糖体有两种存在形式，分别是＿＿＿＿＿和＿＿＿＿＿，前者的功能是合成＿＿＿＿＿，后者与＿＿＿＿＿结合形成＿＿＿＿＿，具有合成＿＿＿＿＿的功能。

6．根据有无附着＿＿＿＿＿，内质网分为＿＿＿＿＿和＿＿＿＿＿两种，前者的功能是合成＿＿＿＿＿、＿＿＿＿＿和＿＿＿＿＿部分；后者的功能是合成＿＿＿＿＿，参与＿＿＿＿＿、＿＿＿＿＿。

7．高尔基复合体是由＿＿＿＿＿、＿＿＿＿＿、＿＿＿＿＿、＿＿＿＿＿和＿＿＿＿＿组成。其主要功能是对来自粗面内质网的＿＿＿＿＿进行＿＿＿＿＿、＿＿＿＿＿、＿＿＿＿＿和＿＿＿＿＿。

8．为细胞提供能量的细胞器是＿＿＿＿＿，其由＿＿＿＿＿围成。外膜光滑，内膜向内折叠形成＿＿＿＿＿，根据其形态分为＿＿＿＿＿和＿＿＿＿＿两种。

9．根据溶酶体不同阶段的生理功能，分为＿＿＿＿＿、＿＿＿＿＿和＿＿＿＿＿3 种类型。

10．细胞质骨架是由＿＿＿＿＿、＿＿＿＿＿和＿＿＿＿＿等组成。

11．根据 HE 染色特性，染色质分为＿＿＿＿＿和＿＿＿＿＿。

12．染色质的基本结构单位是＿＿＿＿＿，它是由＿＿＿＿＿和＿＿＿＿＿组成。

13．中间丝具有特异性，分为＿＿＿＿＿、＿＿＿＿＿、＿＿＿＿＿、＿＿＿＿＿和

__________5 种。

14．在一般的细胞中，微管以__________形式存在；在纤毛中是以__________形式存在；在中心粒中是以__________形式存在。

15．核膜由__________和__________组成，前者表面有附着__________，并与__________相连。后者表面有__________附着。

16．细胞的包含物有__________、__________和__________3 种。

17．细胞周期分为__________和__________两个阶段。人类的细胞分裂方式有 3 种，即__________、__________和__________。

18．核质与细胞质进行物质交换的结构是__________，核内__________和__________成分必须经过此结构才能进入细胞质。

三、选择题

A 型题

1．关于细胞膜的描述中，哪一项错误

A．细胞膜是细胞与周围环境进行物质交换的半透膜

B．电镜下，细胞膜为 3 层膜结构

C．细胞膜有传递信息的作用

D．细胞膜含有脂双层分子

E．脂双层分子的尾部形成单位膜的内外两层

2．构成细胞膜主要支架的化学成分是

A．脂双层分子

B．糖脂

C．糖蛋白

D．膜磷脂与蛋白质

E．胆固醇

3．“液态镶嵌模型"学说认为细胞膜的分子结构是

A．内外两层是脂类分子，中间是蛋白质

B．脂双分子层内及其内表面镶嵌有蛋白质

C．内外两层是蛋白质，中间是脂双层分子

D．脂双层分子的头朝向膜的中央

E．脂双层分子尾部朝向膜的内外表面

4．合成分泌蛋白质旺盛细胞的描述，哪一项正确

A．丰富的粗面内质网和发达的高尔基复合体

B．丰富的滑面内质网和发达的高尔基复合体

C．丰富的游离核糖体和高尔基复合体

D．大量的溶酶体和微体

E．大量的线粒体和溶酶体

5．下列哪一种结构不属于细胞器

A．线粒体

B．核糖体

C．分泌颗粒

D．内质网

E．中心体

6．酶原颗粒的形成与下列哪一项有关

A．游离核糖体

B．细胞骨架

C．滑面内质网

D．溶酶体

E．粗面内质网和高尔基复合体

7．对于细胞膜功能的描述，哪一项错误

A．被动扩散是逆浓度梯度而消耗能量的转运

B．被动扩散是顺浓度梯度而不消耗能量的转运

C．主动转运是逆浓度梯度而消耗能量的转运

D．胞吞和胞吐作用是转运大分子物质的方式
E．细胞膜有信号转导作用
8．固醇类激素合成细胞的超微结构特点是
A．大量的溶酶体
B．大量的板状嵴线粒体
C．丰富的粗面内质网
D．大量的微体
E．丰富的滑面内质网和管状嵴线粒体
9．对蛋白质进行糖基化的细胞器是
A．粗面内质网
B．滑面内质网
C．线粒体
D．核糖体
E．高尔基复合体
10．有关线粒体的描述，哪一项错误
A．线粒体内膜形成线粒体嵴，其形态与细胞功能有关
B．线粒体的 DNA、RNA 可调控细胞质内的蛋白质合成
C．电镜显示线粒体为双层单位膜围成的椭圆形小体
D．光镜可显示线粒体呈杆状、颗粒状
E．合成 ATP，为细胞提供能量来源
11．有关溶酶体的描述，哪一项正确
A．初级溶酶体小、电子密度高，不含作用底物
B．次级溶酶体大，不含作用底物
C．脂褐素是细胞内的一种沉积物
D．自噬溶酶体消化外来异物
E．异噬溶酶体消化衰老的细胞器
12．对于细胞骨架的描述，哪一项错误
A．狭义的细胞骨架是指细胞质骨架
B．细胞骨架均与细胞分裂有关
C．细胞骨架包括微丝、微管和中间丝
D．微丝是由肌动蛋白构成
E．微管可参与细胞分裂
13．关于微管的描述，哪一项错误
A．由微管蛋白装配成中空的直管
B．细胞中多以单微管形式存在
C．微管可形成纺锤体，参与细胞分裂
D．微管参与物质运输
E．二联微管和三联微管不稳定，常解聚为单微管
14．对于中间丝的描述，哪一项正确
A．中间丝的直径介于微丝与微体之间
B．中间丝具有组织特异性
C．广泛分布于细胞内，无组织特异性
D．其直径介于微丝与张力丝之间
E．角蛋白丝存在于间充质起源的细胞中
15．下列哪一种结构不属于细胞的包涵物
A．分泌颗粒
B．糖原颗粒
C．色素
D．溶酶体
E．脂滴
16．有关核膜的描述，哪一项错误
A．核膜由两层平行的单位膜组成
B．内核膜无核糖体附着而有核纤层
C．外核膜有核糖体附着，并与 RER 相连续
D．两层核膜间的间隙称为核周隙，与内质网池相通
E．内核膜也有核糖体附着，核膜参与蛋白质的合成
17．关于染色质的描述，哪一项错误
A．核小体是染色质的基本结构单位
B．染色质分为常染色质和异染色质
C．常染色质有 RNA 转录活性，染色深

D．异染色质无 RNA 转录活性
E．常染色质有 RNA 转录活性，染色浅

18．细胞分裂间期，光镜下可见细胞核内嗜碱性结构是
A．染色体
B．性染色体
C．常染色质
D．常染色质和异染色质
E．巴尔小体

19．对于核仁的描述，哪一项**错误**
A．核仁是核内的圆形小体，无膜包裹
B．核仁内含有嗜银蛋白
C．核仁内含有 rRNA
D．核仁内无组蛋白
E．核仁纤维中心内含有的 rDNA，参与核小体形成，有转录功能

20．在细胞周期的哪一期能复制 DNA
A．S 期
B．G0 期
C．G1 期
D．M 前期
E．M 后期

21．下列哪一种结构与维持细胞形状**无关**
A．微管
B．微丝
C．核纤层
D．中间丝
E．细胞膜

22．多聚核糖体的功能是
A．合成核糖核酸
B．合成脱氧核糖核酸
C．合成分泌蛋白质
D．合成黏多糖和脂类
E．合成结构蛋白质

23．下列哪一种结构含大量水解酶
A．溶酶体
B．线粒体
C．高尔基复合体
D．中心体
E．微体

24．核糖体前体装配的场所是
A．粗面内质网
B．滑面内质网
C．溶酶体
D．核仁
E．高尔基复合体

B 型题

备选答案（第 25 ～ 28 题）
A．膜脂双层分子
B．细胞膜外侧的寡糖链
C．内在蛋白
D．外周蛋白
E．整合蛋白

25．具有亲水的头部和疏水尾部的成分
26．镶嵌在膜脂双层分子内的成分是
27．位于细胞膜的细胞质面的成分是
28．构成细胞衣的成分是

备选答案（第 29 ～ 32 题）
A．主动运输
B．被动运输
C．胞吞作用
D．胞吐作用
E．信号转导

29．顺浓度梯度转运物质的方式
30．逆浓度梯度或电化学梯度转运物质的方式
31．分泌颗粒排出的方式
32．外界大分子物质进入细胞的方式

备选答案（第 33 ～ 37 题）
A．核糖体
B．粗面内质网
C．滑面内质网
D．微管
E．线粒体

33．附着在粗面内质网表面的结构是

34．与物质输送有关的细胞器是
35．合成分泌蛋白质的结构是
36．为细胞提供能量的细胞器是
37．参与解毒功能的细胞器是

备选答案（第 38 ～ 42 题）
A．高尔基复合体
B．初级溶酶体
C．次级溶酶体
D．中心粒
E．中间丝

38．与蛋白质糖基化有关
39．与细胞分裂有关
40．含多种水解酶而不含作用底物的细胞器是
41．初级溶酶体与吞噬体或吞噬泡融合的结构是
42．形成纤毛、鞭毛等的细胞器

备选答案（第 43 ～ 46 题）
A．微体
B．微丝
C．微管
D．残余体
E．中间丝

43．含有多种氧化酶的细胞器是
44．不能被消化的底物充满溶酶体所形成的结构是
45．具有组织特异性的细胞器是
46．由肌动蛋白构成并有收缩功能的细胞器是

备选答案（第 47 ～ 51 题）
A．外核膜
B．核仁
C．常染色质
D．多聚异染色质
E．核小体

47．染色质的基本结构单位
48．有核糖体附着并与 RER 连续的结构
49．不含组蛋白而含嗜银蛋白的结构
50．具有合成 RNA 功能活性的结构
51．无 RNA 转录活性的结构

X 型题

52．“液态镶嵌模型学说 " 认为细胞膜的分子结构为
A．内、外各有一层脂类分子
B．其中镶嵌有蛋白质分子
C．脂双分子层亲水的头部朝向膜的内外表
D．疏水的尾部则伸向膜的内部
E．脂双分子层可做旋转和侧向移动，使膜具有整体流动性

53．下列哪些结构属于细胞器
A．线粒体
B．分泌颗粒
C．溶酶体
D．内质网
E．核糖体

54．在合成和分泌蛋白质旺盛的细胞中哪些细胞器发达
A．高尔基复合体
B．粗面内质网
C．线粒体
D．细胞骨架
E．滑面内质网和溶酶体

55．以下哪些结构属于细胞内包含物
A．糖原颗粒
B．分泌颗粒
C．脂滴
D．色素颗粒
E．溶酶体

56．下列哪几种细胞器与细胞的消化和物质的氧化有关
A．溶酶体
B．线粒体
C．高尔基复合体
D．中心体
E．微体

57．关于线粒体的描述，哪些正确

A．是蛋白质合成的场所
B．为细胞功能活动提供能量
C．其形态、数目随细胞种类不同而异
D．光镜下呈杆状、线状或颗粒状
E．电镜下由内、外两层单位膜所围成的椭圆形小体

58．下列哪些功能与滑面内质网无关
A．合成分泌蛋白质
B．合成脱氧核糖核酸
C．合成类固醇激素
D．合成溶酶体内水解酶
E．调节细胞内钙的浓度

59．细胞膜转运物质的方式有
A．被动扩散
B．主动转运
C．胞吞作用
D．胞吐作用
E．受体介导的入胞作用

60．与酶原颗粒的形成有关的细胞器有
A．溶酶体
B．粗面内质网
C．高尔基复合体
D．多聚核糖体
E．滑面内质网

61．遗传物质存在于下列哪些结构中
A．染色体
B．核仁
C．核液
D．染色质
E．核膜

62．下列哪些结构与维持细胞的形态有关
A．微体
B．微丝
C．中间丝
D．微管
E．细胞膜

63．参与类固醇激素合成的细胞器有
A．滑面内质网
B．粗面内质网
C．核糖体
D．管状嵴的线粒体
E．高尔基复合体

64．在 HE 染色中细胞内具有嗜碱性的结构有
A．核糖体
B．粗面内质网
C．染色质
D．核仁
E．滑面内质网

65．有关溶酶体的描述哪些正确
A．含有多种水解酶
B．标志酶为酸性磷酸酶
C．滑面内质网参与形成
D．具有消化功能
E．分为初级溶酶体、次级溶酶体和残余体 3 种类型

66．有关微管的描述哪些正确
A．微管蛋白装配成中空的直管
B．微管蛋白先装配成原纤维
C．13 条原纤维平行排列围成管状
D．微管可解聚和聚合
E．以单微管、二联和三联微管存在

67．中间丝的种类和功能是
A．神经丝位于神经元，参与物质运输
B．结蛋白丝位于肌细胞形成骨骼网架
C．波形蛋白丝多分布于来自间充质的细胞
D．角蛋白丝分布于上皮细胞中
E．神经胶质丝存在于中枢神经系统的胶质细胞

四、问答题

1．试述参与蛋白质合成有关细胞器的组成、结构与功能。

2．试述细胞膜的结构与功能。

3．试述细胞质骨架的组成、结构与功能。

4．试述染色质的类型、结构与功能。

参考答案及难题解析

一、名词解释

1．fluid-mosaic model（structure and significance）

答：液态镶嵌模型。该模型解释膜脂双层分子与蛋白质结合构成细胞膜的支架。膜脂为兼性分子，膜脂的头为亲水性，朝向细胞膜的内外，而其尾部为疏水性，朝向膜的中央。蛋白质镶嵌于膜脂双层分子内或附着于膜的内表面。膜脂可以做旋转和侧向移动，使膜呈现整体流动。

2．ribosome（structure，distribution and function）

答：核糖体。电镜下，核糖体呈颗粒状，无单位膜包裹，由 RNA 和蛋白质构成。核糖体可单个游离于细胞质，称为游离核糖体，无合成蛋白质功能。当 mRNA 与核糖体结合成多聚核糖体才具有合成结构蛋白的功能；若核糖体附着于内质网的表面则形成粗面内质网，产生分泌蛋白。故核糖体是合成蛋白质的场所。

3．rough endoplasmic reticulum（structure and function）

答：粗面内质网。电镜下，有核糖体附着的内质网称为粗面内质网，它由平行的扁囊组成，囊的腔称为池，核糖体合成的肽链进入池内，然后内质网的周边以出芽方式脱落形成小泡，运输到高尔基复合体，对肽链进行浓缩加工。粗面内质网主要合成分泌蛋白、溶酶体酶和部分膜蛋白。

4．mitochondria（structure and function）

答：线粒体。光镜下为杆状、颗粒状；电镜下为双层单位膜包裹的椭圆形小体。外膜光滑，内膜形成线粒体嵴，嵴的形状与功能有关。一般细胞内线粒体嵴为板状，而在合成固醇类激素的细胞内为管状。线粒体主要合成 ATP，为细胞功能活动提供能量。

5．lysosome（structure ，classification and function）

答：溶酶体。电镜下，溶酶体是由单位膜包裹，内含多种酸性水解酶的致密小体。根据功能不同分为不含作用底物的溶酶体称为初级溶酶体；当初级溶酶体与来自细胞内、外的物质融合后形成次级溶酶体，对异物进行消化分解；当不能被消化的物质充满次级溶酶体后，称为残余体。有的残余体能排出细胞外，有的则滞留细胞内形成脂褐素。

6．Golgi complex（structure and function）

答：高尔基复合体。光镜下，高尔基复合体多位于细胞核附近，呈小泡及网状。电镜下，高尔基复合体是由 3 ～ 10 层扁平囊、小泡和大泡组成。扁平囊是其主体结构，由顺面高尔基网（CGN）、顺面、中间区室、反面、反面高尔基网（TGN）5 部分组成。高尔基复合体主要功能是加工、修饰、浓缩和糖基化蛋白质。

7．nuclear membrane（structure and function）

答：核膜。电镜下，核膜位于间期细胞核的表面，由内外两层平行的单位膜构成，核膜上有孔。外核膜有核糖体附着并与粗面内质网连续，内核膜光滑。两层膜间的核周隙与粗面内质网的池相通。功能是在核内外进行物质交换；参与蛋白质合成；保护核内 DNA 分子免受机械损伤。

8．cell cycle（definition，periodization and function）

答：细胞周期。细胞周期是指连续分裂的细胞，从上一次分裂结束开始到下一次分裂完成为止的整个过程。可分为间期和分裂期。间期又分为 G1 期、S 期、G2 期。分裂期又分为无丝分裂、有丝分裂和减数分裂。G1 期主要合成生长所需的蛋白质和 DNA 合成的启动蛋白。S 期主要合成 DNA、组蛋白。G2 期主要是中心粒的生长和成熟、合成 RNA 和蛋白质及能量贮备。分裂期产生两个新的子细胞。

二、填空题

1．电子密度高，电子密度低，单位膜

2．液态镶嵌模型，脂双层分子，膜蛋白

3．细胞膜的内外表面，亲水，膜的中央，疏水

4．主动转运，被动扩散，胞吞和胞吐作用

5．附着核糖体，游离核糖体，分泌蛋白质，mRNA，多聚核糖体，结构蛋白质

6．核糖体，粗面内质网，滑面内质网，分泌蛋白质，溶酶体酶，膜蛋白，类固醇激素，解毒，钙离子的贮存和释放

7．顺面高尔基网，顺面，中间区室，反面，反面高尔基网，蛋白质，浓缩，加工，修饰，糖基化

8．线粒体，双层单位膜，线粒体嵴，板状嵴线粒体，管状嵴线粒体

9．初级溶酶体，次级溶酶体，残余体

10．微丝，微管，中间丝

11．常染色质，异染色质

12．核小体，DNA，组蛋白

13．组织特异角蛋白丝，结蛋白丝，波形蛋白丝，神经丝，神经胶质丝

14．单微管，二联微管，三联微管

15．外核膜，内核膜，核糖体，粗面内质网，核纤层

16．分泌颗粒，糖原颗粒，脂滴

17．分裂间期，分裂期，无丝分裂，有丝分裂，减数分裂

18．核孔复合体，RNA，蛋白质

三、选择题

A 型题

1．E　脂双层分子的尾部具有疏水性，形成单位膜的中间层。

2．D　细胞膜主体的化学成分是膜磷脂双分子和蛋白质。

3．B　液态镶嵌模型学说认为，蛋白质镶嵌在膜脂双分子层内或附着于细胞质面的膜脂分子表面。

4．A 在粗面内质网内合成分泌蛋白的多肽链，输送到高尔基复合体，经浓缩加工后形成分泌蛋白。

5．C 分泌颗粒属内涵物之一，是细胞质中的代谢产物，常见于各种腺细胞内，由单位膜包裹，内含酶、激素与生物活性物质。

6．E 酶原颗粒主要成分是蛋白质，而蛋白质合成与粗面内质网和高尔基复合体密切相关，故答案是E。

7．A 被动扩散是顺浓度梯度不消耗能量的转运物质的方式。

8．E 分泌固醇类激素的细胞内含丰富的滑面内质网、管状嵴线粒体和许多脂滴。

9．E 高尔基复合体主要功能是将RER合成的蛋白质进行加工、修饰、浓缩和糖基化。

10．B 线粒体的基质内含有DNA和RNA，可编码线粒体本身的部分蛋白，不参与细胞质内蛋白质的合成。

11．A 初级溶酶体是由高尔基复合体新形成的溶酶体，体积较小，电子密度高，是尚未执行消化功能的溶酶体。

12．B 细胞质骨架包括微丝、微管和中间丝等，其中只有微管与细胞分裂有关与其他无关。

13．E 细胞内多数以单微管形式存在，常解聚为微管蛋白，故单微管不稳定。二联微管和三联微管存在于特殊结构，属于稳定微管。

14．B 发育生物学表明，胚胎细胞能根据其发育的方向调节中间丝蛋白基因的表达，即不同类型的细胞或细胞不周的发育阶段，会表达不同类型的中间丝。

15．D 包涵物是细胞质中具有一定形态的各种代谢产物或储备营养物质的总称，包括糖原、脂滴、色素及分泌颗粒等。

16．E 核膜由外核膜和内核膜组成，内核膜无核糖体附着，而外核膜有核糖体附着并与rER相连，故核膜参与蛋白质的合成。

17．C 常染色质是解螺旋状态的DNA，光学显微镜下染色浅。

18．D 染色质是指细胞分裂间期，细胞核内分布不均匀、易被碱性染料着色的物质。染色质着色浅，分布较稀疏的是常染色质；染色质较浓缩、染色深的是异染色质。

19．E 核仁是由纤维中心、致密纤维组分和颗粒组分构成，纤维中心含有rDNA不参与核小体形成，也无转录活性。

20．A S期是DNA合成期，历时8 ~ 12小时。

21．C 核纤层附着于核内膜的核基质面，与细胞形态的维持无关。

22．E 核糖体主要合成结构蛋白质，不合成分泌蛋白质。

23．A 溶酶体是细胞质内由单位膜包裹，内含60多种水解酶的致密小体。

24．D 合成rRNA和装配核糖体是核仁的主要功能。

B型题

25．A 细胞膜的双层脂类分子主要是极性磷脂分子，一端是头部，极性很强，为亲水端，另一端是尾部，非极性，为疏水端。

26．C 细胞膜由双层脂类分子和镶嵌其中的蛋白质分子构成，其中70% ~ 80%的蛋白质贯穿膜的全层，称为内在蛋白。

27．D 细胞膜由双层脂类分子和镶嵌其中的蛋白质分子构成，其中20% ~ 30%的蛋白质主要附于膜的内侧表面，称为外周蛋白。

28．B　存在于细胞膜外表面的糖类主要为寡糖链，其与脂双层和镶嵌蛋白结合形成糖脂或糖蛋白，构成细胞膜外的细胞衣。

29．B　被动扩散是指物质顺浓度梯度面转运的过程。

30．A　主动转运是通过载体蛋白将离子、营养物质和代谢产物等，逆浓度梯度或电化学梯度由低浓度侧向高浓度侧跨膜的转运方式。

31．D　胞吐作用是将细胞内的分泌颗粒或膜泡中的物质转运出细胞外的过程。

32．C　胞吞作用是通过细胞膜的凹陷将物质包裹进入细胞内的过程。

33．A　粗面内质网膜上有核糖体的亲和蛋白，借此与是核糖体大亚基结合。

34．D　微管是由微管蛋白装配成的细长中空的圆柱形直管，参与细胞内物质的输送。

35．B　粗面内质网表面有核糖体附着，主要功能是合成分泌蛋白、溶酶体蛋白和部分膜蛋白。

36．E　线粒体的主要功能是进行氧化磷酸化合成 ATP，为细胞直接提供能量。

37．C　滑面内质网含不同酶类，如肝细胞的滑面内质网含有细胞色素 P450 酶系，可使代谢产生或因摄入外来药物而产生的有毒物质毒性降低或变为无毒物质而排出。

38．A　高尔基复合体的主要功能是对来自粗面内质网的蛋白质进行加工、修饰、浓缩和糖基化，最终形成分泌颗粒排到细胞外。

39．D　中心体由一对互相垂直的中心粒和周围致密的细胞基质组成，主要参与细胞分裂、形成纺锤体、纤毛、鞭毛等结构。

40．B 初级溶酶体是由高尔基复合体新形成的溶酶体，内容物呈均质状，含多种酸性水解酶，不含底物。

41．C　初级溶酶体与细胞内的吞饮小泡、吞噬体和自噬泡融合形成次级溶酶体。

42．D　中心粒位于中心体内，由 9 组三联管构成，主要参与细胞分裂、形成纺锤体、纤毛、鞭毛等结构。

43．A　过氧化物酶体又称为微体，含有 40 多种酶，其标志酶是过氧化氢酶。

44．D　当溶酶体内溶酶体酶活性降低或消失，不能被消化的底物完全充满溶酶体后，即称为残余体。

45．E　中间丝来源于同一基因家族，分为 5 种，各由不同的蛋白质组成，大部分细胞仅含一种中间丝，有组织特异性。

46．B　微丝是由球状肌动蛋白单体聚合形成的一条螺旋单体链，参与非肌细胞的局部运动和肌细胞的收缩过程。

47．E　染色质的基本结构单位是由 DNA 分子和相关蛋白质组装而成的核小体。

48．A　外核膜表面常有核糖体附着，并与粗面内质网相连续，核周隙也与内质网池相通。

49．B　现已证明，核仁纤维中心的 rDNA 不进行转录形成核小体结构，在此区无组蛋白，但可在光镜下观察到嗜银蛋白。

50．C　常染色质是细胞核内有功能活性的部分，主要合成 RNA。

51．D　异染色质是细胞核内功能静止的部分，无 RNA 转录活性。

X 型题

52．ABCDE　关于细胞膜的结构，目前公认用液态镶嵌模型学说来解释，即细胞膜是由脂双层分子和膜蛋白分子共构成。

53．ACDE 分泌颗粒属于包涵物。

54．ABC 细胞骨架、滑面内质网和溶酶体不参与蛋白质合成。

55．ABCD 溶酶体属于细胞器。

56．ABE 高尔基复合体主要功能是将蛋白质进行加工、修饰、浓缩和糖基化，中心体主要参与细胞分裂活动。

57．BCDE 线粒体无合成蛋白质的功能。

58．CDE 分泌蛋白质在粗面内质网合成，脱氧核糖核酸主要在细胞核中合成、少量在线粒体中合成。

59．ABCDE 受体介导的入胞作用是一种通过被转运物质与膜表面的特殊受体蛋白质相互作用而引起的入胞现象，也是细胞膜转运物质的方式之一。

60．BC 酶原颗粒主要成分是蛋白质，而蛋白质的合成与粗面内质网和高尔基复合体有关。

61．AD 遗传物质的载体是染色体和染色质。

62．BCDE 微体是膜包细胞器，内含多种酶，主要参与过氧化氢分解，与细胞形状无关。

63．ADE 类固醇激素合成的细胞内含丰富的滑面内质网、管状嵴的线粒体和大量脂滴，前 2 者为合成类固醇激素的细胞器，后者为合成产物，高尔基复合体也参与了类固醇激素的合成；而粗面内质网和核糖体主要参与蛋白质的合成。

64．ABCD 滑面内质网表面无核糖体附着，不具有嗜碱性的结构。

65．ABDE 滑面内质网不参与溶酶体形成。

66．ABCDE

67．ABCDE

四、问答题

1．试述与蛋白质合成有关细胞器的组成、结构与功能。

答：参与蛋白质合成的细胞器有核糖体、粗面内质网和高尔基复合体。①核糖体呈颗粒状，无单位膜包裹，含有 RNA 和蛋白质，由大亚基和小亚基组成。核糖体可单个游离于细胞质，称为游离核糖体，无合成蛋白质功能。当 mRNA 与核糖体结合成多聚核糖体才具有合成结构蛋白的功能。②核糖体附着于内质网的表面，形成粗面内质网，其由多层扁囊构成，大亚基与内质网的膜结合。粗面内质网主要合成分泌蛋白、溶酶体蛋白和膜蛋白。粗面内质网合成的多肽，以出芽方式形成小泡，运输到高尔基复合体。③高尔基复合体是由 3 ～ 10 层扁平囊、小泡和大泡组成。扁平囊是其主体结构，由顺面高尔基网（CGN）、顺面、中间区室、反面、反面高尔基网（TGN）5 部分组成。顺面高尔基网靠近粗面内质网一侧，由管状膜囊形成凸面，又称为生成面，含有许多由粗面内质网脱落的小泡，内含未成熟的多肽。多肽被运到顺面、中间区室、反面和反面高尔基网（又称为成熟面）进行筛选并糖基化，并脱落形成大泡（内含成熟的蛋白质），然后浓缩形成分泌颗粒和溶酶体。

2．试述细胞膜的结构与功能。

答：细胞膜厚 8 ～ 10nm，光镜下不可见。电镜下分为内中外 3 层，内外两层暗，电子密度高，中间层亮，电子密度低。现公认细胞膜的分子结构为“液态镶嵌模型＂学说，此学说认为细胞膜由磷脂构成膜脂双层分子，其内外镶嵌蛋白质。膜脂分子为兼性分子，具有亲水的头部和疏水的尾部。头部朝向细胞膜的内外表面，尾部朝向膜的中央。由于头部嗜锇性强，故电子密度高，而尾部嗜锇性弱，电子密度低。多糖链在膜的外表面与膜脂和蛋白质结合成糖脂和糖蛋白。多糖链还构成细胞膜外表面的细胞衣。细胞膜维持细胞的形状；通过主动、被动运输和胞吐、胞吞作用转运物质；细胞外的信息通过细胞膜转运到细胞内，故细胞膜有信号转导作用。

3．试述细胞质骨架的组成，结构与功能。

答：细胞质骨架俗称为细胞骨架，包括微管、微丝和中间丝。①微管是由微管蛋白装配成细长中空的圆形直管，在一般细胞内以单管存在，但不稳定，常可解聚成微管蛋白。在特殊结构中以二联微管和三联微管形式存在，是稳定的微管。微管的功能是维持细胞形状、参与细胞运动和物质的输送。②微丝呈纤维状，由球形的肌动蛋白装配成纤维状的肌动蛋白链，广泛分布于细胞内，具有收缩作用。③中间丝的直径介于微丝与微管之间，为 8 ~ 11 nm 的丝状结构。多数细胞中只有一种中间丝，故具有组织特异性，而且比较稳定。如角蛋白丝存在于上皮细胞；波形蛋白丝存在于间充质来源细胞中；结蛋白丝存在于肌细胞中；神经丝存在于神经元中；神经胶质丝存在于神经胶质细胞。中间丝形成细胞内的网架，维持细胞的形状。有研究表明中间丝可作为不同来源癌的标记物。

4．试述染色质的类型、结构与功能。

答：染色质是细胞间期，在 HE 染色的标本中核内的嗜碱性结构，含有 DNA 遗传物质、组蛋白、非组蛋白和少量 RNA。染色质的基本结构单位是核小体，由一个 DNA 分子和相关组蛋白组成直径为 10 nm 的扁圆形小体。核心是由组蛋白装配成的 8 聚体，表面有 140 个碱基对的 DNA 盘绕，相邻小体之间的 DNA 链称为连接段。这种染色质丝是具有转录 RNA 活性的部分，称为常染色质，光镜下染色浅淡。螺旋化为 30 nm 的染色质丝，形成光镜下核内的浓缩部分，染色深，称为异染色质，无转录活性。电镜下，常染色质呈稀疏状，为电子密度低的透明区，而异染色质呈浓密状，为高电子密度区。在细胞分裂期，染色质浓缩形成棒状，称为染色体，将亲代的性状遗传给子代。

（王喜梅）

第三章　上皮组织

一、名词解释

1．endothelium（definition and function）

2．microvillus（definition，distribution，optical mirror structure and function）

3．gap junction（location，structure and function）

4．desmosome（location，structure and function）

5．plasma membrane infolding（location，structure and function）

6．junctional complex（definition）

二、填空题

1．上皮组织由大量形态规则、排列紧密的＿＿＿＿＿和少量的＿＿＿＿＿（又称为细胞外基质）所组成。主要分为＿＿＿＿＿和＿＿＿＿＿2 大类，前者主要分布于＿＿＿＿＿和＿＿＿＿＿，主要功能是＿＿＿＿＿、＿＿＿＿＿和＿＿＿＿＿等；后者的主要功能是＿＿＿＿＿。

2．上皮细胞的不同表面在形态结构和功能上具有明显的差别，即具有明显的＿＿＿＿。上皮细胞朝向体表或有腔器官内腔的一面，称为＿＿＿＿＿；与之相对的朝向深部结缔组织的另一面，称为＿＿＿＿＿。

3．上皮细胞基底面与深部结缔组织之间隔有薄膜状结构，称为＿＿＿＿＿。电镜下，此结构由＿＿＿＿与＿＿＿＿2 部分构成。前者由＿＿＿＿分泌产生，后者由＿＿＿＿分泌产生。

4．上皮组织内大都无＿＿＿＿＿＿，其营养物质的供应和代谢废物的排除均依赖于＿＿＿＿＿。上皮组织内一般分布有丰富的＿＿＿＿＿。

5．根据细胞层数和在垂直切面上的形状，被覆上皮分为＿＿＿＿＿和＿＿＿＿＿2 类。前者根据上皮细胞的形态又分为＿＿＿＿＿、＿＿＿＿＿、＿＿＿＿＿和＿＿＿＿＿4 种；后者根据表层细胞的形态又分为＿＿＿＿＿、＿＿＿＿＿和＿＿＿＿＿3 种。

6．衬贴在心、血管和淋巴管腔面的单层扁平上皮称为＿＿＿＿＿。分布在胸膜、腹膜和心包膜表面的单层扁平上皮称为＿＿＿＿＿。

7．复层扁平上皮的特点是：由多层细胞构成，表层细胞有多层，形态呈＿＿＿＿＿；中间层细胞也有多层，形态呈＿＿＿＿＿＿；基底层细胞 1 ～ 2 层，形态呈 ＿＿＿＿＿或＿＿＿＿＿。根据浅层细胞的结构，复层扁平上皮分为＿＿＿＿＿和＿＿＿＿＿。表皮复层扁平上皮的浅层细胞的细胞质中充满＿＿＿＿＿＿，故这种上皮称为＿＿＿＿＿＿，具有＿＿＿＿＿＿和＿＿＿＿＿＿等功能。衬贴在口腔和食管等腔面的复层扁平上皮，称为＿＿＿＿＿＿。复层扁平上皮与深部结缔组织的连接一般凸凹不平，有利于增加两者的＿＿＿＿＿，保证上皮组织的＿＿＿＿＿＿。

8．变移上皮的特点是细胞的＿＿＿＿＿和＿＿＿＿＿可随器官的收缩与扩张而变化，最表层的细胞称为__________，变移上皮主要分布于__________、__________、__________和__________。

9．腺上皮是由__________组成的，以分泌功能为主的上皮。腺是以__________为主要成分所构成的器官。有的腺分泌物经__________排至体表或器官的腔内，称为外分泌腺。外分泌腺一般由__________和__________2部分组成。有的腺__________，称为内分泌腺。

10．上皮细胞游离面的特化结构有__________和__________。光镜下所见的小肠柱状上皮细胞游离面的__________和肾近端小管上皮细胞游离面的__________，在电镜下均是由整齐而又密集排列的__________所构成。分布在呼吸道的假复层纤毛柱状上皮，其柱状细胞游离面具有__________。

11．上皮细胞侧面的连接分为__________、__________、__________和__________。以上4种细胞连接，只要有2种或2种以上同时存在，则称为__________。

12．__________是上皮细胞基底面的细胞膜折向细胞质所形成的许多内褶。常见于肾小管等处，光镜下称为__________，其功能是扩大了细胞基底部的__________，有利于__________和__________的迅速转运。

13．电镜下，可见微绒毛的中轴是细胞质和__________，此结构下行至微绒毛基底部与__________相连。后者在细胞侧面与__________相关。

14．分布于小肠的单层柱状上皮主要由__________细胞和__________细胞组成，后者呈高脚酒杯状，主要有__________的功能，在其细胞顶部细胞质中充满了__________。

三、选择题

A 型题

1．下列哪一项不是上皮组织的特点

A．由大量形态较规则并排列紧密的细胞和极少量的细胞间质所组成

B．上皮细胞具有明显的极性

C．上皮组织内一般富有毛细血管

D．上皮组织内一般富有感觉神经末梢

E．上皮组织具有保护、吸收、分泌和排泄等功能

2．被覆上皮的分类依据是

A．上皮细胞的排列层数

B．在垂直切面上细胞的形状

C．上皮组织的分布

D．上皮细胞的排列层数和在垂直切面上细胞的形状

E．上皮组织的分布和功能

3．关于单层扁平上皮的描述，哪一项错误

A．从表面观察细胞呈不规则形或多边形

B．细胞边缘呈锯齿状或波浪状互相嵌合

C．细胞扁薄，只有含细胞核的部分略厚

D．通过基膜与深部结缔组织相连

E．仅有内皮和间皮两种类型

4．内皮是指

A．衬贴在心、血管和淋巴管腔面的单层扁平上皮

B．衬贴在肺泡和肾小囊壁层等处的单层扁平上皮

C．衬贴在口腔、食管和阴道等腔面的未角化的复层扁平上皮

D．衬贴在胸膜、心包膜和腹膜表面的单层扁平上皮

E．衬贴在甲状腺滤泡、肾远端小管和视网膜的单层立方上皮

5．间皮是指

A．分布在心、血管和淋巴管腔面的单层扁平上皮

B．分布在胸膜、腹膜和心包膜表面的单层扁平上皮
C．分布在肾远端小管、甲状腺滤泡和视网膜的单层立方上皮
D．分布在肺泡和肾小囊壁层等的单层扁平上皮
E．分布在口腔、食管和阴道等腔面的未角化的复层鳞状上皮

6．以下对单层立方上皮的描述，哪一项错误
A．从表面观察，细胞呈六角形或多角形
B．从垂直切面观察，细胞呈立方形
C．从表面观察，细胞呈立方形
D．细胞核圆形，位于细胞中央
E．分布于肾远端小管、甲状腺滤泡和视网膜色素上皮等处

7．以下对单层柱状上皮的描述，哪一项错误
A．从表面观察细胞呈六角形或多角形
B．从垂直切面观察，细胞呈柱状
C．小肠腔面的柱状上皮细胞游离面有纤毛，可定向摆动
D．柱状上皮细胞核呈椭圆形，常位于细胞近基底部
E．细胞侧面近顶部有紧密连接

8．单层柱状上皮除见于消化管外，还分布于
A．输精管和输卵管
B．输卵管和子宫
C．子宫和尿道
D．尿道和输精管
E．输精管和子宫

9．对假复层纤毛柱状上皮的描述，哪一项错误
A．由柱状细胞、梭形细胞和锥体形细胞等组成
B．由几种形态不同，高低不等且位于同一层的细胞组成
C．几种细胞高矮不一，细胞核的位置也不在同一种水平上
D．细胞基底面均附在基膜上，游离面均达到管腔面
E．由垂直切面观察形似复层上皮，实际为单层上皮

10．假复层纤毛柱状上皮主要分布于
A．呼吸道
B．消化道
C．泌尿管道
D．循环管道
E．生殖管道

11．对复层扁平上皮的描述，哪一项错误
A．由多层细胞组成
B．表层细胞是扁平鳞片状，又称为复层鳞状上皮
C．中间层为多边形细胞
D．基底细胞为立方形或矮柱状，具有旺盛的分裂能力
E．损伤后再生修复能力较差

12．复层柱状上皮分布于
A．眼睑结膜和男性尿道
B．消化道和呼吸道
C．肾小管和甲状腺滤泡上皮
D．胃肠和子宫等腔面
E．肺泡和肾小囊壁层

13．以下对变移上皮的描述，哪一项错误
A．分布于膀胱、输尿管、肾盂和肾盏
B．分表层细胞、中间层细胞和基底细胞
C．细胞形状可随器官的收缩与扩张状态而变化，细胞层数不变
D．表层细胞较大较厚，称为盖细胞
E．细胞形状和层数可随器官的收缩与扩张状态而变化

14．杯状细胞见于下列哪些上皮内

A．单层柱状上皮和复层扁平上皮
B．单层柱状上皮和单层立方上皮
C．单层立方上皮和假复层纤毛柱状上皮
D．假复层纤毛柱状上皮和复层扁平上皮
E．单层柱状上皮和假复层纤毛柱状上皮

15．以下关于腺的描述，哪一项错误
A．外分泌腺结构一般分为腺体和导管两部分
B．内分泌腺没有导管，分泌物释入血液和淋巴
C．外分泌腺的分泌物经导管排至体表或器官腔内
D．杯状细胞是单细胞腺
E．外分泌腺根据导管有无分支，可分为单腺和复腺

16．以下关于微绒毛的描述，哪一项错误
A．长度因细胞种类或细胞生理状态不同而有很大差别
B．微绒毛轴心的细胞质中有许多纵形的微管
C．小肠细胞游离面的纹状缘是整齐而又密集排列的微绒毛
D．微绒毛使细胞的表面积显著增大，有利于细胞的吸收功能
E．分布于上皮细胞游离面

17．以下关于纤毛的描述，哪一项错误
A．纤毛内的微丝可控制和调节纤毛的活动
B．具有向一定方向节律性摆动的能力
C．纤毛基部有一个致密颗粒，称为基体
D．纤毛中央为 2 条完整的微管
E．纤毛周围为 9 组成对的微管

18．上皮细胞侧面没有哪一种细胞连接
A．中间连接
B．半桥粒
C．桥粒
D．紧密连接
E．缝隙连接

19．关于紧密连接的描述，哪一项错误
A．常位于细胞的侧面顶端
B．可封闭细胞间隙
C．连接区细胞质面有丝状物质
D．相邻细胞膜形成点状融合
E．可与其他连接同时存在，形成连接复合体

20．关于中间连接的描述，哪一项正确
A．又称为闭锁小带，封闭细胞间隙，具有屏障作用
B．相邻细胞膜中颗粒彼此相接，管腔也相通
C．细胞膜的细胞质面有附着板
D．细胞膜的细胞质面有薄层致密物质和微丝附着，微丝组成终末网
E．在皮肤、食管等部位尤为发达

21．以下关于桥粒的描述，哪一项正确
A．又称为黏着小带，环绕上皮细胞顶部
B．细胞膜的细胞质面有附着板，张力细丝附着于板上
C．相邻细胞膜形成点状融合
D．相邻细胞膜中颗粒彼此对接，管腔也相通
E．细胞间可经此传递化学信息

22．在皮肤、食管等部位的复层扁平上皮中，哪种细胞连接最发达
A．紧密连接
B．半桥粒
C．中间连接
D．缝隙连接
E．桥粒

23．关于缝隙连接的描述，哪一项错误
A．相邻细胞膜形成点状融合
B．这种连接呈斑状，位于柱状上

皮深部
C．相邻细胞可借此传递化学信息
D．在神经细胞之间，可经此处传递电冲动
E．相邻两细胞膜中有许多柱状颗粒

24．单层柱状上皮细胞间连接结构由浅至深依次是
A．桥粒、紧密连接、缝隙连接、中间连接
B．紧密连接、桥粒、中间连接、缝隙连接
C．中间连接、桥粒、缝隙连接、紧密连接
D．紧密连接、中间连接、桥粒、缝隙连接
E．缝隙连接、桥粒、中间连接、紧密连接

25．关于基膜的描述，哪一项错误
A．不同部位的上皮基膜厚薄不一
B．电镜下基膜由基板和网板构成
C．基膜的所有组成成分由上皮组织产生
D．基膜有支持、连接和固着作用
E．基膜是半透膜，有利于上皮细胞与结缔组织进行物质交换

26．关于质膜内褶的描述，哪一项正确
A．由上皮细胞侧面折向细胞质所形成
B．常见于肾小管等处，光镜下称为纹状缘
C．可协助细胞传递信息
D．保持细胞形状，传递细胞收缩力
E．电镜下可见内褶间含有与其平行的长椭圆形线粒体

27．上皮细胞基底面没有哪种结构
A．质膜内褶
B．缝隙连接
C．半桥粒
D．基膜
E．基板

28．关于细胞连接结构错误的是
A．只有在电镜下才能观察到它
B．是一种在上皮细胞侧面分化形成的特殊结构
C．在电镜下常呈点状、斑状和带状结构
D．一般以柱状上皮细胞间的连接最为典型
E．在光镜下也可观察到

29．内、外分泌腺的主要区别是
A．胚胎来源不同
B．是否由腺上皮组成
C．分泌物的化学性质
D．分泌物的合成途径
E．分泌物的排出方式

30．不具备任何一种细胞连接功能是
A．构成细胞间通道
B．封闭部分细胞间隙
C．增加细胞膜的通透性
D．保持细胞形状
E．传递细胞间信息

B 型题

备选答案（第 31 ~ 35 题）
A．内皮
B．间皮
C．单层立方上皮
D．单层柱状上皮
E．假复层柱状上皮

31．分布于心、血管和淋巴管的腔面
32．分布于胸膜、腹膜和心包膜表面
33．分布于胃肠道、子宫、输卵管的腔面
34．分布于输精管和附睾管
35．分布于甲状腺滤泡腔面

备选答案（第 36 ~ 40 题）
A．复层扁平上皮

B．变移上皮
C．单层扁平上皮
D．假复层纤毛柱状上皮
E．复层柱状上皮
36．分布于眼睑结膜和男性尿道
37．分布于输尿管道
38．分布于呼吸道腔面
39．分布于口腔和食管等腔面
40．分布于肺泡和肾小管壁层

备选答案（第 41 ～ 45 题）
A．肾小管的上皮
B．呼吸道上皮
C．膀胱的上皮
D．小肠的上皮
E．皮肤的表皮
41．质膜内褶发达，有利于水和电解质的迅速转运
42．微绒毛整齐而又密集，有利于细胞的吸收功能
43．纤毛定向摆动，可把被吸入的灰尘和细菌等排出
44．浅层细胞的细胞质中充满角蛋白
45．表层细胞较大较厚，称为盖细胞

备选答案（第 46 ～ 50 题）
A．紧密连接
B．中间连接
C．桥粒
D．缝隙连接
E．质膜内褶
46．细胞质内面有薄层致密物质和微丝附着，微丝组成终末网
47．相邻细胞膜中的颗粒彼此对接，管腔通连，成为细胞间直接交通的管道
48．细胞间隙中央有一条与细胞膜相平行而致密的中间线
49．相邻细胞膜形成 2 ～ 4 个点状融合，融合处细胞间隙消失
50．细胞基底面的细胞膜折向细胞质形成的许多内褶，常见于肾小管等处

备选答案（第 51 ～ 55 题）
A．蛋白质分泌细胞
B．糖蛋白分泌细胞
C．杯状细胞
D．类固醇分泌细胞
E．梭形细胞
51．呈锥体形或柱状，细胞核圆形，位于细胞中央或靠近基底部，细胞基底部有密集平行排列的粗面内质网，HE 染色呈强嗜碱性
52．呈锥体形或柱状，细胞核常呈扁圆形，位于细胞基部
53．呈多边形或圆形，细胞核圆形，居细胞中央，细胞质中含有许多小脂滴
54．顶部聚集许多圆形分泌颗粒，HE 染色呈红色
55．细胞底部狭窄，含深染的细胞核，顶部膨大，充满黏原颗粒

X 型题

56．紧密连接
A．又称为闭锁小带
B．位于细胞的侧面顶端
C．可阻挡物质穿过细胞间隙，有屏障作用
D．相邻细胞膜形成 2 ～ 4 个点状融合，融合处细胞间隙消失
E．电镜下，在连接处的细胞膜内，蛋白颗粒排列成 2 ～ 4 个条线状结构，交织形成网络，带状环绕细胞
57．缝隙连接
A．又称为通讯连接
B．呈斑状
C．相邻两细胞的间隙中有许多间隔大致相等的连接点
D．相邻两细胞膜中规律分布的柱

状颗粒彼此相连，柱状颗粒中的管腔也彼此连通，成为细胞间直接交通的管道
E．连接处电阻低，可经此处传导电冲动

58．基底部有质膜内褶的上皮细胞可见于
A．肾近端小管曲部
B．唾液腺的分泌部
C．肾远端小管曲部
D．胰腺导管
E．甲状腺滤泡旁细胞

59．中间连接
A．又称为黏着小带
B．多位于紧密连接基底侧
C．相邻细胞间隙内有中等电子密度的丝状物连接相邻细胞的膜
D．细胞膜的细胞质面有薄层致密物质和微丝附着，微丝组成终末网
E．有黏着、保持细胞形状和传递细胞收缩力的作用

60．浆液性腺细胞的超微结构特点是
A．细胞基底部有密集平行排列的粗面内质网
B．可见许多初级溶酶体
C．有发达的高尔基复合体
D．滑面内质网丰富
E．有许多线粒体位于内质网扁囊之间

61．黏液性腺细胞的光镜结构特点是
A．细胞顶部细胞质含许多分泌颗粒 PAS 反应呈阳性
B．细胞顶部含有许多大的分泌颗粒，HE 染色呈深红色
C．细胞核较扁，位于细胞基底部
D．基底部细胞质呈强嗜碱性
E．细胞大多呈柱状或锥体形

62．单层扁平上皮可见于
A．腹膜、胸膜和心包膜
B．食管
C．血管
D．淋巴管
E．肺泡表面和肾小囊壁层

63．上皮细胞的基底面可见
A．桥粒
B．半桥粒
C．质膜内褶
D．基膜
E．缝隙连接

64．上皮细胞侧面的细胞连接有
A．桥粒
B．半桥粒
C．中间连接
D．紧密连接
E．缝隙连接

65．有关基膜的描述，正确的有
A．由基板和网板构成
B．基板和网板均由上皮细胞产生
C．基膜是半透膜
D．位于上皮细胞基底面与结缔组织之间
E．具有支持、连接和固着作用

四、问答题

1．试述被覆上皮的分类、分布和功能。
2．试述上皮细胞侧面有哪些连接，位置、结构及功能。

参考答案及难题解析

一、名词解释

1．endothelium（definition and function）

答：内皮。衬贴在心、血管和淋巴管腔面的单层扁平上皮称为内皮。它可保持心、血管和淋巴管腔面光滑，利于血液和淋巴液的流动。

2．microvillus（definition，distribution，optical mirror structure and function）

答：微绒毛。是上皮细胞游离面的细胞膜和细胞质伸出的微细指状突起。光镜下的纹状缘和刷状缘即由微绒毛构成。电镜下，可见微绒毛的表面为细胞膜，中轴的细胞质内含有许多纵行的微丝。微丝上端伸到微绒毛顶部，下端插入细胞质中并附着于细胞质的终末网。其收缩可使微绒毛伸长或缩短。微绒毛可扩大细胞表面的接触面积，促进细胞的吸收功能。

3．gap junction（location，structure and function）

答：缝隙连接。又称为通讯连接，在单层柱状上皮中位于较深处。连接区细胞间隙很窄，相邻两细胞的细胞膜中有许多分布规律的柱状颗粒，每个颗粒由6个亚单位组成，中央有管腔。两细胞膜的间隙中有许多间隔大致相等的连接点。相邻两细胞膜中的颗粒彼此对接，管腔也通连，形成细胞间许多相通的小管，利于细胞间相互交换某些小分子物质和离子，并利于传递电冲动。

4．desmosome（location，structure and function）

答：桥粒。又称为黏着斑，呈斑状。单层柱状上皮中位于中间连接的深部。连接区的细胞间隙内有低密度的丝状物，这些丝状物于间隙中央交织形成一条与细胞膜平行且致密的中间线。细胞膜的细胞质面各有一椭圆形的附着板，由致密物质构成。附着板上有许多张力丝附着，并常呈袢状返回细胞质。桥粒是一种最牢固的细胞连接，多分布于易受机械刺激或磨损的部位，故皮肤、食管等部位的上皮中桥粒尤其发达。

5．plasma membrane infolding（location，structure and function）

答：质膜内褶。多位于上皮细胞基底面。由细胞膜向细胞质内折叠形成的许多褶状结构。褶间细胞质内含许多纵行排列的线粒体。功能是扩大细胞基底部的表面积，有利于水和电解质的迅速转运。

6．junctional complex（definition）

答：连接复合体。在相邻细胞间只要有两个或两个以上连接同时存在，则称为连接复合体。各种细胞连接常可同时存在。

二、填空题

1．细胞，细胞间质，被覆上皮，腺上皮，体表，有腔器官内表面，保护，吸收，排泄，分泌

2．极性，游离面，基底面

3．基膜，基板，网板，上皮细胞，结缔组织的成纤维细胞

4．血管，结缔组织的血管，感觉神经末梢

5．单层上皮，复层上皮，单层扁平上皮，单层立方上皮，单层柱状上皮，假复层纤毛柱状上皮，复层扁平上皮，复层柱状上皮，变移上皮

6．内皮，间皮

7．扁平（鳞片）状，多边形或多角形，矮柱状，立方形，角化的复层扁平上皮　未角化的复层扁平上皮，角蛋白，角化的复层扁平上皮，耐摩擦，阻止异物侵入，未角化的复层扁平上皮，连接面积，营养供应，

8．层数，形状，盖细胞，肾盏，肾盂，输尿管，膀胱

9．腺细胞，腺上皮，导管，分泌部，导管，无导管

10．微绒毛，纤毛，纹状缘，刷状缘，微绒毛，纤毛

11．紧密连接，中间连接，桥粒，缝隙连接，连接复合体

12．质膜内褶，基底纵纹，表面积，水，电解质

13．微丝，终末网，中间连接

14．柱状，杯状，分泌黏蛋白，黏原颗粒

三、选择题

A 型题

1．C　上皮组织内大都无血管。

2．D　被覆上皮根据上皮细胞的排列层数和在垂直切面上细胞的形态进行分类。

3．E　单层扁平上皮还分布在肺泡表面、肾小管细段和肾小囊壁层等处，分类为其他。

4．A　衬贴在心、血管和淋巴管腔面的单层扁平上皮，称为内皮。

5．B　分布在胸膜、腹膜和心包膜表面的单层扁平上皮，称为间皮。

6．C　单层立方上皮表面观，细胞呈六角形或多角形。

7．C　小肠腔面的柱状上皮细胞游离面有微绒毛，可增加小肠的表面积。

8．B　单层柱状上皮分布于胃、肠、子宫和输卵管等腔面。

9．D　细胞基底面均附在基膜上，但只有杯状细胞、柱状细胞等细胞游离面可达到管腔。

10．A　假复层纤毛柱状上皮主要分布在呼吸管道的内表面。

11．E　复层扁平上皮受损伤后有很强的再生修复能力。

12．A　复层柱状上皮分布于眼睑结膜和男性尿道等处。

13．C　变移上皮细胞形状和层数均可随器官的收缩与扩张状态而变化。

14．E　杯状细胞见于单层柱状上皮和假复层纤毛柱状上皮。

15．A　外分泌腺结构一般分为分泌部和导管两部分。

16．B　微绒毛轴心的细胞质中有许多纵行的微丝（而不是微管）。

17．A　纤毛基部的基体可控制和调节纤毛的活动。

18．B　上皮细胞侧面的细胞连接有：紧密连接、中间连接、桥粒和缝隙连接。

19．C　紧密连接连接处的细胞膜内蛋白颗粒排列成 2 ～ 4 条线性结构并彼此交错形成网格。

20．D　中间连接细胞膜的细胞质面有微丝附着，此微丝参与构成终末网。

21．B　桥粒细胞膜的细胞质面有一椭圆形的附着板，张力细丝附着于板上。

22．E　皮肤、食管等部位的复层扁平上皮中，桥粒最发达。

23．A　缝隙连接相邻两细胞的细胞膜中有许多分布规律的柱状颗粒。

24．D　单层柱状上皮细胞间连接结构由浅至深依次是：紧密连接、中间连接、桥粒、

缝隙连接。

25．C　基板由上皮细胞分泌产生，网板由结缔组织的成纤维细胞产生。

26．E　质膜内褶是上皮细胞基底面的细胞膜向细胞质内折叠形成的许多褶状结构，常见于肾小管等处，光镜下称为基底纵纹。电镜下，内褶间含有与其平行的长线粒体。功能是扩大细胞基底部的表面积，有利于水和电解质的迅速转运。

27．B　缝隙连接是上皮细胞侧面的细胞连接。

28．E　细胞连接只有在电镜下才能观察到。

29．E　分泌物的排出方式是内、外分泌腺的主要区别。

30．C　不具备任何一种细胞连接功能是增加细胞膜的通透性。

B 型题

31．A　衬贴在心、血管和淋巴管腔面的单层扁平上皮，称为内皮。

32．B　分布在胸膜、腹膜和心包膜表面的单层扁平上皮，称为间皮。

33．D　单层柱状上皮分布于胃、肠、子宫和输卵管等腔面。

34．E　假复层柱状上皮分布于输精管和附睾管。

35．C　单层立方上皮分布于肾小管和甲状腺滤泡上皮等。

36．E　复层柱状上皮分布于眼睑结膜和男性尿道

37．B　变移上皮分布于排尿管道。

38．D　假复层纤毛柱状上皮分布于呼吸管道等腔面。

39．A　复层扁平上皮分布于口腔、食管、阴道等腔面。

40．C　单层扁平上皮分布于肺泡和肾小管壁层。

41．A　肾小管的上皮质膜内褶发达，有利于水和电解质的迅速转运。

42．D　小肠的上皮微绒毛整齐而又密集，有利于细胞的吸收功能。

43．B　呼吸道上皮纤毛定向摆动，可把被吸入的灰尘和细菌等排出。

44．E　皮肤的表皮浅层细胞的细胞质中充满角蛋白。

45．C　膀胱的上皮表层细胞较大较厚，称为盖细胞。

46．B　中间连接细胞质内面有薄层致密物质和微丝附着，微丝组成终末网。

47．D　缝隙连接相邻细胞膜中的颗粒彼此对接，管腔通连，成为细胞间直接交通的管道。

48．C　桥粒细胞间隙中央有一条与细胞膜相平行而致密的中间线。

49．A　紧密连接相邻细胞膜形成 2 ～ 4 个点状融合，融合处细胞间隙消失。

50．E　质膜内褶细胞基底面的细胞膜折向细胞质形成的许多内褶，常见于肾小管等处。

51．A　蛋白质分泌细胞呈锥体形或柱状，细胞核圆形，位于细胞中央或靠近基底部，细胞基底部有密集平行排列的粗面内质网，HE 染色呈强嗜碱性。

52．B　糖蛋白分泌细胞呈锥体形或柱状，细胞核常呈扁圆形，位于细胞基部。

53．D　类固醇分泌细胞呈多边形或圆形，细胞核圆形，居细胞中央，细胞质中含有许多小脂滴。

54．A　蛋白质分泌细胞呈锥体形或柱状，细胞核圆形，位于细胞中央或靠近基底部，细胞基底部有密集平行排列的粗面内质网，HE 染色呈强嗜碱性。

55．C　杯状细胞底部狭窄，含深染的细胞核，顶部膨大，充满黏原颗粒。

X 型题

56．ABCDE

57．ABCDE

58．ABCD　质膜内褶的作用是扩大细胞基底部的表面积，有利于水和电解质的迅速转运，主要见于物质交换活跃的部位。甲状腺滤泡旁细胞中没有此结构。

59．ABCDE

60．ACE　初级溶酶体是新合成的有单位膜包裹，内含各种酸性水解酶的溶酶体，其溶酶体酶可发挥水解作用；滑面内质网主要与类固醇激素的合成、解毒以及离子的储存与释放等有关。浆液性腺细胞分泌的是酶蛋白等，与初级溶酶体和滑面内质网无关。

61．ACE　细胞顶部含有许多大的分泌颗粒（糖蛋白颗粒），在 HE 染色切片中因不易保存，分泌颗粒所在部位着色很浅，呈泡沫状或空泡状；黏液性腺细胞基底部细胞质呈弱嗜碱性。

62．ACDE　分布于食管的上皮是未角化的复层扁平上皮。

63．BCD　桥粒和缝隙连接是细胞侧面的特化结构。

64．ACDE　半桥粒是上皮细胞基底面的连接结构。有将上皮细胞固着在基膜上作用。

65．ACDE　基膜的基板由上皮细胞产生，而网板则由结缔组织中的成纤维细胞分泌产生。

四、问答题

1．试述被覆上皮的分类、分布和功能（列表比较）。

答：被覆上皮分类、分布和功能如下：

分类	分布	功能
单层上皮		
单层扁平上皮	内皮：心、血管、淋巴管内表面 间皮：胸膜、腹膜和心包膜表面 其他：肺泡、肾小囊壁层等上皮	保持器官表面光滑，利于血液和淋巴液的流动，或减少器官间的摩擦
单层立方上皮	甲状腺滤泡上皮、肾小管上皮等	吸收和分泌
单层柱状上皮	胃、肠、胆囊和子宫等腔面	吸收和分泌
假复层纤毛柱状上皮	呼吸道、附睾管等的腔面	保护和分泌
复层上皮		
复层扁平上皮	角化的：皮肤的表皮 未角化：口腔、食管、阴道等的腔面	保护、耐摩擦，防止异物入侵
变移上皮	肾盂、肾盏、输尿管和膀胱等的腔面	保护
复层柱状上皮	睑结膜、男性尿道等的腔面	保护

2．试述上皮细胞侧面有哪些细胞连接，位置、结构及功能是什么。

答：上皮细胞侧面的细胞连接有：紧密连接、中间连接、桥粒和缝隙连接。

（1）紧密连接：位于细胞的侧面顶端。相邻细胞膜形成 2 ～ 4 个点状融合。融合处细胞间隙消失，非融合处有极窄的细胞间隙。此连接处的细胞膜内蛋白颗粒排列成 2 ～ 4 条线性结构并彼此交错形成网格，带状环绕细胞。相邻的细胞连接面上此网格互相吻合，蛋白颗粒与蛋白颗粒对接，封闭了细胞间隙。紧密连接可阻挡物质穿过细胞间隙，起屏障作用。

(2) 中间连接：在单层柱状上皮中位于紧密连接的深面，是一种呈带状环绕在上皮细胞顶端的细胞连接。相邻细胞间的间隙内有致密丝状物质连接两侧的细胞膜。细胞膜的细胞质面有微丝附着，此微丝参与构成终末网。中间连接具有加强细胞间连接和保持细胞形状的作用。

(3) 桥粒：呈斑状，单层柱状上皮中位于中间连接的深部。连接区的细胞间隙内有低密度的丝状物，这些丝状物于间隙中央交织形成一条与细胞膜平行且致密的中间线。细胞膜的细胞质面各有一椭圆形的附着板，由致密物质构成。附着板上有许多张力丝附着，并常呈袢状返回细胞质。桥粒是一种最牢固的细胞连接，多分布于易受机械刺激或磨损的部位，故皮肤、食管等部位的上皮中桥粒尤其发达。

(4) 缝隙连接：在单层柱状上皮中位于较深处。连接区细胞间隙很窄，相邻两细胞的细胞膜中有许多分布规律的柱状颗粒，每个颗粒由 6 个亚单位组成，中央有管腔。两细胞膜的间隙中有许多间隔大致相等的连接点。相邻两细胞膜中的颗粒彼此对接，管腔也通连，形成细胞间许多相通的小管，利于细胞间相互交换某些小分子物质和离子，并利于传递电冲动。

（蒋　洁）

第四章　结缔组织

一、名词解释

1．fibroblast（classification，characteristic of structure and function）

2．tissue fluid（definition and function）

3．mesenchymal cell（definition and function）

4．molecular sieve（constitute and function）

5．macrophage（definition，derived and function）

6．metachromasia（definition）

二、填空题

1．结缔组织由__________和大量的__________构成，后者又称为__________，是细胞之间的物质，包括__________、__________和__________。

2．结缔组织起源于__________，其由间充质细胞和大量稀薄的__________组成。间充质细胞是一种__________的细胞，在胚胎发育过程中可分化成各种结缔组织细胞、__________和__________等。

3．广义的结缔组织包括__________、__________和__________、__________和__________。一般所称的结缔组织，即指__________。

4．疏松结缔组织的细胞有__________、__________、__________、__________、__________、__________和各种游走的__________。

5．成纤维细胞是疏松结缔组织的主要细胞，分为__________和__________。电镜下，可见前者的细胞质内含丰富的__________和__________、发达的__________，说明该细胞具有合成__________和__________的功能。

6．巨噬细胞又称为__________，细胞体多呈圆形或椭圆形，有钝圆形突起；功能活跃时呈不规则形。它是由血液内的__________穿出血管后分化而成。电镜下，巨噬细胞表面有许多__________、__________和__________；细胞质内含大量__________、__________、__________、__________和__________。巨噬细胞具有__________运动和强烈的__________，属于__________的成员。

7．浆细胞呈__________，细胞核较小，常偏位，染色质呈块状位于核膜的内面，呈__________排列。光镜下，浆细胞的细胞质呈__________，细胞核周围是一染色较淡的区域，称为__________。电镜下，细胞质内含丰富的__________，浅染区为__________和__________所在部位。浆细胞来源于__________，可产生__________，参与机体的__________。

8．肥大细胞的细胞质内充满粗大的__________颗粒，而且具有__________性。颗粒内含__________、__________和__________。另外，肥大细胞的细胞质内还含有__________。

9．肥大细胞受到刺激时，释放多种介质，可引起速发型过敏反应，如__________、__________、__________和__________等。

10．脂肪细胞体积大，呈圆形；细胞核呈扁圆形，细胞质内含由脂肪聚合而成的__________。HE 染色标本中，细胞质呈__________。脂肪细胞具有合成和贮存__________的功能。

11．成纤维细胞形成胶原纤维的过程分为 3 个阶段，即，①细胞内合成__________；②__________的细胞外聚合为__________；③__________的形成。

12．疏松结缔组织的基质是由生物大分子构成的无定形胶状物，其化学成分主要为__________和__________，前者为基质的主要成分，是由__________与大量__________结合成的大分子复合物。

13．疏松结缔组织基质的多糖主要是氨基己糖多糖，又称为__________，主要分硫酸化和非硫酸化两种类型。前一类型为__________、__________、__________和__________等；后一类型为__________，它构成了结缔组织内许多微孔隙__________的骨干。

14．纤维细胞是功能不活跃的__________，体积小，呈梭形；细胞质呈__________。电镜下，细胞质内__________少，__________不发达。在组织损伤后的修复过程中，纤维细胞可转化为功能活跃的__________。

15．结缔组织的白细胞是从__________和__________渗出进入结缔组织的，其中以__________、__________和__________较多。

16．网状组织主要由__________细胞、__________和__________构成。其中的__________细胞具有产生__________的功能。网状组织主要分布于__________、__________、__________和__________中，形成血细胞发育的__________。

三、选择题

A 型题

1．构成疏松结缔组织分子筛骨架的多糖分子主要是
   A．透明质酸
   B．硫酸软骨素
   C．硫酸乙酰肝素
   D．硫酸角质素
   E．肝素

2．与产生过敏反应有关的细胞是
   A．嗜酸性粒细胞
   B．巨噬细胞
   C．淋巴细胞
   D．肥大细胞
   E．中性粒细胞

3．电镜下，浆细胞的细胞质内含有
   A．大量的溶酶体、吞噬体
   B．丰富的滑面内质网和大量的溶酶体
   C．丰富的滑面内质网
   D．丰富的粗面内质网、发达的高尔基复合体
   E．大量的溶酶体

4．有关组织液的描述，哪一项错误
   A．是从毛细血管动脉端渗入到基质的液体
   B．是经毛细血管静脉端回流后剩余的液体
   C．处于动态平衡
   D．对组织和细胞的代谢起重要作用
   E．最终回流入血液和淋巴

5．嗜银纤维是指
   A．胶原纤维
   B．弹性纤维
   C．网状纤维
   D．微原纤维
   E．肌原纤维

6．能产生纤维和基质的细胞是
   A．巨噬细胞

B．肥大细胞
C．浆细胞
D．成纤维细胞
E．脂肪细胞

7．产生抗体的细胞是
A．B细胞
B．浆细胞
C．巨噬细胞
D．中性粒细胞
E．肥大细胞

8．巨噬细胞的功能是
A．合成和分泌免疫球蛋白
B．合成和分泌纤维和基质
C．合成和分泌透明质酸酶
D．合成和分泌干扰素、补体等
E．合成和分泌蛋白多糖

9．浆细胞的细胞核结构特征是
A．细胞核大，呈圆形，常偏位，染色质呈辐射状排列
B．细胞核小，呈圆形或肾形，常偏位，染色质呈辐射状排列
C．细胞核较大，呈肾形，常偏位，染色质呈辐射状排列
D．细胞核较小，呈扁圆形，常偏位，染色质呈辐射状排列
E．细胞核较小，呈卵圆形或圆形，常偏位，染色质呈辐射状排列

10．对于肥大细胞的描述，哪一项错误
A．细胞质内充满异染性颗粒
B．能合成和分泌干扰素、补体等生物活性物质
C．颗粒内含组胺、嗜酸性粒细胞趋化因子和肝素
D．颗粒内不含白三烯
E．多见于小血管周围，主要参与机体的过敏反应

11．下列哪一项不是脂肪细胞的特点
A．细胞核呈扁圆形，位于细胞一侧
B．体积大，细胞质的脂肪常聚集成大滴，位于细胞中央
C．HE染色中，细胞质的脂肪呈嗜酸性
D．HE染色中，细胞质的脂肪溶解呈空泡状
E．分布在血管周围，是合成和贮存脂肪的细胞

12．巨噬细胞来源于血液中的
A．淋巴细胞
B．嗜酸性粒细胞
C．单核细胞
D．嗜碱性粒细胞
E．中性粒细胞

13．对于胶原纤维的描述，哪一项错误
A．纤维粗细不等，韧性大，抗拉力强
B．HE染色，嗜酸性，染成粉红色
C．新鲜时呈白色，又称为白纤维
D．化学成分为Ⅰ型和Ⅲ型胶原蛋白
E．电镜下，可见由微原纤维黏合而成

14．关于蛋白多糖的描述，哪一项错误
A．其中的多糖分子主要是硫酸软骨素和硫酸角质素
B．是蛋白质与大量多糖分子结合而成的大分子复合物
C．是疏松结缔组织基质的主要成分
D．透明质酸是蛋白多糖复合物的主干
E．可构成多微孔隙的分子筛

15．对于黄色脂肪组织的描述，哪一项错误
A．由大量脂肪细胞聚集而成
B．为单泡脂肪细胞
C．含丰富的血管和神经
D．见于皮下组织、网膜和肠系膜等处
E．可贮存脂肪和保持体温

B 型题

备选答案（第 16 ～ 19 题）

A．规则致密结缔组织

B．网状组织

C．疏松结缔组织

D．弹性组织

E．脂肪组织

16．细胞间质内含粗大的胶原纤维束

17．细胞间质内含粗大的弹性纤维束

18．细胞间质内含银染的网状纤维

19．细胞间质内含 3 种不同的纤维

备选答案（第 20 ～ 24 题）

A．成纤维细胞

B．纤维细胞

C．肥大细胞

D．浆细胞

E．巨噬细胞

20．参与机体过敏反应的细胞是

21．分泌免疫球蛋白的细胞是

22．可产生纤维和基质的细胞是

23．处于功能静止状态的细胞是

24．属于单核吞噬细胞系统的是

备选答案（第 25 ～ 29 题）

A．胶原纤维

B．弹性纤维

C．网状纤维

D．微原纤维

E．胶原纤维束

25．与腱细胞共同构成肌腱的是

26．被醛复红染成紫色的是

27．称为嗜银纤维的是

28．埋于弹性蛋白中，共同构成弹性纤维的是

29．韧性大，被称为白纤维的是

备选答案（第 30 ～ 32 题）

A．真皮

B．黄韧带

C．皮下组织

D．肌腱

E．淋巴结

30．弹性组织多见于

31．黄色脂肪组织多见于

32．网状组织多见于

X 型题

33．间充质细胞的结构特点是

A．细胞呈星状多突形，相邻细胞以突起连接成细胞网

B．细胞核大、染色浅、核仁明显；细胞质呈弱嗜酸性

C．是一种低分化的细胞，分裂分化能力强

D．胚胎发育中，能分化成多种结缔组织细胞、血管内皮细胞和平滑肌细胞等

E．成体的结缔组织内不含未分化的间充质细胞

34．成纤维细胞形态结构和功能特点是

A．细胞体较大，呈扁平星状多突形

B．细胞核小、呈椭圆形、染色浅、核仁明显

C．细胞质较丰富，呈弱嗜酸性

D．电镜下，细胞质内含丰富的粗面内质网和发达的高尔基复合体

E．光镜、电镜结构特点表明该细胞具有旺盛的产生并分泌蛋白质的功能

35．巨噬细胞结构和功能的特点是

A．又称为组织细胞，数量多且分布广

B．其形态一般呈不规则形，有许多较长的伪足

C．细胞质丰富，多呈嗜酸性，含空泡或异物颗粒

D．电镜下，细胞质内含少量初级溶酶体、次级溶酶体和残余体等

E．由血液内的单核细胞进入结缔

组织后，逐渐分化而成

36．浆细胞的结构特点是

A．细胞呈圆形或卵圆形，大小不等

B．细胞核圆形较小，常偏位，染色质呈辐射状排列

C．光镜下，细胞质强嗜酸性，近核周有一染色较淡的细胞质区域

D．电镜下，细胞质内含丰富的粗面内质网和发达的高尔基复合体

E．以上结构表明浆细胞具有旺盛的合成类固醇的功能

37．浆细胞来源和功能的特点是

A．来源于T细胞

B．在抗原的刺激下，T细胞淋巴母细胞化，增殖分化为浆细胞

C．合成和分泌免疫球蛋白（简称为Ig），即抗体

D．参与机体的细胞免疫功能

E．多分布在消化道和呼吸道黏膜固有层或慢性炎症的组织中

38．肥大细胞的分布及形态结构特点是

A．多见于较大血管周围的结缔组织中

B．细胞体较大，呈圆形或椭圆形

C．细胞核较小，呈圆形

D．细胞质内充满许多粗大的、具有异染性的嗜酸性颗粒

E．电镜下，颗粒大小不一，呈圆形或卵圆形，表面无单位膜包裹

39．肥大细胞的细胞质颗粒的结构与功能特点是

A．颗粒基质内含螺旋状、网格状晶体或细粒状物质

B．颗粒内含组胺、嗜酸性粒细胞趋化因子、肝素和白三烯等

C．组胺、白三烯能使细支气管平滑肌收缩，毛细血管扩张，通透性增加

D．肥大细胞释放的物质所致皮肤荨麻疹和支气管哮喘，统称为过敏性反应

E．嗜酸性粒细胞趋化因子能吸引嗜酸性粒细胞到变态反应部位，参与过敏性反应

40．肥大细胞的细胞质内产生的化学物质的特点是

A．组胺、白三烯能使细支气管平滑肌舒张，毛细血管收缩，通透性降低

B．嗜酸性粒细胞趋化因子能吸引嗜酸性粒细胞移动到变态反应部位

C．肝素具有抗凝血作用

D．白三烯不在颗粒内贮存

E．由于白三烯位于细胞质内，故其释放较组胺等迅速

41．胶原纤维的特点是

A．数量最多，粗细均匀，呈波浪形，并互相交织

B．由直径20～200 nm的胶原原纤维粘合而成

C．电镜下，具有明暗交替、约64 nm周期性横纹

D．其化学成分是由成纤维细胞分泌的Ⅰ型和Ⅲ型胶原蛋白

E．成纤维细胞分泌的胶原在细胞质内聚合成胶原原纤维，进而再在细胞外聚合成胶原纤维

42．弹性纤维的特点是

A．新鲜时呈白色，又称为白纤维

B．HE染色标本中，易与胶原纤维相区分

C．用醛复红或地衣红能被染成紫色或棕褐色

D．较细，有分支，交织成网

E．电镜下，弹性纤维由均质状的

弹性蛋白中埋有的较多微原纤维构成

43．网状纤维的特点是

A．是一种很细的纤维，分支多，彼此交织成网

B．HE染色标本中不易显示

C．由于其有较多的酸性蛋白多糖，故被银染液染成深黑色

D．其化学成分属Ⅲ型胶原蛋白，电镜下显示无横纹

E．只分布在造血器官

44．蛋白多糖的特点是

A．是由糖蛋白与大量多糖结合而成的大分子复合物

B．糖胺多糖是透明质酸、硫酸软骨素A和C．硫酸角质素和硫酸乙酰肝素的总称

C．透明质酸构成了蛋白多糖复合物的主干

D．其他糖胺多糖以糖蛋白为核心构成蛋白多糖亚单位，后者再结合在透明质酸长链分子上

E．蛋白多糖复合物形成许多微孔隙的分子筛，可形成限制细菌扩散的防御屏障

45．棕色脂肪组织的主要特点是

A．组织中含有丰富的血管和神经

B．脂肪细胞内有许多个较小的脂滴和较多线粒体

C．其内的脂肪细胞称为单泡脂肪细胞

D．在成人比较多，新生儿含量少

E．冬眠动物含有相当多的棕色脂肪组织

四、问答题

1．试述结缔组织的共同特点。

2．结合光、电镜结构特点说明成纤维细胞的功能。

3．试述浆细胞的来源，光、电镜结构特点和功能。

4．试述肥大细胞的光、电镜结构和功能。

5．试述结缔组织细胞间质中3种纤维的区别。

参考答案及难题解析

一、名词解释

1．fibroblast（classification，characteristic of structure and function）

答：成纤维细胞。是疏松结缔组织的主要细胞，功能不活跃时称为纤维细胞。电镜下，成纤维细胞的细胞质内含丰富的粗面内质网和游离核糖体、发达的高尔基复合体，说明该细胞具有合成蛋白质和蛋白多糖的功能。

2．tissue fluid（definition and function）

答：组织液。是从毛细血管动脉端渗入到细胞间质内的液体，经毛细血管静脉端或毛细淋巴管回流入血液或淋巴。体内细胞通过组织液和血液进行物质交换，取得营养物质，释放出代谢产物。

3．mesenchymal cell（definition and function）

答：间充质细胞。是一种未分化的细胞，在胚胎发育过程中可分化成各种结缔组织细

胞、血管内皮细胞和平滑肌细胞等。

4．molecular sieve（constitute and function）

答：分子筛。以蛋白多糖复合物的立体构型为主体，糖蛋白在基质中形成有许多微孔隙的结构。分子筛具有屏障作用，小于其孔径的物质（如 O_2、CO_2 及营养物质）可以自由通过；而大于其孔径的物质（如细菌）不能通过。

5．macrophage（definition，derived and function）

答：巨噬细胞。来源于血液内的单核细胞，具有变形运动和强烈的吞噬能力，属于单核吞噬细胞系统。

6．metachromasia（definition）

答：异染性。当用蓝色碱性染料甲苯胺蓝进行染色时，组织中的糖胺多糖成分被染成紫红色，并非染成蓝色，这种色变现象称为异染性。

二、填空题

1．细胞，细胞外基质，细胞间质，纤维，基质，组织液

2．间充质，无定形基质，未分化，血管内皮细胞，平滑肌细胞

3．固有结缔组织，软骨组织，骨组织，血液，淋巴，固有结缔组织

4．成纤维细胞，巨噬细胞，浆细胞，肥大细胞，脂肪细胞，未分化间充质细胞，白细胞

5．活跃的成纤维细胞，纤维细胞，粗面内质网，游离核糖体，高尔基复合体，蛋白质，蛋白多糖

6．组织细胞，单核细胞，皱褶，小泡，微绒毛，初级溶酶体，次级溶酶体，吞噬体，吞饮小泡，残余体，变形，吞噬能力，单核吞噬细胞系统

7．圆形或卵圆形，辐射状，嗜碱性，核周晕，粗面内质网，高尔基复合体，中心体，B 细胞，免疫球蛋白，体液免疫

8．嗜碱性，异染，肝素，组胺，嗜酸性粒细胞趋化因子，白三烯

9．荨麻疹，哮喘，过敏性皮炎，过敏性休克

10．大脂滴，空泡状，脂肪

11．前胶原蛋白分子，原胶原蛋白分子，胶原，纤维

12．蛋白多糖，糖蛋白，蛋白质，多糖

13．糖胺多糖，硫酸软骨素 A 和 C，硫酸角质素，硫酸乙酰肝素，硫酸皮肤素，透明质酸，分子筛

14．成纤维细胞，弱嗜酸性，粗面内质网，高尔基复合体，成纤维细胞

15．毛细血管，微静脉壁，淋巴细胞，嗜酸性粒细胞，中性粒细胞

16．网状，网状纤维，基质，网状，网状纤维，骨髓，淋巴结，脾，淋巴组织，微环境

三、选择题

A 型题

1．A　疏松结缔组织的基质主要是由蛋白多糖构成，蛋白多糖是由蛋白质与大量多糖结合而成，其中构成结缔组织分子筛骨架的多糖分子主要是透明质酸。

2．D　嗜酸性粒细胞具有抗过敏作用；巨噬细胞、中性粒细胞具有吞噬作用；淋巴细胞参与免疫反应；肥大细胞参与机体的过敏反应。

3．D　电镜下，可见浆细胞的细胞质内含丰富的粗面内质网和发达的高尔基复合体。

4．B　组织液是从毛细血管动脉端渗出的一部分液体，经毛细血管静脉端或毛细淋巴管回流入血液或淋巴，而不是经毛细血管静脉端回流后剩余的液体。

5．C　网状纤维银染时被染成深黑色，故称为嗜银纤维。

6．D　成纤维细胞可合成蛋白质，包括纤维和基质。

7．B　浆细胞可合成免疫球蛋白，即抗体，参与机体的体液免疫。

8．D　巨噬细胞能合成和分泌干扰素、补体等生物活性物质。

9．E　浆细胞的细胞核较小，呈卵圆形或圆形，常偏位，染色质成块状附于核膜内面，呈辐射状排列。

10．B　合成和分泌干扰素、补体等生物活性物质的细胞是巨噬细胞，而不是肥大细胞。

11．C　脂肪细胞的细胞质内所含脂肪常聚集成大滴，位于细胞中央，HE 染色时，脂滴溶解，呈空泡状，而不是嗜酸性。

12．C　巨噬细胞来源于血液中的单核细胞。

13．E　电镜下，胶原纤维由胶原原纤维黏合而成，而不是微原纤维。

14．A　蛋白多糖是由蛋白质与大量多糖分子结合而成的大分子复合物，其中的多糖主要是透明质酸，其次是硫酸软骨素和硫酸角质素。

15．C　丰富的血管和神经是棕色脂肪组织的主要特点，而不是黄色脂肪组织的特点。

B 型题

16．A　致密结缔组织以纤维为主要成分而细胞较少，细胞间质内含粗大的胶原纤维，包括规则致密结缔组织和不规则致密结缔组织，因而，备选答案为 A。

17．D　弹性组织是以弹性纤维为主的致密结缔组织。

18．B　网状组织由网状细胞和网状纤维组成，网状纤维具有嗜银性。

19．C　皮下组织中含有胶原纤维、弹性纤维和网状纤维。

20．C　肥大细胞参与过敏反应。

21．D　浆细胞由 B 分化而来，能够分泌免疫球蛋白，参与体液免疫。

22．A　成纤维细胞具有合成疏松结缔组织的各种纤维和无定形基质的功能。

23．B　成纤维细胞功能处于静止状态时成为纤维细胞。

24．E　巨噬细胞是由血液的单核细胞到达组织后分化而成，具有吞噬功能，又称为组织细胞。

25．E　肌腱是由规则致密结缔组织构成，主要含有粗大的胶原纤维和腱细胞。

26．B　弹性纤维在 HE 染色切片中呈淡红色，醛复红染色呈紫色。

27．C　网状纤维在镀银染色切片中呈黑色，因而，又称为嗜银纤维。

28．D　弹性纤维的核心是弹性蛋白，外周覆盖微原纤维。

29．A　胶原纤维在新鲜时呈白色，韧性大，又称为白纤维。

30．B　黄韧带和项韧带是由弹性组织构成。

31．C　黄色脂肪组织主要分布在皮下等部位。

32．E　网状组织不单独存在，主要分布在造血组织和淋巴组织。

X 型题

33．ACD　间充质细胞的细胞质呈弱嗜碱性，不是嗜酸性。在成体的结缔组织内仍保留少量未分化的间充质细胞。

34．ADE　活跃的成纤维细胞的细胞核大（不是小）、呈椭圆形、染色浅、核仁明显；细胞质较丰富、呈弱嗜碱性，而不是弱嗜酸性。

35．ACE　功能活跃时（不是一般情况下），巨噬细胞可伸出较长的伪足而呈不规则形。电镜下，细胞质内含大量（不是少量）初级溶酶体、次级溶酶体、吞噬体、吞饮小泡和残余体。

36．ABD　光镜下，浆细胞的细胞质呈强嗜碱性（不是嗜酸性），电镜结构特点表明浆细胞具有旺盛的合成蛋白质（不是类固醇）的功能。

37．CE　浆细胞来源于 B 细胞（不是 T 细胞），在抗原刺激下，B 细胞（不是 T 细胞）淋巴母细胞化，增殖分化为浆细胞而合成和分泌免疫球蛋白，参与机体的体液免疫（不是细胞免疫）的功能。

38．BC　肥大细胞多见于较小血管（不是较大血管）周围的结缔组织中。该细胞的细胞质内充满许多粗大的、具有异染性的嗜碱性（不是嗜酸性颗粒）。电镜下，颗粒大小不一，呈圆形或卵圆形，表面有（不是无）单位膜包裹。

39．ACD　肥大细胞的细胞质颗粒内含组胺、嗜酸性粒细胞趋化因子、肝素，不含白三烯。嗜酸性粒细胞在变态反应部位，不是参与过敏性反应，而是参与抗过敏性反应。

40．BCD　组胺、白三烯能使细支气管平滑肌收缩（不是舒张），毛细血管舒张（不是收缩），通透性增加（不是降低）。虽然白三烯位于细胞质内，但其释放较组胺等缓慢（不是迅速）。

41．BCD　胶原纤维粗细不等（不是粗细均匀）。成纤维细胞将胶原分泌到细胞外（不是在细胞质内）聚合成胶原原纤维，进而聚合成胶原纤维。

42．CDE　弹性纤维新鲜时呈黄色（非白色），又称为黄纤维（非白纤维），折光性强。HE 染色标本中，着色与胶原纤维相似，量少时不易与胶原纤维相区分，不易与胶原纤维相区分。

43．ABC　网状纤维的化学成分为Ⅲ型胶原蛋白，电镜下亦显示有 64 nm 的周期性横纹，不是无横纹。疏松结缔组织中网状纤维很少，大多分布在结缔组织与上皮组织交界处、平滑肌细胞周围以及造血器官等部位，不是只分布在造血器官。

44．BCE　蛋白多糖是由大量蛋白质（不是糖蛋白）与多糖结合而成的大分子复合物，其他糖胺多糖以蛋白质（不是糖蛋白）为核心构成蛋白多糖亚单位，后者再结合在透明质酸长链分子上。

45．ABE　棕色脂肪组织的脂肪细胞称为多泡脂肪细胞，不是单泡脂肪细胞。此类组织在成人很少，新生儿含量较多。

四、问答题

1．试述结缔组织的共同特点。

答：结缔组织由少量的细胞和大量的细胞间质组成。细胞种类多，散在分布、无极性。细胞间质包括均质状的基质，细丝状的纤维和不断循环更新的组织液。广义的结缔组织包括固有结缔组织、软骨和骨、血液。一般所称的结缔组织，即指固有结缔组织。结缔组织在体内广泛分布，具有支持、连接、营养、保护、修复等多种功能。结缔组织起源于胚胎期的间充质。

2．结合光、电镜结构特点说明成纤维细胞的功能。

答：成纤维细胞是疏松结缔组织的主要细胞。依功能状态分为两型，一型是功能活跃的成纤维细胞；另一型是功能不活跃的纤维细胞。二者随功能状态不同可互相转化。成纤维细胞形态呈扁平星状多突形，细胞质弱嗜碱性，细胞核圆形、大、染色浅、核仁明显。电镜下显示，细胞质内含丰富的粗面内质网及游离核糖体，高尔基复合体发达。以上超微结构特点表明该细胞具有旺盛的合成和分泌蛋白质（包括纤维和基质）的功能。纤维细胞呈梭形、细胞核小、着色深、核仁不明显，细胞质弱嗜酸性。电镜下，细胞质内粗面内质网少，高尔基复合体不发达。超微结构表明纤维细胞功能不活跃。

3．试述浆细胞的来源，光、电镜结构特点和功能。

答：浆细胞来源于B细胞。光镜下，浆细胞呈圆形或卵圆形；细胞核较小，偏位，染色质成块状附于核膜上，呈辐射状排列，似车轮状。HE染色下，浆细胞的细胞质强嗜碱性，被染成蓝色，在核周可见一浅染区。电镜下，浆细胞的细胞质内含大量粗面内质网和游离核糖体，浅染区可见发达的高尔基复合体和中心体。浆细胞能合成和分泌免疫球蛋白，即抗体，参与机体的体液免疫。

4．试述肥大细胞的光、电镜结构和功能。

答：肥大细胞体积大，呈圆形或卵圆形，细胞核小、呈圆形；细胞质内充满粗大的异染性的嗜碱性颗粒。电镜下，颗粒大小不一，由质膜包裹；颗粒的基质内含螺旋状或网格晶体或细粒状物质，其化学成分为组胺、肝素和嗜酸性粒细胞趋化因子。肥大细胞可释放组胺、白三烯、肝素和嗜酸性粒细胞趋化因子。白三烯不存在于颗粒内。其中组胺、白三烯能使支气管平滑肌收缩，微静脉及毛细血管扩张，通透性增加，大量液体从血管渗出，造成局部水肿；嗜酸性粒细胞趋化因子能吸引嗜酸性粒细胞到变态反应的部位，具有抗过敏反应；肝素则有抗凝血作用。肥大细胞参与机体的过敏反应。

5．试述结缔组织细胞间质中3种纤维的区别。

答：3种纤维的区别如下：

	胶原纤维	弹性纤维	网状纤维
新鲜时	白色，又称为白纤维	新鲜时黄色，又称为黄纤维	
染色特性	嗜酸性，HE染为粉红色	嗜酸性，HE染为浅红色，醛复红染为紫色	银染成黑色（又称为嗜银纤维）
物理特性	纤维粗细不等，互相交织，韧性大，抗拉力强	折光性强，纤维细，分支，交织成网，弹性大，韧性差	纤维细，分支，交织成网，有韧性
化学成分	胶原蛋白Ⅰ型和Ⅲ型	弹性蛋白	胶原蛋白Ⅲ型
电镜下	胶原原纤维，有周期性横纹	微原纤维和弹性蛋白	胶原原纤维，有周期性横纹

（牛嗣云　唐军民）

第五章　软骨和骨

一、名词解释

1．cartilage lacuna（definition）
2．cartilage capsule（definition and characteristic of structure）
3．isogenous group（definition）
4．osteoid（definition and characteristic of structure）
5．bone lamella（definition and characteristic of structure）
6．bone lacuna（definition）
7．bone canaliculus（definition）
8．osteon（definition，characteristic of structure and function）

二、填空题

1．软骨和骨均属于__________，是由于它们均具有共同的起源和类似的组织成分。

2．软骨分为 3 种，即：__________、__________和透明软骨。透明软骨分布较广，其细胞间质中仅含少量__________，而基质十分丰富。

3．在软骨组织中，软骨细胞包埋在软骨基质内，其所占据的空间，称为__________。靠近软骨表面的软骨细胞呈__________，细胞体积较小而幼稚。渐到软骨深层，软骨细胞体积逐渐增大，呈__________，并分裂、增殖形成__________。

4．软骨细胞具有合成、分泌__________和__________的功能。

5．软骨基质的多糖分子中主要是_________，染色后呈_________，而且具有_________性，包围在软骨陷窝外面，称为__________。

6．透明软骨中只含Ⅱ型胶原蛋白组成的__________，软骨囊内含量少或无，而软骨囊之间则较多，HE 染色标本中呈__________。

7．软骨膜分为两层，即外层和内层，外层所含________较多，而细胞和血管________，主要起保护作用；内层则正好相反，靠近软骨表面分布着梭形的小细胞称为__________，可增殖分化为__________。

8．软骨的生长可有两种并存的方式，即：①____________又称为____________。②_________又称为__________。而骨的发生也有两种方式，即：__________和__________。

9．骨组织由大量钙化的细胞间质和细胞组成，前者又称为__________，由__________和__________组成。

10．在骨组织中，骨原细胞是骨组织的__________，当骨组织生长或改建时，能分裂分化为__________。

11．骨细胞位于骨板之间或骨板内，相邻骨细胞的__________之间借__________相互连接。同一层骨板内的纤维__________排列，而相邻骨板内的纤维则与之__________。

12．在长骨骨干，骨板按照排列方式分为 4 种，即：①__________；②__________；

③________；④________。

13. 长骨软骨内成骨的过程包括：①________；②________；③________。

三、选择题

A 型题

1. 以下哪一项不是透明软骨的特点
   A. 分布较广，多在关节等处
   B. 肋软骨、呼吸道某些软骨也为透明软骨
   C. 透明软骨新鲜时呈半透明状
   D. 细胞间质中仅含少量胶原纤维，而基质十分丰富
   E. 此类软骨内没有血管和神经
2. 对于软骨细胞结构特点的描述中，哪一项错误
   A. 软骨细胞包埋在软骨基质的软骨陷窝内
   B. 软骨表面的软骨细胞呈扁平椭圆形，较小而成熟
   C. 深层的细胞逐渐增大，呈圆形或椭圆形，并不断分裂、增殖，形成同源细胞群
   D. 细胞核小，圆形，有 1 ~ 2 个核仁
   E. 细胞质弱嗜碱性，电镜下可见内含丰富的粗面内质网和发达的高尔基复合体
3. 对于骨细胞，哪一项错误
   A. 是多突形细胞
   B. 突起多而细长，相邻细胞突起借紧密连接　相互连接
   C. 细胞体呈扁平椭圆形，居于细胞间质中，其所占据的空间称为骨陷窝
   D. 细胞突起所占据的空间称为骨小管，各骨陷窝借骨小管彼此相沟通
   E. 细胞核呈卵圆形，细胞质内含少量的线粒体、高尔基复合体和散在的粗面内质网等
4. 关于骨原细胞，哪一项错误
   A. 是骨组织的干细胞
   B. 细胞体较小，呈梭形
   C. 细胞核椭圆形，细胞质较少，呈弱嗜酸性
   D. 多位于骨外膜和骨内膜近骨质处
   E. 当骨组织生长或重建时，它能分裂、分化为成骨细胞
5. 对成骨细胞的描述，哪一项错误
   A. 细胞较大，呈柱状或椭圆形，分布在骨质的表面
   B. 细胞核呈圆形，核仁明显
   C. 细胞质强嗜酸性
   D. 电镜下可见大量的粗面内质网和发达的高尔基复合体
   E. 具有分泌骨质的功能
6. 对破骨细胞的描述，哪一项错误
   A. 是一种多核的大细胞，一般可含 6 ~ 50 个细胞核
   B. 紧贴骨质的一侧有刷状缘，电镜下为许多不规则的微绒毛，称为皱褶缘
   C. 光镜下，细胞质嗜酸性
   D. 电镜下，可见细胞质内含大量的线粒体和溶酶体
   E. 具有很强的重吸收骨能力
7. 以下哪一种细胞属于单核吞噬细胞系统
   A. 骨细胞
   B. 骨膜成纤维细胞
   C. 成骨细胞
   D. 破骨细胞
   E. 内皮细胞
8. 细胞内含大量溶酶体的细胞是
   A. 软骨细胞
   B. 成骨细胞

C．破骨细胞
D．骨细胞
E．骨原细胞

9．以下所有结构均可为骨细胞提供营养和氧气，除了
A．缝隙连接
B．骨基质
C．哈弗斯管（中央管）
D．骨小管
E．内皮细胞

10．关于骨组织的细胞间质，哪一项错误
A．骨组织的细胞间质是钙化的细胞间质，又称为骨基质（骨质），由有机成分及无机成分组成
B．有机成分是大量胶原纤维和大量基质所构成
C．基质呈无定型凝胶状，具有黏合胶原纤维的作用
D．无机成分中主要为钙盐，即羟基磷灰石
E．有机成分使骨质具有韧性，无机成分使骨质坚硬

11．对骨板的描述，哪一项错误
A．由胶原纤维有规律地分层排列与基质共同构成
B．骨细胞位于骨板之间或骨板内的骨陷窝内
C．相邻骨细胞突起通过骨板内的骨小管相连接
D．同一骨板内的纤维相互平行与相互垂直交叉排列
E．同一骨板内的纤维平行排列，相邻骨板内的纤维则与之垂直

12．对软骨囊的描述，哪一项错误
A．位于软骨陷窝周围的基质内
B．含硫酸软骨素较多
C．染色后呈弱嗜酸性
D．内含胶原原纤维少或无
E．染色后呈强嗜碱性

13．对软骨膜的描述，哪一项错误
A．除关节软骨表面外，软骨表面均存在
B．可分软骨外膜和内膜两层
C．外层含胶原纤维较多，细胞和血管较少
D．内层含胶原纤维较少，细胞和血管较多
E．近软骨表面分布着骨原细胞

14．对骨单位的描述，哪一项错误
A．又称为哈弗斯系统
B．是长骨干内的结构和营养单位
C．位于内、外环骨板之间
D．由同心圆排列的骨板组成
E．相邻骨单位之间有黏合线相隔

15．对骨膜的描述，哪一项错误
A．除关节软骨表面外，骨的内外表面均存在
B．可分骨外膜和骨内膜
C．骨外膜分为两层：外层含纤维多，血管和细胞少；内层含纤维少，血管和细胞多
D．穿通纤维可从骨外膜外层经内层插入到外环骨板
E．骨内膜的骨原细胞在骨表面排列成单层，即为单层上皮

16．对骨组织发生的过程，哪一项错误
A．间充质细胞增殖分化为成骨细胞。后者产生纤维和基质，形成类骨质，骨盐沉积骨化为骨基质
B．间充质细胞增殖分化为成软骨细胞，形成透明软骨，骨盐沉积骨化为骨基质
C．新骨板出现，骨陷窝和骨小管形成
D．成骨细胞转变为骨细胞，骨组织形成
E．形成骨板，骨组织体积增大

B 型题

备选答案（第 17 ～ 20 题）

A．骨陷窝
B．骨小管内
C．骨小梁之间
D．成骨面
E．缝隙连接

17．含有骨细胞的细胞突起
18．骨髓位于
19．骨细胞的细胞体所占据的空间是
20．相邻骨细胞进行通讯联系的结构是

备选答案（第 21 ～ 24 题）

A．成骨细胞
B．透明软骨
C．纤维软骨
D．破骨细胞
E．骨原细胞

21．细胞间质内含粗大的胶原纤维束
22．细胞间质内含胶原原纤维
23．属于单核吞噬细胞系统的是
24．细胞周围含大量异染性物质

备选答案（第 25 ～ 29 题）

A．哈弗斯系统
B．黏合线
C．间骨板
D．穿通管
E．穿通纤维

25．其内的血管可分支形成中央管内的血管
26．是含骨盐多、含纤维少的骨基质
27．可从骨外膜外层经内层插入到外环骨板
28．呈半环形或不规则结构
29．长骨内结构与营养单位

备选答案（第 30 ～ 35 题）

A．骨基质
B．软骨膜
C．纤维软骨
D．破骨细胞
E．骨细胞

30．相邻细胞之间有缝隙连接
31．钙化的类骨质
32．近骨基质侧具有皱褶缘
33．分布于椎间盘、肌腱等处
34．分为内外两层
35．细胞质内含大量的溶酶体和线粒体

X 型题

36．软骨组织的特点是
A．软骨组织由细胞和细胞外基质构成
B．软骨组织的细胞只有软骨细胞
C．软骨基质呈凝胶状
D．软骨组织内无血管和神经
E．软骨组织只含胶原纤维

37．骺板软骨
A．是纤维软骨
B．位于长骨的骨骺和骨干之间
C．在机体发育期，其软骨细胞不断增殖
D．是长骨增长的结构基础
E．青春期之后软骨钙化为骺线

38．骨组织十分坚硬的原因包括
A．骨基质内含大量骨盐
B．羟基磷灰石结晶与胶原原纤维紧密结合
C．胶原纤维排列成层，与骨盐及基质紧密结合形成骨板
D．相邻骨板内的胶原纤维相互垂直
E．骨细胞与羟磷灰石结晶紧密结合

39．骨原细胞可直接分化为
A．成骨细胞
B．骨细胞
C．成软骨细胞
D．软骨细胞
E．破骨细胞

40．影响骨生长的因素包括
A．遗传因素
B．激素
C．维生素
D．营养
E．细胞外钙

41.3 种软骨组织的共同点是
A．有软骨囊
B．纤维相互平行或交织排列
C．有少量毛细血管
D．有同源细胞群
E．软骨细胞可分裂增生

42．关于透明软骨的软骨细胞，下列叙述哪些正确
A．均位于软骨陷窝内
B．近软骨膜的细胞体积小，单个分布
C．中央部的细胞体积大，同源细胞群明显
D．细胞质内粗面内质网和高尔基复合体发达
E．主要以糖酵解方式获得能量

43．能产生纤维和基质的细胞有
A．骨原细胞
B．破骨细胞
C．成纤维细胞
D．成骨细胞
E．软骨细胞

44．关于骨单位的叙述，下列哪些正确
A．同心圆排列的骨板围成筒状结构
B．平行于长骨长轴
C．中央管内的血管和神经可伸入骨小管内
D．越成熟的骨单位，其中央管越大
E．被吸收后的残余部分改称为间骨板

45．骨发生过程中
A．骨原细胞不断增殖分化
B．成骨细胞不断分泌类骨质
C．骨细胞不断增殖
D．破骨细胞不断溶解骨质
E．血管向骨内生长

四、问答题

1．试比较 3 种软骨的组织结构异同。
2．试述成骨细胞的分布、数量、结构与功能。
3．试述破骨细胞的分布、数量、结构与功能。
4．试述长骨骨干密质骨的结构特点。

参考答案及难题解析

一、名词解释

1．cartilage lacuna（definition）

答：软骨陷窝。软骨细胞在软骨基质内所占据的空间称为软骨陷窝。

2．cartilage capsule（definition and characteristic of structure）

答：软骨囊。在软骨陷窝的周缘，特别是在新生的软骨中，包围在陷窝或一组陷窝外，呈强嗜碱性（并具有异染性的特点）的部分称为软骨囊，它是新生的软骨基质，含硫酸软

骨素较多。

3．isogenous group（definition）

答：同源细胞群。位于软骨中部，由一个幼稚的软骨细胞分裂增生而成的细胞群，称为同源细胞群，每群含有 2 ~ 8 个软骨细胞。

4．osteoid（definition and characteristic of structure）

答：类骨质。成骨细胞向骨基质表面分泌的胶原纤维和无定型基质，称为类骨质。

5．bone lamella（definition and characteristic of structure）

答：骨板。骨组织中胶原纤维呈高度有规律地分层排列为其特征。每层的胶原纤维与基质共同构成的薄板状结构称为骨板。

6．bone lacuna（definition）

答：骨陷窝。骨细胞的细胞体在骨基质中所占据的空间。

7．bone canaliculus（definition）

答：骨小管。骨细胞的突起在骨基质中所占据的空隙。

8．osteon（definition，characteristic of structure and function）

答：骨单位。哈弗斯骨板与哈弗斯管共同组成的系统，又称为骨单位。哈弗斯骨板介于内、外环骨板之间，是骨干密质骨的主要部分，它们以哈弗斯管为中心呈同心圆排列。哈弗斯管内有血管、神经及少量的结缔组织。

二、填空题

1．结缔组织
2．纤维软骨，弹性软骨，胶原原纤维
3．软骨陷窝，扁平椭圆形，圆形或椭圆形，同源细胞群
4．纤维，基质
5．硫酸软骨素，嗜碱性，异染，软骨囊
6．胶原原纤维，弱嗜酸性
7．胶原纤维，较少，骨原细胞，成软骨细胞
8．外加生长，软骨膜下生长，间质生长，软骨内生长，膜内成骨，软骨内成骨
9．骨基质（骨质），有机成分，无机成分
10．干细胞，成骨细胞
11．突起，缝隙连接，平行，垂直
12．外环骨板，内环骨板，哈弗斯骨板，间骨板
13．软骨雏形形成，软骨周骨化（骨领形成），软骨内骨化

三、选择题

A 型题

1．D　透明软骨的细胞间质内含胶原原纤维，而不是胶原纤维。
2．B　软骨表面的软骨细胞呈扁平椭圆形，较小而幼稚，不是成熟的。
3．B　骨细胞的突起多而细长，相邻细胞突起借缝隙连接（不是紧密连接）相互连接。
4．C　骨原细胞的细胞质较少，呈弱嗜碱性，不是呈弱嗜酸性。
5．C　成骨细胞的细胞质强嗜碱性，不是强嗜酸性。

6．B　电镜下破骨细胞紧贴骨质的一侧的表面有许多不规则的微绒毛，称为皱褶缘，光镜下称为纹状缘，不称为刷状缘。

7．D　单核吞噬细胞包括：巨噬细胞、破骨细胞、肝巨噬细胞、小胶质细胞等。

8．C　光镜下，破骨细胞的细胞质呈嗜酸性，电镜下，可见细胞质内含大量的线粒体和溶酶体。

9．E　骨组织中，内皮细胞较远离骨细胞，而且其本身的氧气和营养也由结缔组织血管和基质提供。因此，内皮细胞不能为骨细胞提供营养和氧气。

10．B　骨组织的细胞间质中的有机成分是大量胶原纤维和少量基质所构成，不是和大量基质所构成。

11．D　同一骨板内的纤维平行排列，相邻骨板内的纤维则与之垂直，并不是同一骨板内的纤维既相互平行又相互垂直的交叉排列。

12．C　染色后软骨囊呈强嗜碱性，且具有异染性的特点，不是呈弱嗜酸性。

13．B　近软骨表面分布薄层致密结缔组织，称为软骨膜。软骨膜分内外两层，而不是软骨外膜和内膜两层。

14．D　骨单位是由中央管及其周围同心圆排列的骨板两部分组成。

15．E　骨内膜的骨原细胞在骨表面排列成单层，颇似单层上皮，而不是即为单层上皮。

16．B　间充质细胞增殖分化为成骨细胞。后者产生纤维和基质，形成类骨质。成骨细胞转变为骨细胞。由此，骨盐沉积在类骨质内并骨化为骨基质，骨组织形成。

B 型题

17．B　含有骨细胞突起的空间，叫骨小管。

18．C　骨髓位于靠近骨髓腔的骨小梁之间。

19．A　骨细胞的细胞胞体所占据空间叫骨陷窝。

20．E　骨细胞之间主要通过缝隙连接进行通讯联系。

21．C　纤维软骨基质内含有大量平行或交错排列的胶原纤维束。

22．B　透明软骨中的纤维是由Ⅱ型胶原蛋白组成的胶原原纤维。

23．D　题解参见 A 型题第 7 题。

24．B　因为软骨细胞周围基质中含有较多硫酸软骨素，呈嗜碱性并具有异染性。

25．D　穿通管内的血管、神经及结缔组织进入中央管。

26．B　黏合线含骨盐多、含纤维少。

27．E　传通纤维可从骨外膜外层经内层插入到外环骨板。

28．C　间骨板位于骨单位之间或骨单位与环骨板之间，为半圆形或不规则形骨板。

29．A　骨单位又称为哈弗斯系统，是长骨结构和营养单位。

30．E　题解参见 B 型题第 20 题。

31．A　类骨质经钙化后才转变为坚硬的骨基质。

32．D　电镜下，破骨细胞靠骨质一侧可见大量不规则微绒毛，形成皱褶缘。

33．C　纤维软骨分布于椎间盘、关节盘、耻骨联合等部位。

34．B　题解参见填空题第 7 题。

35．D　破骨细胞是由单核细胞融合而成的，细胞质内含大量溶酶体和线粒体。

X 型题

36．ABCD　软骨组织中除了胶原纤维外还有弹性纤维。

37．BCDE　骺板软骨为透明软骨（不是纤维软骨）。

38．ABCDE　骨组织的特殊结构以及含有的特殊物质使其十分坚硬。

39．AC　骨原细胞只能分化为成骨细胞和成软骨细胞。

40．ABCDE　骨生长受到多种因素影响。在骨生长过程中，遗传、激素、维生素、营养、细胞外钙均对其产生影响。

41．ABDE　软骨组织内无血管。

42．ABCDE　因为细胞含线粒体少，只能以糖酵解方式获得能量。

43．CDE　骨原细胞有分化功能，为干细胞；破骨细胞为单核吞噬细胞系统成员之一。

44．ABE　中央管内的血管和神经不可以伸入骨小管，骨细胞是通过骨小管获得营养及氧气的。越幼稚（不是成熟）的骨单位，其中央管越大，血管越丰富。

45．ABDE　骨发生时骨原细胞不断地增殖和分化，而骨细胞已经失去了增殖和分化的功能。

四、问答题

1．试比较 3 种软骨的组织结构异同。

答：相同点包括 3 种软骨的组织结构均由软骨细胞与基质、纤维组成。软骨细胞包埋在软骨基质的软骨陷窝中，陷窝周围有软骨囊。软骨周边的软骨细胞较幼稚，常单个分布，而中央的软骨细胞成熟。体积大，多为 2 ~ 8 个细胞构成的同源细胞群。基质为凝胶状，主要成分为蛋白多糖，与胶原纤维结合共同形成固态结构。软骨内无血管、神经。

不同点包括透明软骨的纤维成分主要是交织排列的胶原原纤维，基质内有大量的水分。纤维软骨含有大量平行或交叉排列的胶原纤维束，呈不透明的乳白色，软骨细胞较小，成行分布在胶原纤维束间，基质少。弹性软骨含有大量交织分布的弹性纤维，在软骨的中部更密集。

2．试述成骨细胞的分布、数量、结构与功能。

答：成骨细胞分布于骨组织的表面，排列较紧密，常成一层。幼儿的成骨细胞较多。成骨细胞呈矮柱状或椭圆形，表面有细小的突起，骨表面的突起伸入骨基质表面的骨小管内，向下与表层骨细胞突起相连接。细胞核呈圆形，多位于一侧，核仁明显。细胞质强嗜碱性，染为深蓝色。电镜下，可见大量的粗面内质网和发达的高尔基复合体。具有分泌类骨质，即纤维和基质的功能。

3．试述破骨细胞的分布、数量、结构与功能。

答：破骨细胞常位于骨基质的吸收面凹陷处。数量较少。是一种多核的大细胞，一般可含 6 ~ 50 个细胞核。破骨细胞紧贴骨质的一侧有纹状缘，电镜下为许多不规则的微绒毛，称为皱褶缘。细胞质嗜酸性，呈泡沫状。电镜下，可见细胞质含大量的粗面内质网、发达的高尔基复合体、丰富的线粒体和溶酶体。皱褶缘周围有一环形亮区，含大量的微丝。亮区与骨基质表面紧密相贴，封闭了其内侧，构成了溶骨微环境。破骨细胞具有很强的吸收骨的能力。

4．试述长骨骨干密质骨的结构特点。

答：密质骨在骨干的内外表层形成环骨板，在中层形成哈弗斯系统和间骨板。骨干中有横向的穿通管，方向与骨干长轴垂直，内有血管、神经等。环骨板环绕在骨干内外表面。外环骨板较整齐，内环骨板不太规则。哈弗斯系统在内外环骨板间的长柱结构，即骨单位，由同心圆排列的哈弗斯骨板围绕中央管构成。骨板中的胶原纤维绕中央管螺旋走行，相邻骨板的胶原纤维垂直。中央管与穿通管相通。间骨板在骨单位间或骨单位与环骨板间，为一些不规则的平行骨板。

（赵秀军）

第六章　血液和血细胞发生

一、名词解释

1．plasma（definition，constitute and characteristic of structure）

2．reticulocyte（definition，characteristic of structure and numerical value）

3．neutrophilic granulocyte（definition，characteristic of structure and normal value）

4．monocyte（definition，characteristic of structure and normal value）

5．blood platelet（derived，structure and function）

6．hemopoietic stem cell（definition，morphological structure and characteristic）

二、填空题

1．血液是一种流动的结缔组织，由__________和__________组成。

2．从血管取少量血液，加入适量抗凝剂（肝素或柠檬酸钠），静置或离心沉淀后，血液可分出 3 层：上层为淡黄色的__________，下层为__________，中间的薄层为__________和__________。

3．血液从血管流出后，其内的__________转变为__________，使血液凝固。血液凝固后所析出的淡黄色清明液体，称为__________。

4．血细胞形态、数量、__________和__________的测定称为血象。

5．红细胞在扫描电镜下观察呈__________，中央__________，周缘__________。因此，在血涂片中，红细胞中央染色__________，周缘染色__________。

6．成熟的红细胞无__________，也无任何__________，细胞质内充满__________，使红细胞呈现颜色。正常成人血液中血红蛋白的含量，男性为__________，女性为__________。血红蛋白具有结合与运输__________和__________的功能。

7．网织红细胞与成熟红细胞在常规染色下不易区分。用__________体外活体染色，可见该细胞质内含有蓝色的细网或颗粒，电镜下为残留的__________。因此，网织红细胞还具有合成__________的能力。

8．血液中白细胞的数量，成人正常值为__________。根据白细胞的细胞质内有无特殊颗粒，将白细胞分为 2 类：即__________和__________。根据特殊颗粒的染色性，前者又可分为__________、__________和__________3 种，后者则有__________和__________2 种，都含有细小的嗜天青颗粒。

9．中性粒细胞占白细胞总数的__________，是白细胞中数量最多的一种。细胞呈球形，细胞核呈____________状或____________状，细胞质内的颗粒可分为____________和__________2 种。血涂片检查时，杆状核或 2 叶核的细胞数量增多，称为__________，4 ~ 5 叶核的细胞数量增多，称为__________。

10．嗜酸性粒细胞占白细胞总数的__________，细胞呈球形，细胞核常为__________，细胞质内充满粗大的__________，染成__________色。嗜酸性粒细胞具有抗过敏和抗寄生虫作用，在患过敏性疾病或寄生虫病时，血液中嗜酸性粒细胞__________。

11．__________数量最少，占白细胞总数的 0% ～ 1%，细胞呈球形，细胞核分叶或呈 S 形或不规则形，着色浅，细胞质中含大小不等、分布不均、染成__________色的嗜碱性颗粒，可覆盖在细胞核上。

12．单核细胞占白细胞总数的__________，是白细胞中体积最大的细胞，细胞呈圆形或椭圆形，细胞核呈____________形、____________形或不规则形，细胞质较多，呈弱嗜__________性，细胞质内含许多细小的__________颗粒，电镜下即为__________。

13．根据形态淋巴细胞分为大、中、小 3 型。大淋巴细胞直径__________，中淋巴细胞直径__________，小淋巴细胞直径__________。按淋巴细胞的发生来源、形态特点和免疫功能等不同，可将其分为__________、__________和__________3 类。

14．血小板是从骨髓中__________细胞脱落下来的细胞质小块，血小板呈__________，当受到机械或化学刺激时，则伸出突起，呈不规则形，血小板中央部有蓝紫色的__________，称为_________；周边部呈均质浅蓝色称为_________。血小板参与_________和_________。

15．T 细胞和 B 细胞分别是在__________和__________内分化、发育。

16．血细胞发生中，首先由胚胎时期卵黄囊壁的胚外中胚层形成__________，由此产生__________，并履行造血功能，产生血细胞。

17．血细胞的发生是一个连续发展的动态过程，其发育大致可分为 3 个阶段，即__________、__________和__________。

18．红、粒细胞系发生过程中形态变化的一般规律：细胞体由________逐渐变________；细胞核由__________逐渐变__________；细胞质由__________逐渐__________；细胞质的嗜碱性由_________逐渐变_________，至略嗜酸性；细胞分裂能力从________到________。

三、选择题

A 型题

1．抗凝血离心沉淀后，从上到下分层依次为
  A．血清、白细胞、红细胞
  B．血清、红细胞、白细胞
  C．血浆、白细胞和血小板、红细胞
  D．血浆、红细胞、白细胞和血小板
  E．血浆、红细胞和血小板、白细胞

2．在外周血涂片中，很少见到的白细胞是
  A．中性粒细胞
  B．嗜酸性粒细胞
  C．嗜碱性粒细胞
  D．淋巴细胞
  E．单核细胞

3．对于成熟红细胞特点的描述，哪一项错误
  A．呈双凹圆盘状
  B．无细胞核
  C．无任何细胞器
  D．细胞质内充满血红蛋白
  E．细胞内尚残留部分核糖体

4．成人男性血液中红细胞的正常值是
  A．(4.0 ～ 5.5) $\times 10^{12}$/L
  B．(3.5 ～ 5.0) $\times 10^{12}$/L
  C．(4.0 ～ 5.0) $\times 10^{9}$/L
  D．(3.5 ～ 5.5) $\times 10^{9}$/L
  E．(4.5 ～ 5.5) $\times 10^{9}$/L

5．红细胞的平均寿命是
  A．2 ～ 3 天
  B．10 ～ 15 天
  C．12 ～ 48 小时
  D．120 天左右
  E．半年到一年

6. 对于网织红细胞的描述，哪一项错误
   A. 是一种未完全成熟的红细胞
   B. 细胞质中残留部分核糖体
   C. 用 HE 染色，细胞质呈蓝色细网或颗粒状
   D. 在成人，网织红细胞占红细胞总数的 0.5% ~ 1.5%
   E. 网织红细胞的直径略大于成熟红细胞
7. 煌焦油蓝染色显示的网织红细胞内蓝色的细网或颗粒，电镜下是
   A. 残留的粗面内质网
   B. 残留的滑面内质网
   C. 残留的核糖体
   D. 残留的高尔基复合体
   E. 残留的线粒体
8. 关于白细胞的描述，哪一项错误
   A. 一般比红细胞大
   B. 细胞核圆形，染色质团块状
   C. 可做变形运动
   D. 数量可受生理和病理因素的影响
   E. 可分为有粒白细胞和无粒白细胞
9. 区分有粒白细胞与无粒白细胞的主要依据是
   A. 细胞大小不同
   B. 细胞有无吞噬功能
   C. 细胞核有无分叶
   D. 细胞质内有无特殊颗粒
   E. 细胞质内有无嗜天青颗粒
10. 有关中性粒细胞的描述，哪一项错误
   A. 是白细胞中最多的一种细胞
   B. 细胞核呈杆状或分叶状
   C. 细胞核的分叶数目与细胞年龄有关
   D. 细胞质内含大量的嗜天青颗粒
   E. 该细胞在吞噬细菌后形成脓细胞
11. 在患过敏性疾病或寄生虫病时，血液中哪一种白细胞数量明显增多
   A. 中性粒细胞
   B. 嗜碱性粒细胞
   C. 嗜酸性粒细胞
   D. 单核细胞
   E. 淋巴细胞
12. 对单核细胞的描述，哪一项错误
   A. 是体积最大的白细胞
   B. 细胞核呈杆状或分叶状
   C. 细胞质丰富，弱嗜碱性
   D. 细胞质内含许多细小的嗜天青颗粒
   E. 进入结缔组织后分化成巨噬细胞
13. 以下哪一项不是淋巴细胞的特点
   A. 占白细胞总数的 20% ~ 25%
   B. 根据形态可分为大、中、小 3 型
   C. 血液中小淋巴细胞数量最多
   D. 根据功能的不同，又分为 T 细胞、B 细胞和 NK 细胞等
   E. T 细胞、B 细胞分别参与机体的细胞免疫和体液免疫
14. 血液中数量最多的白细胞是
   A. 中性粒细胞
   B. 淋巴细胞
   C. 单核细胞
   D. 嗜酸性粒细胞
   E. 嗜碱性粒细胞
15. 外周血中，哪一项数值为血小板减少
   A. 低于 400×10^9/L
   B. 低于 300×10^9/L
   C. 低于 200×10^9/L
   D. 低于 100×10^9/L
   E. 低于 50×10^9/L
16. 寿命最长的血细胞是
   A. 红细胞
   B. 中性粒细胞
   C. 嗜碱性粒细胞
   D. 嗜酸性粒细胞
   E. 淋巴细胞

17．红细胞脱核发生在
A．原红细胞
B．早幼红细胞
C．中幼红细胞
D．晚幼红细胞
E．网织红细胞

18．对造血组织描述，哪一项错误
A．主要由网状（结缔）组织和造血细胞组成
B．网状细胞和网状纤维构成造血组织的网架
C．网孔中充满不同发育阶段的各种血细胞
D．网孔中充满大量的造血干细胞、巨噬细胞、脂肪细胞和间充质细胞
E．造血细胞赖以生长发育的环境称为造血诱导微环境

19．构成造血组织的网架是
A．网状细胞和网状纤维
B．网状细胞和胶原纤维
C．成纤维细胞和网状纤维
D．成纤维细胞和胶原纤维
E．网状纤维和胶原纤维

20．造血干细胞起源于
A．淋巴结
B．脾
C．红髓
D．胚肝
E．卵黄囊血岛

21．以下对血细胞发生形态变化一般规律的描述中，哪一项错误
A．细胞体由大变小，而巨核细胞则由小变大
B．细胞核由大变小，红细胞的核最后消失
C．细胞质的量由少逐渐增多，细胞质嗜碱性逐渐增强
D．细胞质内的特殊结构均由无到有，逐渐增多
E．细胞分裂能力从有到无

B 型题

备选答案：（第 22 ~ 25 题）
A．B 细胞
B．中性粒细胞
C．嗜酸性粒细胞
D．NK 细胞
E．单核细胞

22．具有自然杀伤能力的细胞是
23．属单核吞噬细胞系统的细胞是
24．在过敏性疾病或寄生虫病时，数量增多的细胞是
25．巨噬细胞的前体细胞是

备选答案（第 26 ~ 30 题）
A．单核细胞
B．中性粒细胞
C．血小板
D．嗜酸性粒细胞
E．嗜碱性粒细胞

26．参与止血和凝血的是
27．血液中数量最多的白细胞是
28．血液中数量最少的白细胞是
29．进入结缔组织，分化为巨噬细胞的细胞是
30．能够减弱过敏反应的细胞是

备选答案（第 31 ~ 35 题）
A．淋巴细胞
B．浆细胞
C．嗜碱性粒细胞
D．早幼红细胞
E．晚幼红细胞

31．最早能合成血红蛋白的细胞是
32．开始丧失细胞分裂能力的细胞是
33．寿命可达数年的血细胞是
34．与抗凝血有关的细胞是
35．能产生免疫球蛋白的细胞是

备选答案（第 36 ~ 40 题）

A．血岛
B．胸腺
C．骨髓
D．造血干细胞
E．造血祖细胞

36．最原始的造血细胞是
37．最原始的造血细胞来自
38．只能向某一血细胞系统增殖、分化
39．T 细胞分化、发育的场所
40．B 细胞分化、发育的场所

备选答案（第 41 ~ 40 题）

A．（3.5 ~ 5.5）$\times 10^{12}$/L
B．（4.0 ~ 10）$\times 10^{9}$/L
C．（100 ~ 300）$\times 10^{9}$/L
D．110 ~ 140g/ L
E．120 ~ 150g/L

41．正常成人血液中血小板的量为
42．正常成人外周血中红细胞的量大致为
43．正常成人周围血中白细胞的量大致为
44．正常成年女性 Hb 的含量为
45．正常成年男性 Hb 的含量为

X 型题

46．关于成熟红细胞特点的描述，下列哪些正确

A．呈双凹圆盘状
B．无细胞核
C．仅有少量的细胞器
D．红细胞膜上的糖蛋白决定个体的 ABO 血型
E．红细胞的平均寿命约 120 天

47．关于中性粒细胞形态结构的描述，下列哪些正确

A．细胞核呈杆状或分叶状
B．特殊颗粒内含碱性磷酸酶、吞噬素和溶菌酶
C．是血液中体积最大的细胞
D．嗜天青颗粒是溶酶体
E．特殊颗粒较小，呈淡红色

48．关于嗜酸性粒细胞的描述，下列哪些正确

A．特殊颗粒嗜酸性，呈橘红色
B．特殊颗粒也是一种溶酶体
C．特殊颗粒含有组胺
D．具有趋化性，可做变形运动，能吞噬抗原抗体复合物
E．释放组胺酶灭活组胺，减弱过敏反应

49．关于嗜碱性粒细胞的描述，下列哪些正确

A．是血液中数量最少的一种细胞
B．细胞呈球形
C．细胞核分叶且隐约可见
D．细胞质内充满大小不一、分布不均匀的蓝紫色颗粒
E．该细胞功能与肥大细胞不同

50．关于单核细胞的描述，下列哪些正确

A．细胞核形态多样，呈肾形、马蹄形或不规则形
B．细胞表面有皱褶和微绒毛
C．嗜天青颗粒具有溶酶体样结构
D．细胞质嗜酸性
E．穿出血管壁，可分化为巨噬细胞

51．关于淋巴细胞的描述，下列哪些正确

A．细胞圆或椭圆形，大小不等
B．小淋巴细胞直径为 9 ~ 12 μm
C．根据发生部位和功能可分为 T 细胞、B 细胞和 NK 细胞
D．参与细胞免疫和体液免疫
E．细胞质内含有大量的游离核糖体

52．关于血小板的形态结构，下列哪些正确

A．双凹扁盘状，活动时形态变化
B．颗粒区含有特殊颗粒和嗜天青

颗粒

C．透明区含有环形微管和微丝

D．细胞质内有开放小管与外界相通

E．细胞质内有致密小管与外界不相通

53．各类白细胞占白细胞总数的正常值，正确的是

A．淋巴细胞为 25% ～ 30%

B．中性粒细胞为 50% ～ 70%

C．单核细胞为 0% ～ 1%

D．嗜酸性粒细胞为 0.5% ～ 3%

E．嗜碱性粒细胞为 3% ～ 8%

54．造血干细胞的基本特点是

A．很强的增殖潜能

B．多向分化能力

C．自我更新能力

D．细胞核相对较小

E．形态似小淋巴细胞

55．下列哪些细胞内含有嗜天青颗粒

A．淋巴细胞

B．中性粒细胞

C．单核细胞

D．嗜碱性粒细胞

E．嗜酸性粒细胞

56．构成骨髓造血诱导微环境的成分有

A．骨髓的神经成分

B．微血管系统

C．网状纤维

D．基质

E．各种基质细胞

57．红细胞发生过程中的形态变化规律包括

A．细胞体由大到小

B．细胞核由大到小，最后消失

C．细胞质由少到多，血红蛋白由无到有，逐渐增多

D．其他细胞器也逐渐增多

E．细胞分裂能力从有到无

58．粒细胞发生过程的形态变化规律包括

A．细胞体由大到小

B．细胞核由大到小由圆变成杆状乃至分叶

C．细胞质着色由浅红到天蓝

D．特殊颗粒从无到有，逐渐增多

E．细胞分裂能力从有到无

四、问答题

1．试述红细胞的形态结构特点、功能和正常值。

2．试述中性粒细胞的形态结构特点。

3．试述红、粒细胞系发生过程中形态变化的一般规律。

参考答案及难题解析

一、名词解释

1．plasma（definition，constitute and characteristic of structure）

答：血浆。血液由血细胞和血浆组成。血浆相当于结缔组织的细胞外基质，约占血液容积的 55%。血浆中 90% 为水，其余为血浆蛋白（白蛋白、球蛋白、纤维蛋白原）、脂蛋白、维生素、无机盐和各种代谢产物等。抗凝血离心沉淀或静置后，最上层淡黄色为血浆。

2．reticulocyte（definition，characteristic of structure and numerical value）

答：网织红细胞。是未完全成熟的红细胞，直径略大于成熟红细胞。用煌焦油蓝做体外活体染色，可见网织红细胞的细胞质内残留的核糖体染成蓝色的细网或颗粒。在成人网织红细胞占红细胞总数的 0.5% ～ 1.5%，新生儿较多，可达 3% ～ 6%。

3．neutrophilic granulocyte（definition，characteristic of structure and normal value）

答：中性粒细胞。是一种有粒白细胞，占白细胞总数的 50% ～ 70%，是白细胞中数量最多的一种。细胞呈球形，细胞核呈杆状或分叶状，以 2 ～ 3 叶核者居多。细胞质中充满细小、均匀的淡红色和浅紫色颗粒。临床血涂片检查时，如果杆状核或 2 叶核的细胞数量增多，称为核左移，提示机体有严重细菌感染；反之，4 ～ 5 叶核的细胞数量增多，则称为核右移，表明骨髓造血功能障碍。中性粒细胞具有活跃的变形运动和吞噬异物的能力。

4．monocyte（definition，characteristic of structure and normal value）

答：单核细胞。是一种无粒白细胞，占白细胞总数的 3% ～ 8%，是白细胞中体积最大、数量较少的细胞。细胞呈圆形或椭圆形，细胞核为肾形、马蹄形或不规则形，着色较浅。细胞质丰富，染成淡灰蓝色，内含有过氧化物酶、酸性磷酸酶和溶菌酶等，具有吞噬功能。单核细胞进入不同的组织，分化为不同种类的具有吞噬功能的细胞。

5．blood platelet（derived，structure and function）

答：血小板。是骨髓中巨核细胞脱落下来的小块细胞质，体积较小，呈双凸扁盘状，当受到机械或化学刺激时，则伸出突起，呈不规则形。在血涂片上，血小板常聚集成群。血小板中央部有蓝紫色的颗粒，称为颗粒区；周边部呈均质浅蓝色，称为透明区。血小板参与止血和凝血过程。

6．hemopoietic stem cell（definition，morphological structure and characteristic）

答：造血干细胞。是生成各种血细胞的原始细胞，又称为多能干细胞。造血干细胞的形态类似小淋巴细胞，即细胞体积小，细胞核相对较大，细胞质富含核糖体。有很强的增殖潜能，有多向分化能力，有自我复制能力。

二、填空题

1．血细胞，血浆

2．血浆，红细胞，白细胞，血小板

3．纤维蛋白原，纤维蛋白，血清

4．比例，血红蛋白含量

5．双凹圆盘状，较薄，较厚，较浅，较深

6．细胞核，细胞器，血红蛋白，120 ～ 150 g/L，110 ～ 140 g/L，O_2，CO_2

7．煌焦油蓝，核糖体，血红蛋白

8．（4.0 ～ 10）$\times 10^9$/L，有粒白细胞，无粒白细胞，中性粒细胞，嗜碱性粒细胞，嗜酸性粒细胞，单核细胞，淋巴细胞

9．50% ～ 70%，杆，分叶，嗜天青颗粒，特殊颗粒，核左移，核右移

10．0.5% ～ 3%，2 叶，嗜酸性颗粒，橘红，增多

11．嗜碱性粒细胞，蓝紫

12．3% ～ 8%，肾，马蹄，碱，嗜天青，溶酶体

13．13 ～ 20 μm，9 ～ 12 μm，6 ～ 8 μm，T 细胞，B 细胞，NK 细胞

14．巨核，双凸扁盘状，颗粒，颗粒区，透明区，止血，凝血

15．胸腺，骨髓

16．血岛，造血干细胞

17．原始阶段，幼稚阶段，成熟阶段

18．大，小，大，小，少，多，强，弱，有，无

三、选择题

A 型题

1．C　抗凝血离心沉淀或静置后，血液可分出 3 层：上层为淡黄色的血浆，下层为红细胞，中间灰白色的薄层为白细胞和血小板。

2．C　嗜碱性粒细胞是白细胞中最少的一种，为白细胞总数的 0% ~ 1%。

3．E　红细胞呈双凹圆盘状、无细胞核、无任何细胞器，所以，细胞内不会残留有部分核糖体。细胞质内充满血红蛋白，使红细胞呈现颜色。

4．A　成人男性血液中红细胞的正常值是（4.0 ~ 5.5）$\times 10^{12}$/L。

5．D　成熟红细胞的平均寿命约 120 天。

6．C　网织红细胞是一种未完全成熟的红细胞，直径略大于红细胞，细胞质中尚残留部分核糖体，在成人，占红细胞总数的 0.5% ~ 1.5%，但只有用煌焦油蓝染色，细胞质中才可见染成蓝色的细网或颗粒，用 HE 染色则不能。

7．C　煌焦油蓝染色显示的网织红细胞内蓝色的细网或颗粒，电镜下是与产生血红蛋白有关的核糖体。

8．B　白细胞的核呈多样性，有粒白细胞的胞核呈杆状或分叶状，无粒白细胞的胞核也是多样的，呈卵圆形、肾形、马蹄形或不规则形等。

9．D　白细胞是根据细胞质内有无特殊颗粒分为有粒白细胞与无粒白细胞的。

10．D　中性粒细胞的嗜天青颗粒较少，约占颗粒总数的 20%。

11．C　嗜酸性粒细胞能吞噬抗原抗体复合物，释放组胺酶灭活组胺，从而减弱过敏反应；还能借助抗体与某些寄生虫表面结合，释放颗粒内物质，杀灭寄生虫。因此，嗜酸性粒细胞具有抗过敏与抗寄生虫作用。在过敏性疾病或寄生虫病时，血液中嗜酸性粒细胞增多。

12．B　单核细胞的细胞核呈肾形、马蹄形或扭曲折叠成不规则形，而不是杆状或分叶状。

13．A　淋巴细胞占白细胞总数的 25% ~ 30%，不是 20% ~ 25%。

14．A　中性粒细胞是白细胞中最多的一种，占白细胞总数的 50% ~ 70%。

15．D　外周血中，血小板数一般低于 100×10^9/L 为血小板减少，低于 50×10^9/L 有出血的危险。

16．E　红细胞寿命约 120 天，中性粒细胞在血液中循环 6 ~ 7 小时，在组织中存活 2 ~ 3 天，嗜酸性粒细胞在血液中仅停留 6 ~ 8 小时，在组织中存活 8 ~ 12 天，嗜碱性粒细胞在组织中存活 10 ~ 15 天，淋巴细胞种类繁多，它们的寿命长短不一，短的仅一周左右，长的可达数年，甚至终身。

17．D　红细胞脱核发生在晚幼红细胞，晚幼红细胞脱去细胞核成为网织红细胞，最终成为成熟红细胞。

18．D　造血组织主要由网状（结缔）组织和造血细胞组成。网状细胞和网状纤维构成

造血组织的网架，网孔中充满不同发育阶段的各种血细胞，以及少量而不是大量的造血干细胞、巨噬细胞、脂肪细胞和间充质细胞等。

19．A　造血组织主要由网状（结缔）组织和造血细胞组成。网状细胞和网状纤维构成造血组织的网架。

20．E　造血干细胞起源于人胚（受精后第 2 周末）的卵黄囊血岛；当胚体建立血液循环后，造血干细胞经血流迁入胚肝。第 3 ~ 6 个月的胎儿肝是主要的造血器官，含造血干细胞较多。出生后，造血干细胞主要存在于红骨髓，其次是脾和淋巴结。

21．C　血细胞发生过程中形态变化的一般规律中，细胞质的量由少逐渐增多，细胞质的嗜碱性逐渐变弱，而不是逐渐增强。

B 型题

22．D　NK 细胞产生于骨髓，含丰富溶酶体，能非特异杀伤某些肿瘤细胞和病毒感染细胞。

23．E　单核吞噬细胞系统包括单核细胞、疏松结缔组织和淋巴组织中的巨噬细胞、骨组织中的破骨细胞、肝巨噬细胞、肺巨噬细胞等。

24．C　嗜酸性粒细胞能释放组胺酶灭活组胺，从而减弱过敏反应，具有抗过敏和抗寄生虫的作用，在过敏性疾病或寄生虫病时，血液中嗜酸性粒细胞增多。

25．E　巨噬细胞是血液内的单核细胞穿出血管后分化而成的。

26．C　血小板参与止血和凝血过程。

27．B　中性粒细胞占白细胞总数的 50% ~ 70%，是白细胞中数量最多的一种。

28．E　嗜碱性粒细胞占白细胞总数的 0% ~ 1%，是白细胞中数量最少的一种。

29．A　血液内的单核细胞穿出血管后即分化为具有吞噬功能的巨噬细胞。

30．D　嗜酸性粒细胞能释放组胺酶灭活组胺，从而减弱过敏反应。

31．D　在血细胞发生过程中，红细胞中细胞质内的血红蛋白从无到有，在早幼红细胞时开始合成血红蛋白。

32．E　在血细胞发生过程中，细胞分裂能力从有到无，在晚幼红细胞时丧失分裂能力。

33．A　淋巴细胞种类繁多，它们的寿命长短不一，短的仅一周左右，长的可达数年，甚至终身。

34．C　嗜碱性粒细胞具有与肥大细胞相似的功能，其释放的肝素具有抗凝血作用。

35．B　浆细胞能合成分泌免疫球蛋白，即抗体，参与体液免疫。

36．D　造血干细胞是生成各种血细胞的原始细胞，又称为多能干细胞。

37．A　造血干细胞起源于人胚卵黄囊壁的血岛。

38．E　造血祖细胞是由造血干细胞分化而来，只能向一个或几个血细胞系定向增殖分化，故也称为定向干细胞。

39．B　T 细胞，即胸腺依赖淋巴细胞，产生于胸腺。

40．C　B 细胞，即骨髓依赖淋巴细胞，产生于骨髓。

41．C　成人血液中血小板的正常值是（100 ~ 300）$\times 10^9$/L。

42．A　成年男性外周血中红细胞的正常值是（4.0 ~ 5.5）$\times 10^{12}$/L，成年女性外周血中红细胞的正常值是（3.5 ~ 5.0）$\times 10^{12}$/L。

43．B　成人周围血中白细胞的正常值是（4.0 ~ 10）$\times 10^9$/L。

44．D　正常成年女性血液中血红蛋白含量为 110 ~ 140 g/ L。

45．E　正常成年男性血液中血红蛋白含量为 120 ～ 150 g/ L。

X 型题

46．ABDE　成熟红细胞不仅无细胞核，也无任何细胞器。

47．ABDE　单核细胞是血液中体积最大的细胞。

48．ABDE　嗜酸性颗粒是一种特殊的溶酶体，除含一般溶酶体酶外，还含有组胺酶等（不是含组胺）。

49．ABCD　嗜碱性粒细胞具有与肥大细胞相似的功能，其释放的组胺和白三烯，参与机体的过敏反应。

50．ABCE　单核细胞的细胞质呈弱嗜碱性（不是嗜酸性）。

51．ACDE　小淋巴细胞直径为 6 ～ 8 μm，中淋巴细胞直径为 9 ～ 12 μm。

52．CDE　血小板呈双凸扁盘状，颗粒区有特殊颗粒、致密颗粒和少量溶酶体。

53．ABD　单核细胞占 3% ～ 8%，嗜碱性粒细胞占 0% ～ 1%。

54．ABCE　造血干细胞形态似小淋巴细胞，细胞核相对较大。

55．ABC　嗜酸性颗粒是一种特殊的溶酶体，除含一般溶酶体酶外，还含有组胺酶等。嗜碱性颗粒属于分泌颗粒，内含肝素、组胺和嗜酸性粒细胞趋化因子等。

56．ABCDE　造血诱导微环境是造血细胞赖以生长发育的微环境，包括骨髓的神经成分、微血管系统和结缔组织。

57．ABCE　细胞质由少到多，血红蛋白由无到有，逐渐增多，其他细胞器也逐渐减少（不是增多）。

58．ABDE　细胞质着色由天蓝到浅红。

四、问答题

1．试述红细胞的形态结构特点、功能和正常值。

答：形态结构特点：在扫描电镜下观察，红细胞形态呈双凹圆盘状，直径 7 ～ 8 μm，中央较薄，周缘较厚。这种形态可使其具有较大的表面积，有利于细胞内外气体的迅速交换。成熟的红细胞，无细胞核、无任何细胞器。细胞质内充满血红蛋白，使红细胞呈现颜色。功能：血红蛋白具有结合与运输 O_2 和 CO_2 的功能，所以红细胞能供给全身组织和细胞所需的 O_2，并带走组织产生的部分 CO_2。正常值：正常成人血液中，红细胞含量，女性为（3.5 ～ 5.0）$\times 10^{12}$/L，男性为（4.0 ～ 5.5）$\times 10^{12}$/L；每升血液中血红蛋白含量女性为 110 ～ 140 g，男性为 120 ～ 150 g。

2．试述中性粒细胞的形态结构特点。

答：中性粒细胞占白细胞总数的 50% ～ 70%，是白细胞中数量最多的一种。细胞呈球形，直径 10 ～ 12μm。细胞核呈杆状或分叶状，分叶核一般为 2 ～ 5 叶，叶间有细丝相连，正常人以 2 ～ 3 叶者居多。中性粒细胞的细胞质染成浅红色，含有许多细小的浅紫色及浅红色颗粒。颗粒分为两种：①嗜天青颗粒：数量少，约占颗粒总数的 20%，电镜下，颗粒较大，呈圆形或椭圆形，直径 0.6 ～ 0.7 μm，电子密度较高，它是一种溶酶体，含有髓过氧化物酶和酸性磷酸酶等，能消化分解吞噬的异物；②特殊颗粒：数量多，约占颗粒总数的 80%，电镜下，颗粒较小，呈哑铃形或椭圆形，内含碱性磷酸酶、吞噬素、溶菌酶等。吞噬素具有杀菌作用，溶菌酶能溶解细菌表面的糖蛋白。

3．试述红、粒细胞系发生过程中形态变化的一般规律。

答：(1) 细胞体：由大逐渐变小。

(2) 细胞核：由大逐渐变小；红细胞的细胞核最后消失，粒细胞的细胞核由圆形逐渐变成杆状乃至分叶；细胞核染色质由细疏逐渐变得粗密；核仁由明显渐至消失。

(3) 细胞质：由少逐渐增多；嗜碱性由强逐渐变弱，特殊结构如红细胞的血红蛋白、粒细胞的特殊颗粒均由无逐渐到有、到多。

(4) 细胞分裂能力：从有到无，但淋巴细胞仍保持很强的潜在分裂能力。

（张雪梅）

第七章 肌 组 织

一、名词解释

1. myofibril（definition characteristic of structure）
2. sarcoplasmic reticulum（definition characteristic of structure）
3. intercalated disc（definition characteristic of structure）
4. triad（definition characteristic of structure）
5. sarcomere（definition characteristic of structure）

二、填空题

1. 在骨骼肌纤维中，相邻两条 Z 线之间的一段__________称为肌节。每个肌节包括__________，__________和__________。它是肌原纤维结构和功能的__________。

2. 粗肌丝位于__________，中央固定于__________，两端__________，细肌丝一端固定于__________，另一端平行插入粗肌丝之间，达__________外缘，末端游离。

3. 粗肌丝是由__________分子组成，而细肌丝是由 3 种蛋白质分子组成，即__________、__________和__________。

4. 横纹肌纤维中的横小管又称为__________，是由__________向肌浆内凹陷而成的小管，与肌膜表面__________。哺乳动物骨骼肌的横小管位于肌原纤维的__________与__________的交界处；心肌纤维的横小管位于__________水平。

5. 肌质网（肌浆网）即肌纤维内__________，位于相邻横小管之间，环绕在肌原纤维周围，又称为__________。功能是__________。

6. 骨骼肌横小管两侧的肌质网呈环行扁囊称为__________。每条横小管与其两侧的__________共同构成__________。

7. 当肌纤维收缩时，粗肌丝与细肌丝的长度__________，而是细肌丝在粗肌丝之间向__________方向滑动，导致 H 带和 I 带变__________，A 带宽度__________，两 Z 线靠近，__________缩短，即肌纤维收缩。

8. 光镜下，心肌纤维呈__________状，相互__________。核呈__________形，1 ~ 2 个，位于__________。心肌纤维之间的结缔组织中__________丰富。

9. 心肌纤维之间的相连结构称为__________，在 HE 染色标本中呈__________或__________，在电镜下由相邻心肌纤维的突起__________而成。在横向连接部分有__________和__________；在纵向连接部分有__________。

10. 电镜下，平滑肌纤维的肌质内分布着粗、细两种肌丝。细肌丝一端固定于__________或__________，另一端__________；粗肌丝均匀分布在__________之间。若干粗、细肌丝聚集成__________或__________。

三、选择题

A 型题

1．肌节是由
A．I 带 +A 带组成
B．1/2 A 带 +I 带 +1/2 A 带组成
C．A 带 +A 带组成
D．1/2 I 带 +A 带组成
E．1/2 I 带 +A 带 +1/2 I 带组成

2．以下对肌原纤维的描述哪一项错误
A．沿肌纤维长轴纵行排列
B．表面有单位膜包绕
C．有肌质网包绕
D．由肌丝组成
E．有明暗相间的横纹

3．横纹肌纤维内的终池由
A．肌膜内陷形成
B．粗面内质网形成
C．滑面内质网形成
D．高尔基复合体形成
E．滑面内质网和高尔基复合体形成

4．骨骼肌纤维三联体的结构是
A．由一条横小管与其两侧终池构成
B．由两条横小管及其中间终池构成
C．由两条纵小管及其中间终池构成
D．由一条横小管和一个终池构成
E．由两条纵小管和一条横小管构成

5．关于骨骼肌纤维的描述，哪一项错误
A．形成横纹的结构基础是肌原纤维的明、暗带
B．肌浆网即是肌纤维内特化的滑面内质网
C．肌纤维内贮存 Ca^{2+} 的部位是肌质网
D．横小管是肌膜向肌质内凹陷形成
E．肌质网即是肌纤维内特化的粗面内质网

6．骨骼肌纤维收缩时，其肌节的变化是
A．仅 I 带缩短
B．仅 A 带缩短
C．I 带、A 带均缩短
D．仅 H 带缩短
E．I 带、H 带均缩短

7．构成粗肌丝的蛋白质分子是
A．肌球蛋白
B．肌动蛋白
C．原肌球蛋白
D．肌原蛋白
E．肌红蛋白

8．骨骼肌纤维收缩时，与肌球蛋白分子头结合的是
A．原肌球蛋白
B．肌动蛋白
C．ATP
D．肌钙蛋白
E．肌红蛋白

9．对心肌纤维超微结构的描述，哪一项错误
A．肌原纤维不如骨骼肌的明显
B．横小管位于暗带和明带交界处
C．肌质网不如骨骼肌的发达
D．心肌纤维连接处形成闰盘
E．心肌纤维含有粗、细肌丝

10．心肌细胞内的钙离子主要储存于
A．肌质网
B．肌质
C．线粒体
D．肌红蛋白
E．心肌细胞外

11．心肌闰盘处有
A．中间连接、桥粒、紧密连接
B．中间连接、桥粒、缝隙连接
C．紧密连接、桥粒、缝隙连接
D．连接复合体、缝隙连接
E．连接复合体、桥粒、紧密连接

12．心肌纤维能成为一个同步舒缩的功能整体，主要依赖于
A．横小管

B．肌浆网
C．缝隙连接
D．紧密连接
E．中间连接

13．关于心肌纤维的描述，哪一项错误
A．粗、细肌丝主要形成肌丝束
B．具有二联体
C．有横纹
D．肌纤维分支吻合成网
E．有多个核位于肌膜下

14．平滑肌纤维中的中间丝起
A．收缩作用
B．连接作用
C．滑动作用
D．保护作用
E．骨架作用

15．以下关于平滑肌超微结构的描述中，哪一项错误
A．含有粗、细肌丝
B．不形成肌节和横纹
C．有终池
D．细胞核两端肌质丰富
E．细胞之间有缝隙连接

16．下述平滑肌的结构中，哪一项相当于横纹肌的横小管
A．密体
B．密斑
C．肌膜内陷形成的圆形小凹
D．中间丝
E．肌质网

17．骨骼肌收缩的结构基础是
A．肌浆网
B．肌节
C．横小管
D．线粒体
E．粗面内质网

18．组成细肌丝的蛋白质是
A．肌动蛋白、肌原蛋白和肌球蛋白
B．肌动蛋白、肌原蛋白和肌红蛋白
C．肌动蛋白、原肌球蛋白和肌钙蛋白
D．肌动蛋白、肌球蛋白和肌钙蛋白
E．肌球蛋白、肌红蛋白和原肌球蛋白

19．肌原纤维中只有粗肌丝的部位是
A．I 带
B．H 带
C．A 带
D．H 带和 A 带
E．I 带和 A 带

20．关于肌浆网的描述，哪一项错误
A．是特化的滑面内质网
B．膜上有钙泵
C．位于肌原纤维内
D．两端为终池
E．位于横小管之间

B 型题

备选答案（第 21 ～ 25 题）
A．肌膜
B．粗面内质网
C．肌原纤维
D．细胞连接结构
E．滑面内质网

21．向肌浆内凹陷形成横小管的是
22．肌纤维内的肌质网即
23．闰盘为
24．两端膨大形成终池的是
25．肌丝构成

备选答案（第 26 ～ 30 题）
A．肌球蛋白
B．肌红蛋白
C．肌钙蛋白的 TnC 亚单位
D．肌动蛋白
E．原肌球蛋白

26．能与 Ca^{2+} 结合

27．组成粗肌丝
28．构成细肌丝主体
29．肌纤维舒张时，掩盖肌动蛋白位点
30．为肌浆内的一种包含物

备选答案（第 31 ～ 35 题）
A．可调节肌质内 Ca^{2+} 浓度
B．纵小管
C．缝隙连接
D．横小管
E．ATP 酶
31．肌质网膜上的钙泵是一种
32．相邻平滑肌纤维之间有
33．心肌纤维连接处有
34．肌质网
35．位于心肌纤维的 Z 线水平

备选答案（第 36 ～ 40 题）
A．中间丝、密斑、密体
B．三联体
C．收缩单位
D．密斑、密体
E．二联体
36．位于骨骼肌纤维内
37．平滑肌纤维内的粗、细肌丝形成
38．心肌纤维内传递心肌兴奋和调节钙离子浓度的结构是
39．构成平滑肌的骨架
40．平滑肌纤维内的细肌丝附着于

X 型题

41．骨骼肌纤维细胞核的特点是
A．一个细胞核，位于细胞中央
B．多个细胞核，位于细胞中央
C．一个细胞核，位于肌膜下
D．呈椭圆形，多个，甚至上百个细胞核，位于肌膜下
E．呈长梭形，多个，甚至上百个细胞核，位于肌膜下
42．肌节的特点是
A．相邻两条 Z 线间的一段肌原纤维
B．相邻两条 Z 线间的一段肌纤维
C．相邻两条 M 线间的一段肌纤维
D．肌纤维结构和功能的基本单位
E．相邻两条 M 线间的一段肌原纤维
43．骨骼肌纤维的横小管
A．由滑面内质网形成
B．与肌膜表面垂直
C．由高尔基复合体形成
D．由肌质网形成
E．由肌膜向肌质内凹陷形成
44．骨骼肌纤维收缩的特点是
A．肌膜的兴奋经横小管传至终池
B．肌质网释放 Ca^{2+} 至肌浆
C．肌钙蛋白 TnC 与 Ca^{2+} 结合发生构型变化
D．肌动蛋白与肌球蛋白的横桥接触
E．细肌丝把粗肌丝拉向 Z 线
45．肌卫星细胞
A．是一种扁平有突起的细胞
B．有支持和营养肌细胞的作用
C．肌纤维受伤后可增殖分化
D．参与肌纤维的修复
E．附着在肌纤维表面
46．在心肌闰盘的横向连接面上有
A．紧密连接
B．中间连接
C．桥粒
D．缝隙连接
E．半桥粒

四、问答题

1．试述骨骼肌纤维的超微结构。

2．试比较骨骼肌、心肌、平滑肌结构的异同点。
3．简述骨骼肌纤维的收缩原理。

参考答案及难题解析

一、名词解释

1．myofibril（definition characteristic of structure）

答：肌原纤维。光镜下，可见骨骼肌纤维肌浆内含有大量细丝状结构，与肌纤维长轴平行排列，即肌原纤维。电镜下可见肌原纤维是由许多粗、细肌丝有规律地平行排列而成，每条肌原纤维上有明暗相间的横纹。

2．sarcoplasmic reticulum（definition characteristic of structure）

答：肌质网。是肌纤维内特化的滑面内质网，位于横小管之间，又称为纵小管或 L 小管。肌质网沿肌纤维长轴纵行排列并包绕每条肌原纤维。小管两侧的肌质网扩大呈扁囊状，称为终池，每条横小管与其两侧的终池组成三联体。肌浆网膜上有钙泵蛋白，可调节肌浆中钙离子的浓度。

3．intercalated disc（definition characteristic of structure）

答：闰盘。即心肌纤维的连接结构。光镜下，在 HE 染色标本中呈横行或阶梯状粗线。电镜下，闰盘位于 Z 线水平，由相邻心肌纤维的突起嵌合而成，在横向连接部分有中间连接和桥粒；在纵向连接部分有缝隙连接，便于细胞间信息传导，保证心肌纤维同步收缩。

4．triad（definition characteristic of structure）

答：三联体。在人和哺乳动物的骨骼肌，三联体位于肌原纤维的 I 带与 A 带交界处，肌膜向肌质内凹陷形成横小管，它与肌原纤维长轴垂直。肌纤维内特化的滑面内质网，即肌质网，在相邻横小管之间呈相互吻合的纵行小管网环绕肌原纤维。在横小管两侧，肌浆网呈环行扁囊称为终池。每条横小管与其两侧的终池共同组成三联体。

5．sarcomere（definition characteristic of structure）

答：肌节。在骨骼肌纤维中，相邻两条 Z 线之间的一段肌原纤维称为肌节。每个肌节由 1/2 I 带 + A 带 +1/2 I 带所组成。它是骨骼肌结构和功能的基本单位。

二、填空题

1．肌原纤维，1/2 I 带，A 带，1/2 I 带，基本结构单位
2．暗带，M 线，游离，Z 线，H 带
3．肌球蛋白，肌动蛋白，原肌球蛋白，肌钙蛋白
4．T 小管，肌膜，垂直，A 带，I 带，Z 线
5．特化的滑面内质网，纵小管，调节肌浆内 Ca^{2+}浓度
6．终池，终池，三联体
7．不变，M 线，窄，不变，肌节
8．分支短柱，连接成网，卵圆，中央，毛细血管
9．闰盘，横行，阶梯状粗线，相互嵌合，中间连接，桥粒，缝隙连接
10．密体，密斑，游离，细肌丝，肌丝单位，收缩单位

三、选择题

A 型题

1．E 每一个肌节包括 1/2 明带＋ 1 个暗带＋ 1/2 明带，明带即 I 带，暗带即 A 带，所以肌节是由：1/2 I 带＋ A 带＋ 1/2 I 带组成。

2．B 表面没有单位膜，由粗、细肌丝构成。

3．C 横纹肌纤维内的肌质网（滑面内质网）在横小管两侧膨大形成终池。

4．A 三联体是由一条横小管与其两侧终池构成。

5．E 肌质网是由肌纤维内的滑面内质网特化而成，而不是特化的粗面内质网。

6．E 当肌纤维收缩时，粗肌丝与细肌丝的长度不变，而是细肌丝在粗肌丝之间向 M 线方向滑动。由于细肌丝滑入 A 带内，导致 H 带和 I 带均变窄，A 带宽度不变。

7．A 粗肌丝主要是由肌球蛋白分子组成。

8．B 钙离子与 TnC 结合，引起原肌球蛋白分子构型变化，使肌动蛋白单体上的活性位点暴露出来并迅速与肌球蛋白分子的头相接触。

9．B 横小管较粗，位于 Z 线水平。

10．A 肌质网膜上有钙泵蛋白，可调节肌质中钙离子的浓度。

11．B 闰盘是心肌纤维之间的连接结构，由相邻心肌纤维的肌膜相互嵌合而成，在横向连接部分有中间连接和桥粒，在纵向连接部分有缝隙连接。

12．C 因为细胞间缝隙连接的细胞间隙很窄，仅 2 nm，且有小管相通，便于化学信息和电冲动迅速传递到每一个心肌细胞，使心肌纤维同步舒缩成为一功能整体。

13．E 心肌纤维一般只有一个核，呈卵圆形，位于细胞中央，少数为双核。

14．E 平滑肌纤维内分布着大量中间丝，附于密斑与密体之间，构成平滑肌纤维的骨架。

15．C 平滑肌纤维肌质网不发达。呈稀疏的小管状。没有形成终池。

16．C 平滑肌纤维的肌膜向肌质内凹陷形成数量众多的小凹，相当于横纹肌的横小管。

17．B 骨骼肌纤维收缩的结构基础是肌节。据肌丝滑动原理，目前认为肌原纤维收缩是细肌丝向粗肌丝之间滑动的结果。

18．C 细肌丝由肌动蛋白、原肌球蛋白和肌钙蛋白组成。

19．B 粗肌丝位于 A 带，中央固定于 M 线，两端游离；细肌丝一端固定于 Z 线，另一端伸至粗肌丝之间至 H 带外缘，致使 H 带中只有粗肌丝，无细肌丝。

20．C 肌质网沿肌纤维长轴纵行排列并包绕每条肌原纤维。

B 型题

21．A 横小管是肌膜向肌质内凹陷形成的管状结构。

22．E 肌质网是肌纤维内特化的滑面内质网。

23．D 闰盘位于心肌纤维连接处。

24．E 横小管两侧肌质网即滑面内质网呈环形扁囊，成为终池。

25．C 肌原纤维是由粗细两种肌丝组成的。

26．C 肌钙蛋白的 Tnc 能与 Ca^{2+} 结合

27．A 粗肌丝是由肌球蛋白分子组成的。

28．D 肌动蛋白形成的双股螺旋链构成细肌丝主体。

29．E 当原肌球蛋白掩盖肌动蛋白单体上与肌球蛋白头部相结合的位点时，肌纤维处于非收缩状态。

30．B 肌质内含有与氧结合的肌红蛋白。

31．E 肌质网上的钙泵上有 ATP 酶，可以逆浓度差把肌质中钙离子泵入肌质网内。

32．C 平滑肌纤维间主要以缝隙链接相结合。

33．C 心肌连接处有闰盘，闰盘的纵向连接部位有缝隙连接。

34．A 肌质网的膜上有丰富的钙泵和钙通道，可调节肌质内 Ca^{2+} 浓度。

35．D 心肌纤维内横小管位于 Z 线水平。

36．B 骨骼肌纤维内有三联体，心肌纤维多见二联体。

37．C 平滑肌纤维内，若干条粗肌丝和细肌丝聚集形成肌丝单位，又称为收缩单位。

38．E 题解参考第 36 题。

39．A 平滑肌纤维内没有肌原纤维，但细胞骨架主要由密斑、密体和中间丝构成。

40．D 细肌丝一端固定于密斑或密体上，另一端游离。

X 型题

41．D 骨骼肌纤维内含有几十个甚至几百个细胞核，细胞呈长椭圆形，位于肌膜下方。

42．AD 相邻两条 Z 线之间的一段肌原纤维称为肌节，而不是一段肌纤维，肌节是肌纤维结构和功能的基本单位。

43．BE 横小管是肌膜向肌浆凹陷而成的小管，与肌膜表面垂直，又称为 T 小管。

44．ABCD 骨骼肌纤维收缩过程中，肌球蛋白分子头上的 ATP 酶被激活，分解 ATP 释放能量，使肌球蛋白的头向 M 线方向摆动，将细肌丝拉向 M 线；细肌丝沿粗肌丝向 A 带内滑入，肌节缩短。

45．ACDE 在骨骼肌纤维与基膜之间有一种扁平有突起的细胞，称为肌卫星细胞，当肌纤维受损伤时，此种细胞可分化形成肌纤维。

46．BC 闰盘呈阶梯形，相邻细胞膜间的纵向接触面上有缝隙连接，横向连接面上有中间连接和桥粒。

四、问答题

1．试述骨骼肌纤维的超微结构。

答：包括肌原纤维、横小管和肌浆网。

（1）肌原纤维是骨骼肌纤维中的细丝状结构，是肌纤维收缩的结构基础，沿肌纤维长轴平行排列，由粗、细两种肌丝规律性排列而成，并形成明暗相间的周期性横纹。粗肌丝位于 A 带，中央固定于 M 线，两端游离；细肌丝一端固定于 Z 线，另一端伸至粗肌丝之间。粗肌丝由肌球蛋白分子有序排列组成。细肌丝由肌动蛋白、原肌球蛋白和肌钙蛋白组成。

（2）横小管是肌膜向肌质内凹陷而成，它垂直于肌膜表面。人和哺乳动物骨骼肌横小管位于 I 带与 A 带交界处，同一水平的横小管相互吻合环绕在每条肌原纤维周围。其功能是将肌膜的电兴奋快速同步地传至每个肌节。

（3）肌质网是肌纤维内特化的滑面内质网，位于相邻横小管之间，环绕在肌原纤维周围，又称为纵小管，横小管两侧的肌质网扩大成环行扁囊，称为终池。每条横小管与其两侧的终池组成三联体，其位于明、暗带交界处。

2．试比较骨骼肌、心肌和平滑肌结构的异同点。

答：(1) 相同点：① 3 种肌纤维肌浆内均含肌丝；②均有舒缩功能。

(2) 不同点：如下表所示：

	骨骼肌	心肌	平滑肌
分布	附着于骨骼	心壁及其相连的大血管近段的管壁	血管壁、内脏器官
收缩特点	随意，收缩快而有力	不随意，有一定节律性	不随意，缓慢
形态	长圆柱形	柱状有分支，吻合成网	长梭形
细胞核	椭圆，多个，位于肌膜下	卵圆，1 ～ 2 个，居中	椭圆或杆状，一个，居中
肌丝排列	规律，形成明显的肌原纤维	形成肌丝束	粗、细肌丝形成肌丝单位
横纹	明显	有，不及骨骼肌明显	无横纹
横小管	位于 A 和 I 带交界处	位于 Z 线水平	无横小管，有肌膜小凹
肌浆网	发达，具有三联体	稀疏，仅有二联体	很不发达
细胞连接		闰盘	缝隙连接

3．简述骨骼肌纤维的收缩原理。

答：目前公认的骨骼肌纤维收缩是依据“肌丝滑动原理"进行的。肌纤维收缩时，肌膜将兴奋经横小管传向终池→肌质网膜上钙通道开启，Ca^{2+} 迅速释放入肌质→肌钙蛋白 TnC 与 Ca^{2+} 结合引发构象改变，进而使原肌球蛋白位置改变→肌动蛋白上的位点暴露，迅即与肌球蛋白头部接触，肌球蛋白 ATP 酶被激活、水解 ATP 并释放能量→肌球蛋白头部发生屈曲转动、将肌动蛋白拉向 M 线→细肌丝滑入粗肌丝之间，Ⅰ带和 H 带缩窄，A 带长度不变，肌节短缩，肌纤维收缩。收缩完毕，肌质网膜钙泵将肌质内 Ca^{2+} 又泵回肌质网内，肌浆内 Ca^{2+} 浓度降低，肌钙蛋白构象复原，原肌球蛋白重回原位并掩盖肌动蛋白上的位点，肌球蛋白头与肌动蛋白脱离接触，肌节复原，肌肉松弛。

（张　雷）

第八章　神经组织

一、名词解释

1．neuron（definition and function）
2．Nissl body（structures of light and electron microscopy，function）
3．neurofibril（definition，ultrastructure and function）
4．axon hillock（definition and characteristic）
5．synapse（definition and function）
6．nerve fiber（constitution and classification）
7．Ranvier node（definition and function）
8．microglia（shape，structure，derived and function）
9．Schwann cell（definition and function）
10．nerve ending（definition and classification）

二、填空题

1．神经组织由__________和__________组成。前者又称为__________，是神经系统结构和功能的基本单位；后者数量____________，对神经元具有____________、____________、__________和__________的功能。

2．神经细胞形态多样、大小不等，每个细胞又分为__________和__________两部分，前者是细胞代谢和营养的中心，后者又分为__________和__________两类。

3．光镜下可见神经元的细胞质中，含有强_____________的块状或颗粒状物质，称为__________，电镜下可见其由丰富的__________和__________所构成，具有的__________功能。

4．在银染的切片标本中，神经元的细胞质内可见许多交织成网状的棕褐色细丝，称为_________，电镜下其由_________和_________聚集成束构成。其对神经细胞有_________作用，也参与细胞质内的__________。

5．神经元按细胞突起的多少，分为__________、__________和__________3 种类型；若按细胞功能的不同，分为__________、__________和__________3 种类型；若按神经细胞所释放的神经递质的不同，分为__________、__________、__________和__________4 种类型。

6．运动神经元又称为__________，多为__________；中间神经元又称为__________，多为__________，感觉神经元又称为__________，多为__________。

7．突触是__________之间或__________与__________之间的一种特化的__________。根据信息传递的方式不同，分为__________和__________两种类型。通常泛指的突触是指_________，电镜下它由__________、__________和__________组成，前者包括__________、__________和__________；后者膜上有特异性__________。

8．分布于中枢神经系统的神经胶质细胞有__________、__________、__________和

__________4 种。分布于周围神经系统的神经胶质细胞有__________和__________两种。

9．星形胶质细胞由细胞体伸出许多放射性__________，末端膨大形成__________，附着于__________上，或伸到脑和脊髓的表面，形成__________。根据星形胶质细胞突起的形状和胶质丝的多少，可将其分为__________和__________两种。

10．施万细胞又称为__________，是周围神经系统形成__________的细胞，它们成串排列，包裹在__________周围，形成__________。

11．中枢神经系统有髓神经纤维的髓鞘是由__________的细胞突起缠绕__________所形成。

12．感觉神经末梢按其结构分为__________和__________两类，前者分布广泛，能感受____________和____________、__________刺激；后者形式繁多，常见的有__________、__________和__________3 种。

13．依据分布部位的不同，运动神经末梢可分为__________和__________两种。其中前者主要支配__________，又称为__________。后者主要支配__________、__________和__________细胞。

三、选择题

A 型题

1．神经组织包括

A．神经元和神经胶质细胞

B．神经元和细胞间质

C．神经元和神经纤维

D．神经元、突触和神经末梢

E．感受器和效应器

2．对神经元形态结构的描述，哪一项错误

A．神经元是有突起的细胞

B．细胞核大而圆，染色深

C．突起分为轴突和树突

D．轴突细而长，每个神经元只有一根，末端有分支

E．树突粗短，分支多

3．关于神经元中尼氏体的分布，哪一项最准确

A．分布在细胞体和轴突内

B．分布在细胞体和树突内

C．分布在细胞体内

D．分布在突起内

E．分布在整个神经元内

4．电镜下尼氏体是

A．粗面内质网和高尔基复合体

B．粗面内质网和线粒体

C．粗面内质网和游离核糖体

D．滑面内质网和线粒体

E．滑面内质网和游离核糖体

5．关于轴丘的描述中，哪一项错误

A．神经元的轴突由细胞体发出的部分称为轴丘

B．常呈圆锥形，染色浅

C．无尼氏体

D．无神经原纤维

E．神经冲动在轴丘处的轴膜发生

6．关于突触的描述中，哪一项错误

A．是神经元与神经元之间、或神经元与非神经元之间特化的细胞连接

B．分为电突触和化学突触，通常泛指的突触是后者

C．光镜下化学突触分为突触前成分、突触间隙和突触后成分

D．突触前成分包括突触前膜、线粒体和突触小泡

E．突触后膜上有特异性受体

7．关于突触前成分的描述中，哪一项最正确

A．为神经元终末膨大，内含许多突触小泡、少量线粒体、粗面内质网等
B．为神经元终末膨大，内含许多突触小泡、少量线粒体、滑面内质网等
C．为神经元终末膨大，内含许多糖蛋白和一些微丝、微管
D．为神经元终末膨大，由突触前膜、突触小泡、线粒体等组成
E．膜上有特异性受体，内表面有致密物

8．对神经胶质细胞的描述，哪一项错误
A．数量较神经元多
B．有突起，分为树突和轴突两种
C．普通染色只能显示胶质细胞的核
D．无传导神经冲动的能力
E．具有支持、营养、绝缘和防御功能

9．来源于血液单核细胞的神经胶质细胞是
A．星形胶质细胞
B．少突胶质细胞
C．小胶质细胞
D．施万细胞
E．卫星细胞

10．形成周围神经系统有髓神经纤维髓鞘的细胞是
A．星形胶质细胞
B．少突胶质细胞
C．室管膜细胞
D．施万细胞
E．卫星细胞

11．纤维性星形胶质细胞的描述中，哪一项错误
A．细胞呈星形多突
B．突起短粗，分支多
C．突起表面光滑
D．细胞质内有大量胶质丝
E．分布于中枢神经系统的白质

12．形成中枢神经系统有髓神经纤维髓鞘的细胞是
A．纤维性星形胶质细胞
B．原浆性星形胶质细胞
C．小胶质细胞
D．少突胶质细胞
E．施万细胞

13．神经膜细胞是指
A．纤维性星形胶质细胞
B．原浆性星形胶质细胞
C．少突胶质细胞
D．施万细胞
E．卫星细胞

14．参与构成血 - 脑屏障的神经胶质细胞是
A．星形胶质细胞
B．室管膜细胞
C．小胶质细胞
D．少突胶质细胞
E．施万细胞

15．对周围有髓神经纤维髓鞘的描述中，哪一项错误
A．由施万细胞膜成层包绕而成
B．可分成许多节段
C．相邻节段之间无髓鞘，称为朗飞结，两结之间为结间体
D．每一个结间体的髓鞘是由一个施万细胞的双层细胞膜呈同心圆反复包裹轴突而成
E．神经纤维越粗，结间体越长，髓鞘也就越厚，神经冲动的传导速度就越慢

16．对神经的描述中，哪一项错误
A．若干神经束与结缔组织共同构成
B．每一神经束又包括许多神经纤维
C．一条神经内，神经纤维多为混合型

D．神经纤维粗细不等，或有髓鞘或无髓鞘
E．神经束与神经纤维外包神经束膜和神经膜

17．游离神经末梢的描述中，哪一项错误
A．感觉神经元的中央突末段失去髓鞘而成
B．感觉神经元的周围突末段失去髓鞘而成
C．分布于皮肤表皮或上皮组织内
D．也可分布于结缔组织和肌组织内
E．感觉冷、热和疼痛

18．环层小体的描述中，哪一项错误
A．属于有被囊感觉神经末梢
B．薄层结缔组织组成被囊
C．有髓神经纤维脱去髓鞘穿行于中央
D．分布于皮肤真皮乳头内
E．感受压觉和振动觉

19．肌梭的描述中，哪一项错误
A．广泛分布于骨骼肌中
B．感受骨骼肌纤维的伸缩变化
C．细长梭形小体，内含若干梭内肌纤维
D．感受肌腱的伸缩变化
E．本体感受器

20．运动终板的描述中，哪一项错误
A．是一种化学突触
B．感觉神经纤维轴突末端到达肌纤维肌膜处失去髓鞘
C．轴突到达肌纤维膜处反复分支，与肌纤维构成神经肌突触
D．轴突终末富含突触小泡、线粒体和微丝
E．肌膜即突触后膜，其上有受体

21．神经元传导神经冲动是通过
A．轴膜
B．突触小泡
C．神经丝
D．微丝
E．微管

22．有髓神经纤维髓鞘内的施 - 兰切迹是
A．人工假象
B．神经膜细胞的细胞质通道
C．神经膜细胞的边界
D．神经膜细胞的细胞膜卷入形成
E．神经膜细胞的微丝形成

B 型题

备选答案（第 23 ～ 28 题）
A．神经原纤维
B．轴丘
C．尼氏体
D．缝隙连接
E．脂褐素

23．位于神经元细胞体轴突起始处是
24．作为神经细胞骨架的是
25．电镜下属神经丝和微管的是
26．电镜下属粗面内质网和核糖体的是
27．电突触的结构基础是
28．位于核周质一侧，随年龄增长而增多的棕黄色颗粒是

备选答案（第 29 ～ 32 题）
A．突触前成分
B．突触后成分
C．突触间隙
D．突触前膜
E．突触后膜

29．突触小泡位于
30．与神经递质相应的受体位于
31．电位控制的钙通道位于
32．神经递质释放后首先进入

备选答案（第 33 ～ 37 题）
A．原浆性星形胶质细胞
B．纤维性星形胶质细胞
C．室管膜细胞

D．卫星细胞
E．小胶质细胞
33．被覆于脑室和脊髓中央管内表面
34．多分布于脑和脊髓的白质内
35．包裹神经元的细胞体
36．多分布于脑和脊髓的灰质内
37．吞噬细胞碎屑及退化变性的髓鞘

备选答案（第 38 ~ 42 题）
A．肌梭
B．树突棘
C．郎飞结
D．结间体
E．运动终板
38．两个相邻郎飞结之间的一段神经纤维称为
39．有髓神经纤维传导神经冲动的部位是
40．属本体感受器的是
41．分布于骨骼肌运动神经末梢的是
42．树突表面的突起称为

备选答案（第 43 ~ 47 题）
A．游离神经末梢
B．触觉小体
C．环层小体
D．肌梭
E．运动终板
43．感受触觉的是
44．感受疼痛、冷、热刺激的是
45．感受骨骼肌运动和肢体位置变化的是
46．感受压觉和振动觉的是
47．运动神经元的轴突终末与骨骼肌肌膜间形成的化学突触是

备选答案（第 48 ~ 50 题）
A．电突触
B．化学突触
C．兴奋性突触
D．抑制性突触
E．轴树突触
48．借助神经递质与相应受体结合传导神经冲动的突触称为
49．神经元之间的缝隙连接是
50．突触后膜的受体与神经递质作用后，引起效应细胞膜的去极化，产生神经冲动，这种突触称为

X 型题

51．在 HE 染色标本中辨认神经元的细胞体的依据是
A．细胞体大
B．细胞核大而圆，着色浅，核仁大而明显
C．细胞质强嗜酸性
D．细胞质内可见神经原纤维
E．细胞质内可见尼氏体
52．神经元的轴突
A．均很长
B．分支少，多呈直角发出
C．不能合成蛋白质
D．轴浆内无细胞器
E．每个神经元只有一个
53．能与神经元形成突触的细胞
A．神经元
B．少突胶质细胞
C．施万细胞
D．肌细胞
E．腺细胞
54．电镜下，神经元轴突内可见
A．粗面内质网
B．滑面内质网
C．神经丝
D．微丝和微管
E．突触小泡
55．对神经胶质细胞的描述中，错误的是
A．分布于中枢和周围神经系统
B．也有突起，分为树突和轴突
C．普通染色能显示神经胶质细胞

全貌

D．特殊染色方法能显示神经胶质细胞全貌

E．具有支持、营养、绝缘和防御作用

56．下列哪些是中枢神经系统的神经胶质细胞

A．小胶质细胞

B．星形胶质细胞

C．少突胶质细胞

D．施万细胞

E．室管膜细胞

57．对周围神经系统的有髓神经纤维的描述中，正确的是

A．髓鞘是由施万细胞包卷轴突而形成

B．每个结间体由两个施万细胞包卷

C．郎飞结处有薄层髓鞘

D．施万细胞核贴近轴突

E．轴突越粗，髓鞘越厚，结间体越长

58．周围神经系统有髓神经纤维的神经膜包括

A．施万细胞的最外层细胞膜

B．施万细胞的最外层细胞质

C．基膜

D．神经内膜

E．轴膜

59．对肌梭的描述中，正确的是

A．分布于骨骼肌和心肌

B．结缔组织被囊包裹几条细小肌纤维

C．感觉神经纤维进入其内包绕肌纤维

D．其内无运动神经纤维轴突终末

E．感觉肌纤维痛觉刺激

60．对运动终板的描述中，正确的是

A．为长轴突多极运动神经元的末梢

B．无髓神经纤维的轴突终末形成

C．仅分布于骨骼肌

D．一个肌纤维通常只受一个神经元的轴突支配

E．轴突终末释放乙酰胆碱

61．对触觉小体的描述中，正确的是

A．位于皮肤表皮内

B．呈椭圆形，其长轴与皮肤表面垂直

C．有结缔组织被囊包裹其外周

D．感觉神经纤维失去髓鞘穿行于横位扁平细胞间

E．感受触觉

四、问答题

1．以多极神经元为例，简述神经元的形态结构特点。

2．试述突触的定义、分类及光、电镜结构。

3．试述中枢神经系统胶质细胞的种类和各自主要功能。

4．试比较周围和中枢神经系统有髓神经纤维的结构。

5．试述运动终板的定义、电镜结构。

参考答案及难题解析

一、名词解释

1．neuron（definition and function）

答：神经元。神经细胞是神经系统结构和功能的基本单位，故也称为神经元。神经元彼此相互联系形成复杂的神经网络，通过接受刺激、整合信息和传导冲动将信息等传递到肌纤维和腺体等，以产生效应。

2．Nissl body（structures of light and electron microscopy，function）

答：尼氏体，又称为嗜染质。光镜下，神经元的细胞质内可见许多嗜碱性的斑块或颗粒，称为尼氏体。电镜下，尼氏体由密集排列的粗面内质网和其间的游离核糖体构成。尼氏体是神经元内合成蛋白质的部位。

3．neurofibril（definition，ultrastructure and function）

答：神经原纤维。在银染标本上可见神经元细胞质内含许多交织成网状的棕褐色细丝，称为神经原纤维。电镜下其由神经丝或微管集合成束而成。神经原纤维构成神经元的细胞骨架，参与细胞内的物质运输。

4．axon hillock（definition and characteristic）

答：轴丘。神经元的轴突由细胞体发出的部分常呈圆锥形，称为轴丘。光镜下轴丘内因无尼氏体而染色浅。

5．synapse（definition and function）

答：突触。是神经元与神经元之间，或神经元与非神经细胞之间的一种特化的细胞连接，是传递信息的功能部位。

6．nerve fiber（constitution and classification）

答：神经纤维。是由神经元的轴突或长树突和包在其外表的神经胶质细胞（施万细胞或少突胶质细胞）构成。根据胶质细胞是否形成髓鞘，分为有髓神经纤维和无髓神经纤维两种。

7．Ranvier node（definition and function）

答：郎飞结。有髓神经纤维中节段性髓鞘之间，无髓鞘的缩窄部位，称为郎飞结，此部位轴膜裸露，是神经冲动的传导处。

8．microglia（shape，structure，derived and function）

答：小胶质细胞。是最小的胶质细胞，细胞体细长，细胞核小，突起细长，有分支，表面有许多小棘突。来源于单核细胞，具有变形运动和吞噬功能。当中枢神经系统损伤时，小胶质细胞可转变为巨噬细胞，吞噬细胞碎屑及退化变性的髓鞘。

9．Schwann cell（definition and function）

答：施万细胞。又称为神经膜细胞，是周围神经系统的髓鞘形成细胞。除具有保护和绝缘功能外，还能产生神经营养因子，在神经纤维的再生过程中起诱导作用。

10．nerve ending（definition and classification）

答：神经末梢。是周围神经纤维的终末部分，与周围其他组织共同形成感受器或效应器。按其功能，神经末梢可分为感觉神经末梢和运动神经末梢两类。

二、填空题

1．神经细胞，神经胶质细胞，神经元，多，支持，营养，绝缘，保护

2．细胞体，突起，树突，轴突

3．嗜碱性，尼氏体，粗面内质网，游离核糖体，合成蛋白质

4．神经原纤维，神经丝，微管，支持，物质转运

5．多极神经元，双极神经元，假单极神经元，感觉神经元，运动神经元，中间神经元，胆碱能神经元，胺能神经元，肽能神经元，氨基酸能神经元

6．传出神经元，多极神经元，联络神经元，多极神经元，传入神经元，假单极神经元

7．神经元与神经元，神经元，非神经元，细胞连接，电突触，化学突触，后者（化学突触），突触前成分，突触间隙，突触后成分，突触前膜，突触小泡，线粒体，受体

8．星形胶质细胞，少突胶质细胞，小胶质细胞，室管膜细胞，施万细胞，卫星细胞

9．突起，脚板（终足），毛细血管基膜，胶质界膜，纤维性星形胶质细胞，原浆性星形胶质细胞

10．神经膜细胞，髓鞘，轴突，髓鞘

11．少突胶质细胞，轴突

12．游离神经末梢，有被囊神经末梢，疼痛，冷，热，触觉小体，环层小体，肌梭

13．躯体运动神经末梢，内脏运动神经末梢，骨骼肌，运动终板，心肌，平滑肌，腺

三、选择题

A 型题

1．A　神经组织主要由神经元和神经胶质细胞组成。

2．B　神经元的细胞核大而圆，常染色质多而异染色质少，故染色浅，呈空泡状。

3．B　神经元中尼氏体的分布在细胞体和树突内，轴突内不含尼氏体。

4．C　尼氏体是光镜下在神经元细胞质内所见到的嗜碱性物质，它们在电镜下是由粗面内质网和游离核糖体构成。

5．D　轴丘为神经元胞体发出轴突的部位，其内不含尼氏体，但有神经原纤维分布。

6．C　只有在电镜下才能区分出化学突触的具体结构，光镜下是不能区分突触前成分、突触间隙和突触后成分的。

7．D　突触前成分是神经元轴突终末的膨大部分，它由突触前膜、突触小泡和线粒体等组成。

8．B　神经胶质细胞的突起无树突和轴突之分。

9．C　小胶质细胞是由血液中的单核细胞分化而来，在中枢神经系统损伤时，可转变为巨噬细胞，吞噬细胞碎块及退化变性的髓鞘。

10．D　形成周围神经系统有髓神经纤维髓鞘的细胞是施万细胞，而中枢神经系统有髓神经纤维髓鞘是由少突胶质细胞形成的。

11．B　纤维性星形胶质细胞的突起细长，分支较少。

12．D　参考第 10 题题解。

13．D　神经膜细胞是指施万细胞。

14．A　星形胶质细胞的突起末端膨大成脚板，贴附于毛细血管基膜外侧，或伸到脑和

脊髓表面形成胶质界膜，参与构成血 - 脑屏障。

15．E　有髓神经纤维髓鞘的特点是神经纤维越粗，结间体越长，髓鞘也就越厚，神经冲动的传导速度就越快（不是慢）。

16．E　神经、神经束和神经纤维外包裹的结缔组织分别称为神经外膜、神经束膜和神经内膜（不是神经膜）。

17．A　游离神经末梢是感觉神经元的周围突（而不是中央突）末段失去髓鞘而成。

18．D　环层小体分布于皮肤真皮网织层或皮下组织，而不是分布于皮肤真皮乳头内。

19．D　肌梭的功能是感受骨骼肌纤维的伸缩变化，与其他功能无关。

20．B　运动终板是运动神经纤维轴突末端（而不是感觉神经纤维轴突末端），到达肌纤维处，失去髓鞘并反复分支，与肌纤维构成神经肌突触，即运动终板。

21．A　神经冲动在轴丘处轴膜发生，并沿轴膜传导。

22．B　神经膜细胞的细胞膜形成髓鞘，少量细胞质形成施 - 兰切迹。

B 型题

23．B　参见第 5 题题解。

24．A　神经元的骨架称为神经原纤维。

25．A　电镜下，神经丝和微管聚集成束构成神经原纤维。

26．C　参见第 4 题题解。

27．D　电突触本质上是神经元之间的缝隙连接，以电信号传递信息。

28．E　神经元的细胞质内的脂褐素颗粒呈棕黄色，常位于核周质的一侧，其数量随年龄增长而增多。

29．A　突触小泡位于突触前成分，内含神经递质。

30．E　突触后膜上存在与神经递质相应的特异性受体。

21．D　电位控制的钙通道位于突触前膜。

32．C　当神经冲动传至轴突终末时，突触小泡与突触前膜融合，首先将神经递质释放入突触间隙。

33．C　被覆于脑室和脊髓中央管内表面的一层立方或柱状细胞称为室管膜细胞。

34．B　纤维性星形胶质细胞多分布于脑和脊髓的白质内。

35．D　包裹在神经节细胞体周围的一层扁平或立方细胞是卫星细胞。

36．A　原浆性星形胶质细胞多分布于脑和脊髓的灰质内。

37．E　参见第 9 题题解。

38．D　两个相邻郎飞结之间的一段神经纤维称为结间体。

39．C　郎飞结处轴膜裸露，是有髓神经纤维传导神经冲动的部位。

40．A　肌梭属于本体感受器，广泛分布于骨骼肌，感受骨骼肌运动和肢体位置变化。

41．E　运动终板是分布于骨骼肌的运动神经末梢。

42．B　树突表面的棘状突起称树突棘。

43．B　触觉小体可感受触觉。

44．A　游离神经末梢可感受疼痛、冷、热刺激。

45．D　参见第 40 题题解。

46．C　环层小体主要感受压觉和振动觉。

47．E　运动终板是运动神经元的轴突终末与骨骼肌肌膜间形成的化学突触。

48．B　化学突触以神经递质为媒介传导神经冲动。

49．A　参见第 27 题题解。

50．C　突触后膜的受体与神经递质作用后，引起效应细胞膜去极化，产生神经冲动的突触称兴奋性突触。

X 型题

51．ABE　HE 染色的标本中，神经元细胞质中因含大量尼氏体而呈嗜碱性，神经原纤维只能在银染的标本中分辨。

52．BCE　轴突长短不一，有侧支，轴突内缺乏合成蛋白质的细胞器；轴突只有一个，而树突有多个。

53．ADE　神经元之间或神经元与效应细胞（包括肌细胞和腺细胞）之间可形成突触。

54．BCDE　除粗面内质网外，其他结构均有。

55．BC　神经胶质细胞有突起，但不分轴突和树突，普通染色不能见全貌。

56．ABCE　中枢神经系统的神经胶质细胞包括星形胶质细胞、小胶质细胞、少突胶质细胞、室管膜细胞四种。

57．AE　每一个结间体只有一个施万细胞包卷，郎飞结处轴突暴露，施万细胞核位于髓鞘边缘神经膜内侧。

58．AC　神经膜是由施万细胞的最外层细胞膜和基膜构成。

59．BC　肌梭广泛分布于骨骼肌，在心肌无分布，其内也有运动神经纤维，肌梭是主要感受肌肉的运动和肢体位置变化的本体感受器。

60．ACDE　运动终板是由有髓神经纤维终末形成，其他项目都对。

61．BCDE　触觉小体位于皮肤真皮乳头层，而不是位于表皮内。

四、问答题

1．以多极神经元为例，简述神经元的形态结构特点。

答：每个神经元均有细胞体和突起两部分。

多极神经元的细胞体呈星形；细胞核大而圆，居中，异染色质少，故染色浅，核仁大而明显。光镜下，可见细胞体的细胞质（又称为核周质）内含嗜碱性团块状或颗粒状的尼氏体，电镜下为丰富的粗面内质网和游离核糖体。银染标本上可见细胞质内含大量神经原纤维，其在核周质中交织成网，并向各突起延伸，电镜下其由神经丝或微管组成。

神经元的突起分为树突和轴突。①树突有一个或多个，短而粗，多分支，其内部结构与细胞体相似，但无高尔基复合体，表面有许多树突棘，是形成突触的重要部位。②轴突只有一个，细而长，分支少，在距细胞体较远或近终末处有侧支，其表面的细胞膜称为轴膜；轴突内的细胞质又称为轴质；细胞体发出轴突的部位常呈圆锥形，称为轴丘，轴丘处因无尼氏体而染色浅；轴突内无尼氏体，有神经原纤维。

2．试述突触的定义、分类及光、电镜结构。

答：(1) 定义：突触是指神经元与神经元之间、或神经元与非神经元之间一种特化的细胞连接，是传递信息的功能部位。

(2) 分类：电突触和化学突触。①电突触：实际上是一种缝隙连接。②化学突触：即通常所说的突触。

(3) 化学突触的结构：光镜下，可见上一级神经元的轴突终末呈扣状或球状膨大，与下一级神经元的树突、树突棘或细胞体形成的接触点。电镜下，突触分为3部分，即：突触前成分、突触间隙和突触后成分。①突触前成分：为神经元轴突终末膨大，包括突触前膜、突触小泡和线粒体等。②突触间隙：20～30nm宽，含糖蛋白和一些微丝。③突触后成分：主要为突触后膜，其膜上有特异性受体。

3．试述中枢神经系统胶质细胞的种类和各自主要功能。

答：中枢神经系统的神经胶质细胞分为4种：①星形胶质细胞：其中原浆性胶质细胞分布在灰质，纤维性胶质细胞分布在白质，对神经元起支持、保护、营养的作用，并参与形成血-脑屏障。②少突胶质细胞：分布于灰质和白质内，位于神经元细胞体和轴突周围，包卷轴突形成髓鞘。③小胶质细胞：分布于灰质和白质内，来源于单核细胞，具有变形运动和吞噬功能。④室管膜细胞：为覆盖在脑室和脊髓中央管腔面的一层立方或柱状细胞，它具有支持和保护作用，并参与脑脊液的形成。

4．试比较周围和中枢神经系统有髓神经纤维的结构。

答：周围神经系统的有髓神经纤维由施万细胞包绕神经元轴突构成。施万细胞呈长卷筒状，一个接一个包裹在轴突外面形成节段性髓鞘，各节段髓鞘之间的缩窄处称为朗飞结，相邻两个朗飞结之间的一段神经纤维称为结间体。每一个结间体的髓鞘是由一个施万细胞的细胞膜呈同心圆包卷轴突形成的多层膜结构。施万细胞最外层的细胞膜与其外的基膜形成神经膜。在锇酸染色固定的标本上，髓鞘纵切面可见施-兰切迹。

中枢神经系统的有髓神经纤维结构与周围神经系统的有髓神经纤维结构基本相似，但其髓鞘由少突胶质细胞突起末端的扁平薄膜包卷轴突形成。一个少突胶质细胞的多个突起可包绕多个轴突。相邻突起不像施万细胞一样靠拢排列，故朗飞结较宽。中枢神经系统的有髓神经纤维外无神经膜，也无施-兰切迹。

5．试述运动终板的定义、电镜结构。

答：(1) 定义：运动神经元的轴突末端到达骨骼肌的肌膜处失去髓鞘，分支呈爪状贴附于骨骼肌纤维的表面，形成椭圆形板状隆起的突触连接，称为神经-肌连接，又称为运动终板。

(2) 电镜结构：运动终板处肌浆丰富，线粒体和细胞核亦多。肌膜表面向内凹陷成许多深沟和皱褶以扩大突触后膜的表面积。槽内嵌入轴突终末，与肌膜相对的轴膜即为突触前膜。突触前膜和突触后膜之间为突触间隙。突触间隙内有完整的基膜。轴突终末内含突触小泡、线粒体和微丝等。

（岳黎敏）

第九章　神经系统

一、名词解释

1．blood-brain barrier（definition，constitution and function）

2．pyramidal cell（location，classification，structure and function）

3．Purkinje cell（location，structure and function）

4．γ -motor neuron（location，structure and function）

二、填空题

1．大脑皮质的神经元都是__________，按其细胞形态分为__________、__________和__________3 类，其中__________是大脑皮质的主要投射神经元。

2．小脑皮质从表面向内明显分为 3 层：即__________、__________和__________。

3．脊髓前角运动神经元包括__________、__________和__________，其中__________体积较大，其轴突较粗，支配肌梭以外骨骼肌纤维的收缩活动。

4．小脑皮质有 3 种传入纤维，分别是__________、__________和__________，前两种为__________性纤维，后一种为__________性纤维。

5．脑脊神经节属于__________，神经节细胞为__________神经元；自主神经节又称为__________，包括交感神经节和副交感神经节，其神经节细胞在形态上属于__________神经元。

三、选择题

A 型题

1．构成大脑皮质的多极神经元是

A．锥体细胞，星形细胞与浦肯野细胞

B．锥体细胞，篮状细胞与浦肯野细胞

C．锥体细胞，高尔基细胞与梭形细胞

D．锥体细胞，高尔基细胞与颗粒细胞

E．锥体细胞，颗粒细胞与梭形细胞

2．大脑锥体细胞的描述中，哪一项错误

A．数量较多，分为大、中、小 3 型

B．细胞体呈锥体形

C．尖端有一主树突伸向髓质

D．底部发出一条细长的轴突

E．是大脑皮质的主要投射神经元

3．小脑浦肯野细胞层的描述中，哪一项错误

A．由一层浦肯野细胞组成

B．浦肯野细胞的细胞体大，呈梨形

C．细胞顶端 2 ~ 3 条主树突伸向髓质

D．主树突四周分支繁多，形如侧柏叶

E．底部发出轴突伸入髓质

4．以下哪一器官含假单极神经元
A．脑、脊神经节
B．自主（植物）神经节
C．大脑皮质
D．小脑皮质
E．脊髓灰质
5．血 - 脑屏障的描述中，哪一项错误
A．是血液和脑组织之间的屏障
B．由连续毛细血管内皮、基膜和胶质细胞突起形成的胶质界膜组成
C．由有孔毛细血管内皮、基膜和胶质细胞突起形成的胶质界膜组成
D．电镜下，内皮细胞之间有紧密连接，外有完整的基膜和周细胞
E．星形胶质细胞突起的脚板形成胶质界膜，包绕毛细血管
6．关于脑、脊神经节的描述，哪一项错误
A．神经节细胞是感觉神经元
B．神经节细胞是假单极神经元
C．细胞体大小不等，散在分布
D．突起分周围突和中枢突
E．神经节细胞周围常无卫星细胞
7．关于自主（植物）神经节节细胞的描述，正确的是
A．由大量的卫星细胞包绕形成髓鞘
B．细胞质里的尼氏体呈斑块状
C．属多极运动神经元
D．是神经胶质细胞的一种
E．由施万细胞包绕
8．脊髓前角 α 神经元可支配
A．肌梭内骨骼肌纤维
B．肌梭外骨骼肌纤维
C．内脏平滑肌
D．心肌
E．腺上皮
9．关于 Renshaw 细胞的描述，正确的是
A．长轴突大神经元
B．抑制 α 神经元的活动
C．抑制 γ 神经元的活动
D．兴奋 α 神经元的活动
E．神经胶质细胞的一种
10．小脑皮质的分子层不包含
A．星形细胞
B．篮状细胞
C．浦肯野细胞的轴突
D．星形细胞和篮状细胞突起
E．浦肯野细胞的树突
11．小脑皮质的传出神经元是
A．浦肯野细胞
B．篮状细胞
C．星形细胞
D．颗粒细胞
E．高尔基细胞
12．大脑皮质的主要投射神经元是
A．篮状细胞
B．梭形细胞
C．锥体细胞
D．水平细胞
E．星形细胞
13．小脑皮质的平行纤维来自
A．苔藓纤维
B．攀缘纤维
C．单胺能纤维
D．颗粒细胞轴突末端的分支
E．浦肯野细胞树突的分支
14．被覆于脑室和脊髓中央管腔面的是
A．原浆性星形胶质细胞
B．纤维性星形胶质细胞
C．室管膜细胞
D．卫星细胞
E．小胶质细胞
15．关于脊髓反射活动的表述，正确的是
A．由一个感觉神经元和多个运动神经元协同完成
B．由两个感觉神经元和一个运动神经元协同完成
C．由多个感觉神经元、中间神经元和运动神经元协同完成
D．由一个感觉神经元、中间神经

元和多个运动神经元协同完成

E．由一个感觉神经元、一个以上的中间神经元和运动神经元协同完成

B 型题

备选答案（第 16 ～ 20 题）：

A．锥体细胞
B．浦肯野细胞
C．星形胶质细胞
D．少突胶质细胞
E．施万细胞

16．形成中枢有髓神经纤维的髓鞘
17．形成周围有髓神经纤维的髓鞘
18．参与形成血 - 脑屏障
19．大脑皮质的主要投射神经元是
20．小脑皮质的投射神经元是

备选答案（第 21 ～ 25 题）：

A．假单极神经元
B．星形胶质细胞
C．浦肯野细胞
D．施万细胞
E．卫星细胞

21．又称为神经膜细胞的是
22．又称为被囊细胞的是
23．细胞体呈梨形的神经元是
24．脑、脊神经节的神经元是
25．附于毛细血管壁上，或脑和脊髓表面形成胶质界膜的是

备选答案（第 26 ～ 30 题）：

A．白质
B．灰质
C．神经核
D．神经节
E．皮质

26．大脑和小脑的神经元细胞体大部分集中居于浅表，称为
27．中枢神经系统的器官内神经纤维集中存在的区域，称为
28．脑干和间脑等处的神经元细胞体及其突起集中呈块状，称为
29．周围神经系统的神经元细胞体及其突起集中形成
30．中枢神经系统的器官内神经元细胞体及其突起集中存在的区域，称为

备选答案（第 31 ～ 34 题）：

A．内脏运动节后神经元
B．假单极神经元
C．躯体运动神经元
D．内脏运动神经元
E．束细胞

31．脊髓前角内的神经元是
32．脊髓侧角内的神经元是
33．脊髓后角内的神经元是
34．自主神经节内的神经元是

X 型题

35．脊髓灰质内的 α 神经元
A．是躯体运动神经元
B．分布到骨骼肌的梭内肌
C．又称为 Renshaw 细胞
D．分布到骨骼肌的梭外肌
E．是感觉神经元

36．小脑浦肯野细胞
A．是小脑皮质中体积最大的细胞
B．是小脑皮质中一种主要的中间神经元
C．细胞体位于颗粒层
D．树突伸至分子层内分支成扇形
E．树突表面有许多树突棘

37．小脑皮质的传入纤维包括
A．平行纤维
B．单胺能纤维
C．苔藓纤维
D．上行纤维
E．攀缘纤维

38．大脑皮质
A．一般可分为 6 层

B．第 1 至第 4 层主要接收传入冲动
C．投射纤维主要起自第 5、6 层的神经元
D．第 1 层（分子层）内无神经元
E．颗粒细胞数目最多

39．大脑皮质外锥体层所含的神经细胞有
A．星形细胞
B．小型锥体细胞
C．中型锥体细胞
D．大型锥体细胞
E．梭形细胞

40．属于小脑皮质神经元的是
A．颗粒细胞
B．高尔基细胞
C．浦肯野细胞
D．星形细胞
E．篮状细胞

41．组成小脑皮质分子层的神经元包括
A．颗粒细胞
B．高尔基细胞
C．浦肯野细胞
D．星形细胞
E．篮状细胞

四、问答题

1．试述大脑皮质的基本结构和神经元类型。
2．试述小脑皮质的基本结构。
3．试述脑脊膜的组成及结构特点。

参考答案及难题解析

一、名词解释

1．blood-brain barrier（definition，constitute and function）

答：血 - 脑屏障。血液和脑组织之间的屏障结构，由连续毛细血管内皮（细胞之间有紧密连接）、完整的基膜和神经胶质细胞突起形成的胶质界膜组成。它可阻止多种物质入脑，但营养物质和代谢产物可顺利通过，以维持神经系统内环境的稳定。

2．pyramidal cell（location，classification，structure and function）

答：锥体细胞。是位于大脑皮质的神经元类型之一，数量较多，可分为大、中、小 3 型。细胞体呈锥体形，从锥体尖端向上发出一条较粗的主树突，伸向皮质表面。细胞体周围还发出一些短而细的树突。轴突自细胞体底部发出，伸向大脑髓质。锥体细胞是大脑皮质主要的投射 / 传出神经元。

3．Purkinje cell（location，structure and function）

答：浦肯野细胞。是小脑皮质中最大的神经元，也是小脑皮质中唯一的投射 / 传出神经元。位于小脑皮质的分子层和颗粒层之间，细胞体呈单层水平排列。细胞体体积大，呈梨形，顶端发出的数条主树突分支繁密呈柏树样，细长轴突自细胞体底部发出，形成投射纤维。

4．γ-motor neuron（location，structure and function）

答：γ 运动神经元。是脊髓前角运动神经元的一种类型。其细胞体体积较小，轴突较细，支配肌梭内的肌纤维。

二、填空题

1．多极神经元，锥体细胞，颗粒细胞，梭形细胞，锥体细胞

2．分子层，浦肯野细胞层，颗粒层

3．α 运动神经元，γ 运动神经元，闰绍细胞，α 运动神经元

4．攀缘纤维，苔藓纤维，单胺能纤维，兴奋，抑制

5．感觉神经节，假单极，植物神经节，多极

三、选择题

A 型题

1．E　构成大脑皮质的多极神经元是锥体细胞、颗粒细胞与梭形细胞。

2．C　大脑锥体细胞的细胞体呈锥体形，其尖端有一主树突伸向大脑皮质，不是伸向髓质。

3．C　小脑浦肯野细胞的顶端有 2 ～ 3 条主树突是伸向皮质的分子层，不是伸向髓质。

4．A　只有脑、脊神经节的神经元是假单极神经元。

5．C　血 - 脑屏障中的毛细血管类型是连续毛细血管。

6．E　神经节细胞周围有卫星细胞环绕。

7．C　植物神经节的节细胞均属于多极神经元，细胞质里的尼氏体呈细小颗粒状。

8．B　脊髓前角 α 神经元属躯体运动神经元，支配肌梭外骨骼肌纤维。

9．B　脊髓前角 Renshaw 细胞为短轴突小神经元，其轴突与 α 神经元形成突触，可释放甘氨酸抑制 α 神经元的活动。

10．C　浦肯野细胞轴突位于小脑髓质。

11．A　浦肯野细胞是小脑皮质中唯一的传出神经元

12．C　锥体细胞是大脑皮质的主要投射神经元

13．D　小脑皮质中的颗粒细胞轴突较长向上穿越浦肯野细胞层，进入分子层后呈“T”形分支，称为平行纤维。平行纤维穿行于浦肯野细胞的树突之间，并与之形成大量突触。

14．C　脑室和脊髓中央管腔面被覆有室管膜细胞组成的室管膜上皮。

15．E　脊髓反射活动多数由 3 个以上的神经元协同完成，即感觉神经元、一个以上的中间神经元和运动神经元协同完成。

B 型题

16．D　少突胶质细胞是中枢神经系统的髓鞘形成细胞。

17．E　施万细胞又称为神经膜细胞，是周围神经系统的髓鞘形成细胞，故选择 E。

18．C　星形胶质细胞的突起末端膨大成脚板，贴附于毛细血管基膜外侧，或伸到脑和脊髓表面形成胶质界膜，参与构成血 - 脑屏障。

19．A　参见第 12 题题解。

20．B　参见第 11 题题解。

21．D　参见第 17 题题解。

22．E　卫星细胞又称为被囊细胞。

23．C　小脑浦肯野细胞体积大，细胞体呈梨形。

24．A　脑、脊神经节的神经元属于假单极神经元。

25．B　参见第 18 题题解。

26．E　大脑和小脑的神经元细胞体大部分集中居于浅表，称为皮质。

27．A　中枢神经系统的器官内神经纤维集中存在的区域，称为白质。

28．C　脑干和间脑等处的神经元细胞体及其突起集中呈块状，称为神经核。

29．D　周围神经系统的神经元细胞体及其突起集中分布于神经节。

30．B　中枢神经系统的器官内神经元细胞体及其突起集中处，称为灰质。

31．C　脊髓前角内的神经元均是多极神经元，属于躯体运动神经元。

32．D　脊髓侧角内的神经元是内脏运动神经元。

33．E　脊髓后角内的神经元体积较小，主要接受后根纤维传入的冲动，其轴突在脊髓白质内形成各种上行纤维，向上伸至脑干、小脑和大脑，又称为束细胞。

34．A　自主神经节内的神经元是多极神经元，属于内脏运动节后神经元。

X 型题

35．AD　分布到骨骼肌梭内肌的是 γ 神经元，Renshaw 细胞是抑制 α 神经元的细胞，α 神经元是运动神经元。

36．ADE　浦肯野细胞是小脑皮质内唯一的投射神经元，细胞体位于分子层与颗粒层之间。

37．BCE　小脑皮质的传入纤维包括单胺能纤维、苔藓纤维、攀缘纤维 3 种。

38．ABCE　第一层（分子层）内有水平细胞和星形细胞。

39．ABC　大型锥体细胞位于内锥体细胞层，梭形细胞位于多形细胞层。

40．ABCDE　小脑皮质的神经元包括星形细胞、篮状细胞、浦肯野细胞、颗粒细胞和高尔基细胞 5 种。

41．DE　小脑皮质的分子层较厚，由大量无髓神经纤维和少量星形细胞、篮状细胞组成。

四、问答题

1．试述大脑皮质的基本结构和神经元类型。

答：大脑皮质由大量排列有序的神经元和神经胶质细胞构成。其神经元均为多极神经元，按其形态分为锥体细胞、颗粒细胞和梭形细胞 3 类：①锥体细胞：数量较多，细胞体呈锥体形，从锥体尖端发出一条主树突伸向皮质表面，细胞体底部发出轴突伸至大脑髓质。锥体细胞是大脑皮质主要的传出神经元。②颗粒细胞：数量最多，体积较小，按其外形分为星形细胞、水平细胞和篮状细胞等几种。颗粒细胞是大脑皮质主要的中间神经元。形成了皮质内信息传递的复杂微环路。③梭形细胞：数量较少，主要分布于皮质最深层。细胞体呈梭形，亦属于传出神经元。树突自细胞体的上、下两级发出，上级树突一般伸达皮质表面，下级树突较短，终止于本层。其轴突自下级树突的主干发出，进入髓质，形成投射纤维或联合纤维。

大脑皮质中上述神经元以分层方式排列，由外向内可分为 6 层结构，依次为：分子层、外颗粒层、外锥体细胞层、内颗粒层、内锥体细胞层和多形细胞层。上述各层间无明显分界，大脑皮质的 6 层结构在不同脑区有所差异。

2．试述小脑皮质的基本结构。

答：小脑皮质的神经元分为星形细胞、篮状细胞、浦肯野细胞、颗粒细胞和高尔基细胞 5 种，这 5 种神经元在小脑皮质从表面向内明显排列为 3 层：①分子层：较厚，由大量无髓神经纤维和少量星形细胞、篮状细胞组成。星形细胞体积小、轴突短，位于表浅部；篮状细胞分布于星形细胞深层，其轴突较长，末端呈篮状分支，包绕浦肯野细胞的细胞体并与之形成突触。②浦肯野细胞层：由一层浦肯野细胞水平排列组成。浦肯野细胞体积最大，细胞体呈梨形，其顶端发出数条较粗的主树突，反复分支并伸至分子层；细胞体底部发出轴突，可向下穿越颗粒层进入髓质。浦肯野细胞是小脑皮质唯一的传出神经元。③颗粒层：由密集分布的颗粒细胞和高尔基细胞组成。颗粒细胞体积小，有数条短树突，其轴突较长向上穿越浦肯野细胞层，进入分子层后呈“T”形分支，称为平行纤维。平行纤维穿行于浦肯野细胞的树突之间，并与之形成大量突触。高尔基细胞体积较大，其树突大部分伸入分子层与平行纤维接触，轴突分支密而短，与颗粒细胞的爪状树突形成突触。此外，小脑皮质还存在3种传入纤维，即攀缘纤维、苔藓纤维和单胺能纤维，前两种为兴奋性纤维，后一种为抑制性纤维。

3．试述脑脊膜的组成及结构特点。

答：脑脊膜是指包裹在脑和脊髓外表的结缔组织，对脑、脊髓具有营养、保护作用。脑脊膜由外向内分为3层：①硬膜：为厚而坚韧的致密结缔组织，内表面有一层间皮，间皮与下方的蛛网膜之间有一窄隙，称为硬膜下隙。②蛛网膜：为薄层疏松结缔组织，其下方与软膜间有一空隙，称为蛛网膜下隙，内含脑脊液。蛛网膜可向蛛网膜下隙内延伸，形成许多小梁结构，并与软膜相连。蛛网膜的内、外表面以及小梁的表面均被覆有单层扁平上皮。③软膜：为紧贴于脑和脊髓表面的薄层结缔组织，含丰富毛细血管，可提供脑和脊髓的营养。软膜的外表面被覆有单层扁平上皮。

（岳黎敏）

第十章　循环系统

一、名词解释

1．pericyte（characteristic of structure and function）

2．muscular artery（characteristic of structure and function）

3．elastic artery（characteristic of structure and function）

4．Purkinje fiber（characteristic of structure and function）

二、填空题

1．循环系统包括__________和__________两部分。

2．心血管系统包括__________、__________、__________和__________，是连续而封闭的管道系统。

3．动脉和静脉的管壁由内向外依次分为__________、__________和__________。

4．__________是管径最细、管壁最薄、分布最广的血管，其管壁由__________和__________构成。在这两者之间，还可见到一种扁平有突起的细胞，称为__________，它在血管生长和再生时，可分化为__________、__________和__________。

5．电镜下，根据内皮细胞等结构的不同，可将毛细血管分为 3 种类型，即________、__________和__________。

6．连续毛细血管的内皮不含细胞核的部分较薄，细胞质内含有许多__________，细胞相互连续，细胞间可见_________连接，基膜_________，主要分布在_________、_________、__________和__________等处。

7．有孔毛细血管内皮细胞不含细胞核的部位有许多贯穿细胞全层的__________，细胞间有__________结构，基膜__________，主要分布在__________、__________和__________等处。

8．血窦，也称为__________，其形状不规则，管腔__________，__________上有或无窗孔，__________之间的间隙较大，故又称为__________，__________可不完整或缺如。血窦主要分布在__________、__________、__________和__________。

9．根据管径的大小可将动脉分为__________、__________、__________和__________，其中__________管壁的 3 层结构最为典型。

10．中动脉管壁的中膜富含__________，呈__________分布，故又称为__________动脉。其内膜与中膜交界处有一层连续的弹性蛋白膜，称为__________，膜上有__________，在外膜与中膜交界处，有较密集的弹性纤维组成的__________，中膜与外膜的厚度大致__________。

11．大动脉的中膜有 40 ～ 70 层________，其间有环行的________及少量的________和__________，在管壁的 3 层膜中，__________最厚，该动脉又称为__________。

12．与伴行动脉相比，静脉管壁__________，管腔__________，形状__________，管

壁 3 层的分界常__________。

13．管径在 2mm 以上的静脉，其内膜向管腔凸入形成两个半月形薄片，彼此相对，表面为内皮，内部为结缔组织，这个结构称为__________，作用是__________。

14．大静脉管壁的__________内有许多纵行的平滑肌。

15．心壁主要由__________组织构成，能自主地进行__________收缩，使血液在血管中循环流动。

16．心壁由内向外分为 3 层，分别为__________、__________和__________；其中__________又可分为内皮、内皮下层和心内膜下层。

17．心脏传导系统由特殊的心肌纤维构成，包括__________、__________、__________及其分支，除了__________位于心外膜以外，其余皆位于__________。

18．心脏传导系统的心肌纤维包括以下 3 种细胞，即__________、__________和__________。

19．电镜下观察内皮细胞的 W-P 小体（Weibel-Palade body），可见其内有__________，它能贮存__________。

20．微循环是指__________到__________之间的微细血管的血液循环，微循环是血循环的__________。

三、选择题

A 型题

1．心血管系统各段管壁的共有成分是
   A．内弹性膜
   B．内皮
   C．外弹性膜
   D．平滑肌
   E．间皮

2．中动脉中膜内不含
   A．平滑肌
   B．弹性纤维
   C．胶原纤维
   D．基质
   E．成纤维细胞

3．称为外周阻力动脉的是
   A．大动脉
   B．中动脉
   C．股动脉
   D．肺动脉
   E．小动脉

4．毛细血管管壁中具有分化能力的细胞是
   A．周细胞
   B．内皮细胞
   C．平滑肌细胞
   D．成纤维细胞
   E．网状细胞

5．有孔毛细血管所指的“孔”位于
   A．内皮细胞间隙处
   B．内皮细胞不含核的部分
   C．基膜上
   D．内皮细胞核
   E．内皮细胞游离面

6．以下对连续毛细血管的描述中，哪一项正确
   A．内皮细胞的细胞质内含有少量吞饮小泡，内皮细胞间有紧密连接，基膜完整
   B．内皮细胞的细胞质内含有许多吞饮小泡，内皮细胞间有紧密连接，基膜完整
   C．内皮细胞的细胞质内含有许多吞饮小泡，内皮细胞间有较大间隙，基膜完整
   D．内皮细胞的细胞质内含有许多吞

饮小泡，内皮细胞间有紧密连接，基膜不完整
E．内皮细胞的细胞质内含有少量吞饮小泡，内皮细胞间有较大间隙，基膜完整
7．以下对有孔毛细血管的描述中，哪一项正确
A．内皮细胞的细胞质内含有少量吞饮小泡，内皮细胞间有连接结构，基膜完整
B．内皮细胞的细胞质内含有大量吞饮小泡，内皮细胞间有连接结构，基膜完整
C．内皮细胞的细胞质内含有少量吞饮小泡，内皮细胞间有较大间隙，基膜完整
D．内皮细胞的细胞质内含有少量吞饮小泡，内皮细胞间有连接结构，基膜不完整
E．内皮细胞的细胞质内含有大量吞饮小泡，细胞间无间隙，基膜完整
8．关于浦肯野纤维的描述，哪一项错误
A．是特殊的心肌纤维
B．是神经纤维
C．闰盘发达
D．含肌原纤维少
E．功能是传导冲动
9．连续毛细血管不存在于
A．肾血管球
B．脑组织
C．肌组织
D．肺泡隔
E．结缔组织
10．有孔毛细血管主要分布于
A．结缔组织
B．胃肠黏膜
C．肌组织
D．肺
E．大脑
11．血窦主要分布于
A．肺
B．胃肠黏膜
C．肌组织
D．肝、脾
E．肾血管球
12．以下哪种血管的管壁不具有营养血管
A．大动脉
B．大静脉
C．中动脉
D．中静脉
E．微动脉
13．与动脉相比，关于静脉特点的描述，哪一项错误
A．数量相对较多
B．管壁薄，管腔大
C．外膜通常较中膜厚
D．中膜平滑肌少
E．管壁3层分界清楚
14．以下哪一种器官管壁的中膜与外膜厚度大致相等
A．大动脉
B．大静脉
C．中动脉
D．中静脉
E．毛细血管
15．以下哪一种组织或器官的毛细血管网较为稀疏
A．内分泌腺
B．脾
C．胃肠黏膜
D．肌腱
E．肝
16．以下关于心的描述中，哪一项错误
A．心壁分为心内膜、心肌膜和心外膜
B．心肌膜主要由心肌构成
C．心内膜又分为内皮、内皮下层

和心内膜下层
D．心房肌细胞内可见心房特殊颗粒
E．心骨骼是由透明软骨构成
17．对于心脏传导系统的描述，哪一项错误
A．心脏传导系统由特殊的心肌纤维组成
B．心脏传导系统包括窦房结、房室结、房室束及其分支
C．心脏传导系统均位于心内膜下层
D．心脏传导系统的功能是协调心房和心室按一定节律收缩
E．浦肯野纤维与普通心肌纤维相连续
18．发起心肌兴奋的细胞是
A．浦肯野纤维
B．起搏细胞
C．移行细胞
D．内皮细胞
E．心房肌纤维

B 型题

备选答案（第 19 ~ 23 题）
A．大量环行平滑肌
B．内皮下层较厚
C．明显的内弹性膜
D．较多纵行平滑肌
E．大量弹性膜
19．大动脉中膜含有
20．中动脉中膜含有
21．大静脉外膜含有
22．大动脉内膜含有
23．中动脉内膜含有

备选答案（第 24 ~ 28 题）
A．弹性动脉
B．肌性动脉
C．是浆膜结构
D．心内膜凸向心腔折叠形成的薄片状突起
E．浦肯野纤维
24．中动脉又称为
25．心外膜
26．构成房室束及其分支的是
27．大动脉又称为
28．心瓣膜是

备选答案（第 29 ~ 33 题）
A．内皮细胞上有孔，基膜完整
B．内皮细胞连续，基膜完整
C．内皮细胞间有间隙，基膜不完整
D．管径小于 0.3 mm，中膜仅有 1 ~ 2 层平滑肌
E．管径 0.3 mm ~ 1 mm，中膜厚度与外膜相近
29．小动脉
30．血窦
31．微动脉
32．连续毛细血管
33．有孔毛细血管

X 型题

34．连续毛细血管的特点是
A．内皮细胞的细胞质内有大量吞饮小泡
B．内皮细胞之间有间隙
C．基膜完整
D．内皮细胞之间有紧密连接
E．分布在中枢神经系统和胃肠黏膜内
35．与中动脉比较，中静脉管壁有以下特点
A．3 层膜分界清楚
B．中膜比外膜厚
C．管壁薄，腔大不规则
D．内、外弹性膜不明显
E．有静脉瓣

36．大动脉中膜内有
A．弹性膜
B．环行平滑肌
C．弹性纤维
D．纵行平滑肌
E．营养血管

37．血窦分布于
A．中枢神经系统
B．肺
C．肾上腺皮质
D．肾血管球
E．肝、脾

38．周细胞在血管损伤修复时可分化为
A．内皮细胞
B．胶原纤维
C．成纤维细胞
D．平滑肌细胞
E．弹性纤维

39．有孔毛细血管分布于
A．肝
B．骨髓
C．肾血管球
D．甲状腺
E．胃肠黏膜

40．心脏传导系统中的浦肯野纤维是
A．神经纤维
B．普通的心肌纤维
C．可见于心室的心内膜下层
D．特殊的心肌纤维
E．主要功能是传导兴奋

41．连续毛细血管分布于
A．血脑屏障
B．滤过屏障
C．气血屏障
D．肌组织
E．结缔组织

四、问答题

1．试述毛细血管电镜下的分类、结构及分布。
2．试述中动脉管壁的结构特点。
3．光镜下如何鉴别中动脉和中静脉？

参考答案及难题解析

一、名词解释

1．pericyte（characteristic of structure and function）

答：周细胞。在毛细血管内皮细胞与基膜之间散在分布一种扁平而有突起的细胞，称为周细胞。周细胞的功能还不清楚，有人认为它们是未分化的细胞，在血管损伤修复时，可分化为内皮细胞、平滑肌细胞或成纤维细胞。

2．muscular artery（characteristic of structure and function）

答：肌性动脉。中动脉又称为肌性动脉，其内膜由内皮、内皮下层和内弹性膜构成。中膜由 10 ~ 40 层环形平滑肌组成，平滑肌之间有一些胶原纤维和弹性纤维，又称为肌性动脉。外膜由疏松结缔组织构成，在外膜与中膜交界处可见外弹性膜。中动脉管壁中，平滑肌的收缩和舒张使血管管径缩小或扩大，从而调节分配到身体各部和各器官的血流量。

3．elastic artery（characteristic of structure and function）

答：弹性动脉。大动脉又称为弹性动脉。其内膜由内皮、内皮下层和内弹性膜构成。中膜含 40 ~ 70 层弹性膜，各层弹性膜之间由弹性纤维相连，平滑肌较少，故又称为弹性动脉。外膜由结缔组织构成。大动脉管壁具有较大弹性，心收缩时，近心大动脉管壁扩张，心舒张时，其管壁反弹回缩，使血液持续流动。

4．Purkinje fiber（characteristic of structure and function）

答：浦肯野纤维。又称为束细胞，为心脏传导系统的一部分。浦肯野纤维比心肌纤维短而粗，有1～2个细胞核，核周着色淡，细胞质内肌原纤维较少，线粒体和糖原多。相邻细胞间有发达的闰盘。功能：浦肯野纤维与心肌纤维相连续，将冲动传导至心室各处，使心肌同步收缩。

二、填空题

1．心血管系统，淋巴管系统

2．心脏，动脉，毛细血管，静脉

3．内膜，中膜，外膜

4．毛细血管，内皮细胞，基膜，周细胞，内皮细胞，成纤维细胞，平滑肌细胞

5．连续毛细血管，有孔毛细血管，血窦

6．吞饮小泡，紧密，连续完整，结缔组织，肌组织，肺，中枢神经系统

7．窗孔，紧密连接，连续完整，胃肠黏膜，某些内分泌腺，肾血管球

8．窦状毛细血管，大且不规则，内皮细胞，内皮细胞，不连续毛细血管，基膜，肝，脾，骨髓，一些内分泌腺

9．大动脉，中动脉，小动脉，微动脉，中动脉

10．平滑肌，环行，肌性，内弹性膜，窗孔，外弹性膜，相等

11．弹性膜，平滑肌，胶原纤维，弹性纤维，中膜，弹性动脉

12．薄，较大，不规则，不清楚

13．静脉瓣，防止血液逆流

14．外膜

15．心肌，节律性

16．心内膜，心肌膜，心外膜，心内膜

17．窦房结，房室结，房室束，窦房结，心内膜下层

18．起搏细胞，移行细胞，浦肯野纤维

19．平行细管，vWF

20．微动脉，微静脉，基本功能单位

三、选择题

A 型题

1．B　心血管各段的腔面都衬有内皮。

2．E　一般认为，中动脉中膜中无成纤维细胞，中膜内的纤维和基质是由平滑肌细胞分泌的。

3．E　小动脉和微动脉的舒缩，能显著地调节器官和组织内的血流量，外周阻力的变化主要取决于小动脉和微动脉的收缩程度，因此小动脉和微动脉又称为外周阻力血管。

4．A　一般认为，周细胞是一种未分化的细胞，在血管损伤修复时可分化为内皮细胞、平滑肌细胞或成纤维细胞。

5．B　有孔毛细血管内皮细胞不含细胞核的部分很薄，有许多贯穿细胞全层的窗孔。

6．B　连续毛细血管内皮细胞的细胞质中含有许多吞饮小泡，细胞之间有紧密连接，基膜连续完整，故应选 B。

7．A　有孔毛细血管的内皮细胞相互连续，细胞间有紧密连接，基膜连续完整。内皮细胞不含细胞核的部分很薄，有许多贯穿细胞全层的窗孔，细胞质中可含有少量的吞饮小泡，故应选 A。

8．B　浦肯野纤维是特殊的心肌纤维，这种细胞比普通心肌纤维短而粗，细胞质内肌原纤维较少，相邻细胞之间闰盘发达，其功能主要是将冲动快速传至心室各处。

9．A　连续毛细血管主要分布于结缔组织、肌组织、肺和中枢神经系统等处。有孔毛细血管分布于肾血管球。

10．B　分布于胃肠黏膜的是有孔毛细血管。连续毛细血管主要分布于结缔组织、肌组织、肺和中枢神经系统等处。

11．D　分布于肝、脾的是血窦；分布于肺和肌组织的是连续毛细血管；分布于胃肠黏膜和肾血管球的是有孔毛细血管。

12．E　一般认为，管径 1 mm 以上的动脉和静脉管壁中，都分布有营养血管。

13．E　与伴行的动脉比较，静脉的数量多，管壁薄，管腔大而不规则。管壁 3 层膜的分界常不清楚，其中平滑肌较少，且外膜通常比中膜厚。

14．C　中动脉管壁的中膜与外膜的厚度大致相等。大动脉管壁的中膜较外膜厚。中静脉和大静脉管壁的外膜较中膜厚。毛细血管管壁很薄，主要由内皮细胞和基膜构成。

15．D　肌腱处毛细血管网较稀疏；肝、脾、内分泌腺和胃肠黏膜等处毛细血管丰富。

16．E　致密的胶原纤维束构成心骨骼。

17．C　心脏传导系统中，除窦房结位于右心房心外膜深部外，其余各部分均分布于心内膜下层。因此不能说心脏传导系统均位于心内膜下层。

18．B　起搏细胞位于窦房结和房室结，是心肌兴奋的起搏点。

B 型题

19．E　大动脉中膜含大量弹性膜。

20．A　中动脉中膜含大量环形平滑肌。

21．D　大静脉外膜含较多纵形平滑肌束。

22．B　大动脉内膜的内皮下层较厚。

23．C　中动脉内膜的内弹性膜明显，其作为内膜与中膜的分界。

24．B　中动脉又称为肌性动脉。

25．C　心外膜是浆膜，其外表面被覆间皮，间皮下是结缔组织。

26．E　浦肯野纤维组成房室束及其分支。

27．A　大动脉又称为弹性动脉。

28．D　心瓣膜是心内膜凸向心腔折叠形成的薄片状突起。

29．E　小动脉的管径一般为 0.3 ～ 1 mm，中膜与外膜厚度接近。

30．C　血窦的内皮细胞之间有较大的间隙，基膜可不完整。

31．D　微动脉的管径小于 0.3 mm，中膜仅有 1 ～ 2 层平滑肌。

32．B　连续毛细血管的内皮细胞相互连续，基膜连续完整。

33．A　有孔毛细血管管壁上，内皮细胞不含细胞核的部分很薄，有许多贯穿细胞全层的窗孔，基膜连续完整。

X 型题

34．ACD　连续毛细血管的内皮细胞之间无间隙，胃肠黏膜内分布的是有孔毛细血管。

35．CDE　中静脉管壁 3 层分界不清，外膜比中膜厚。

36．ABC　大动脉中膜内无纵行平滑肌和营养血管。

37．CE　中枢神经系统和肺中分布着连续毛细血管，肾血管球分布着有孔毛细血管。

38．ACD　一般认为，在血管损伤修复时，周细胞可以分化为内皮细胞、平滑肌细胞或成纤维细胞。

39．CDE　肝和骨髓中分布着血窦。

40．CDE　浦肯野纤维是特殊的心肌纤维，分布于心室的心内膜下层，其主要功能是传导兴奋。

41．ACDE　参与构成滤过屏障的是有孔毛细血管。

四、问答题

1．试述毛细血管电镜下的分类、结构及分布。

答：电镜下，毛细血管可分为连续毛细血管、有孔毛细血管和血窦 3 类。3 类毛细血管的结构特点及分布，列表比较如下：

	连续毛细血管	有孔毛细血管	血窦
内皮细胞	细胞质内吞饮小泡丰富	细胞不含细胞核的部分有许多贯穿细胞全层的窗孔，孔上有或无隔膜封闭	细胞上有或无窗孔，细胞之间的间隙较大
细胞间的紧密连接	有	有	无
基膜	连续完整	连续完整	连续，或不连续，或缺如
分布	结缔组织、肌组织、肺、中枢神经系统等处	胃肠黏膜、某些内分泌腺、肾血管球等处	肝、脾、骨髓、某些内分泌腺

2．试述中动脉管壁的结构特点。

答：中动脉由内膜、中膜和外膜组成，3 层分界明显。内膜：又分为内皮、内皮下层和内弹性膜。内皮为单层扁平上皮，内皮下层较薄，为少量结缔组织，含少量胶原纤维、弹性纤维和纵行平滑肌。内弹性膜由弹性蛋白组成，较明显，切片上，因弹性膜收缩，常呈波浪状。中膜：较厚，主要由 10 ~ 40 层平滑肌组成，平滑肌之间有少量弹性纤维和胶原纤维，故中动脉又称为肌性动脉。外膜：与中膜厚度相近，由疏松结缔组织构成，含血管、淋巴管和神经。多数中动脉的外膜与中膜交界处可见外弹性膜，由密集的弹性纤维组成。

3．光镜下如何鉴别中动脉和中静脉？

答：光镜下，中动脉管壁厚，管腔小而规则；管壁 3 层分界清楚；内、外弹性膜明显；中膜较厚，由 10 ~ 40 层平滑肌构成，外膜与中膜厚度相近。中静脉管壁薄，管腔大而不规则；管壁 3 层分界不清；内、外弹性膜不明显；中膜仅有少量平滑肌，较薄，外膜比中膜厚，外膜中可见少量纵行平滑肌束。

（梁元晶）

第十一章　免疫系统

一、名词解释

1．thymic corpuscle（location and structure）
2．blood-thymus barrier（definition，structure and function）
3．high endothelial venule（location，structure and function）
4．recirculation of lymphocyte（definition and function）
5．mononuclear phagocytic system（definition and function）
6．periarterial lymphatic sheath（location and structure）
7．paracortical zone（another name，structure and function）
8．cortical sinus（definition，structure and function）

二、填空题

1．免疫系统由________、________和________构成，具有________、________和________功能。

2．免疫系统发挥功能的生物学基础是所有体细胞表面都有________分子，此分子分为________和________类分子。前者分布于所有细胞，后者仅分布于某些免疫细胞。

3．单核吞噬细胞系统包括________、________、________和________等细胞。

4．抗原呈递细胞有________、________、________和________等细胞。

5．淋巴组织分为________和________两种。

6．弥散淋巴组织内有________，是淋巴细胞从血液进入淋巴组织的重要通道。

7．淋巴小结分为________和________两种，后者具有________。

8．淋巴结的副皮质区位于________，属于________组织，其淋巴细胞主要为________，故又称为________。

9．皮质淋巴窦包括________和________。

10．淋巴结具有________和________的功能。

11．脾具有________、________和________的功能。

12．扁桃体包括________、________和________。

13．淋巴组织以________为支架，网孔内充满大量________及其他免疫细胞，是________的场所。

14．淋巴结的浅层皮质含有________及其之间的________，为________细胞区。

15．淋巴结皮质由 3 部分构成：即________、________和________；淋巴结髓质由两部分构成：即________和________。

16．淋巴结副皮质区位于皮质深层，是主要以________细胞聚集而成的________淋巴组织，是________依赖区。该区常含有特殊的血管，即高内皮的________静脉，是血液内淋巴细胞进入淋巴组织的重要通道。

17．动脉周围淋巴鞘，是围绕着__________动脉的淋巴组织，呈套状，相当于淋巴结内的__________区，为胸腺依赖区，含有大量__________细胞及巨噬细胞、交错突细胞。

18．脾小体即淋巴小结，由大量__________细胞组成。

19．脾血窦的窦壁由纵行排列的__________状内皮细胞围成，其外为__________和少量__________纤维。内皮细胞间有较宽的__________，窦壁呈栅栏形多孔状，故脾索内的__________细胞可经此进入血窦。

20．脾边缘区位于__________和__________交界区，中央动脉侧支发出的毛细血管的末端在此区膨大，形成__________，它是血内淋巴细胞进入脾淋巴组织的重要通道。同时边缘区是脾内识别和捕捉__________、引发__________的重要部位。

三、选择题

A 型题

1．T 细胞参与的免疫是
A．细胞免疫
B．体液免疫
C．先天性免疫
D．获得性免疫
E．以上均正确

2．不属于胸腺基质细胞的是
A．胸腺上皮细胞
B．巨噬细胞
C．胸腺树突状细胞
D．胸腺细胞
E．嗜酸性粒细胞

3．不属于次级淋巴小结的结构是
A．小结帽
B．生发中心
C．明区
D．亮区
E．暗区

4．胸腺细胞即
A．不同发育阶段的 T 细胞
B．不同发育阶段的 B 细胞
C．浆细胞
D．不同功能状态的 NK 细胞
E．不同功能状态的巨噬细胞

5．髓窦是指
A．位于脾红髓的淋巴窦
B．位于淋巴结髓质的血窦
C．位于淋巴结髓质的淋巴窦
D．位于脾红髓的血窦
E．位于骨髓的窦腔

6．被膜较厚，内含平滑肌纤维的淋巴器官是
A．扁桃体
B．脾
C．胸腺
D．淋巴结
E．淋巴小结

7．体液免疫应答时，淋巴结内增多变大的结构是
A．胸腺依赖区
B．淋巴小结
C．副皮质区
D．髓索
E．髓窦

8．对淋巴小结的描述，哪一项错误
A．又称为淋巴滤泡
B．主要由密集的 B 细胞组成
C．呈球状
D．有时有明显的生发中心和小结帽
E．该区的抗原呈递细胞是交错突细胞

9．淋巴结皮质结构中，不包括哪一项
A．淋巴小结
B．副皮质区
C．毛细血管后微静脉
D．皮质淋巴窦
E．被膜

10．淋巴结内发生细胞免疫应答时，结

构明显增大的是
A．浅层皮质
B．副皮质区
C．髓索
D．淋巴窦
E．毛细血管后微静脉

11．淋巴结内发生体液免疫应答的场所在
A．浅层皮质
B．副皮质区
C．脾索
D．淋巴窦
E．毛细血管后微静脉

12．淋巴结内淋巴窦的结构中，哪一项**错误**
A．窦壁有内皮、薄层基质、扁平形网状细胞
B．窦壁上有大量网孔
C．窦腔内有巨噬细胞附着或游走
D．与髓窦相比，皮质淋巴窦中巨噬细胞更多
E．髓窦汇集形成输出淋巴管

13．脾的红髓是指
A．脾窦和脾小体
B．脾索和动脉周围淋巴鞘
C．脾索和脾窦
D．脾小体和边缘区
E．脾窦和边缘区

14．淋巴结滤过淋巴清除抗原的细胞主要是
A．淋巴窦壁内皮细胞
B．网状细胞
C．B细胞
D．浆细胞
E．巨噬细胞

15．关于周围淋巴器官，哪一项**错误**
A．包括胸腺、淋巴结、脾、扁桃体
B．其中的T细胞成熟于胸腺
C．其中的B细胞成熟于骨髓
D．T细胞和B细胞的活化增殖受抗原刺激
E．是免疫应答的场所

16．胸腺的特征性结构是
A．脾小体
B．胸腺小体
C．白髓
D．动脉周围淋巴鞘
E．小梁

17．单核吞噬细胞系统**不包含**哪种细胞
A．小胶质细胞
B．单核细胞
C．巨噬细胞
D．中性粒细胞
E．肺巨噬细胞

B型题

备选答案（第18～22题）
A．B细胞区
B．T细胞区
C．主要含浆细胞、B细胞和巨噬细胞
D．富含弹性纤维
E．脂肪组织

18．淋巴结浅层皮质
19．淋巴结副皮质区
20．脾小体
21．淋巴结髓索
22．脾动脉周围淋巴鞘

备选答案（第23～27题）
A．淋巴组织
B．淋巴小结
C．动脉周围淋巴鞘
D．副皮质区
E．毛细血管后微静脉

23．富含B细胞的球形淋巴组织
24．富含淋巴细胞的网状组织
25．淋巴结内富含T细胞的弥散淋巴组织

26．血液内淋巴细胞进入淋巴组织的重要通道
27．是脾内的胸腺依赖区

备选答案（第 28 ～ 32 题）
A．长杆状内皮细胞
B．立方形内皮细胞
C．扁平状内皮细胞
D．扁平状网状细胞
E．胸腺上皮细胞
28．构成胸腺的微细支架
29．被覆在淋巴窦内皮外面
30．被覆在毛细血管后微静脉内面
31．被覆在淋巴窦的内面
32．被覆在脾血窦的内面

备选答案（第 33 ～ 39 题）
A．胸腺
B．骨髓
C．淋巴结
D．脾
E．扁桃体
33．培育 B 细胞的器官
34．培育 T 细胞的器官
35．具有滤过淋巴液和免疫应答的功能
36．具有隐窝结构
37．具有滤血、免疫应答、储血、造血功能
38．具有杆状内皮的血窦
39．具有皮质淋巴窦和髓质淋巴窦

X 型题

40．胸腺上皮细胞可分泌
A．胸腺素
B．胸腺生成刺激素
C．胸腺生成抑制素
D．胸腺刺激素
E．胸腺生成素
41．参与构成血 - 胸腺屏障的结构
A．连续毛细血管内皮
B．内皮外基膜
C．血管周隙
D．上皮基膜
E．胸腺上皮细胞
42．参与构成脾白髓的结构
A．脾小体
B．脾索
C．脾血窦
D．动脉周围淋巴鞘
E．边缘区
43．脾血窦的结构特点是
A．形态不规则，互连成网
B．血窦壁如多孔隙的栅栏
C．由长杆状内皮细胞围成
D．内皮外有不完整的基膜及网状纤维
E．内皮细胞间有 0.2 ～ 0.5 μm 宽的间隙
44．属于单核吞噬细胞系统的细胞
A．巨噬细胞
B．破骨细胞
C．小胶质细胞
D．单核细胞
E．淋巴细胞
45．抗原呈递细胞包括
A．巨噬细胞
B．树突状细胞
C．网状细胞
D．中性粒细胞
E．面纱细胞
46．T 细胞的特点是
A．来源于胸腺
B．在骨髓内受抗原的刺激而增殖分化
C．外周血中较少
D．主要分布于脾动脉周围淋巴鞘
E．主要分布于淋巴结副皮质区
47．淋巴小结的生发中心含有
A．B 细胞
B．交错突细胞
C．滤泡树突状细胞

D．巨噬细胞
E．网状细胞

48．下列哪些器官含有淋巴小结
A．脾
B．扁桃体
C．淋巴结
D．胸腺
E．阑尾

49．淋巴结的功能包括
A．淋巴干细胞分化发育场所
B．滤过淋巴液
C．清除淋巴中的抗原物质
D．产生效应淋巴细胞
E．参与免疫应答

50．脾的功能包括
A．淋巴干细胞分化发育场所
B．清除衰老的血细胞
C．滤过血液
D．产生浆细胞
E．参与免疫应答

51．脾血窦的特征是
A．内皮细胞呈长杆状
B．内皮细胞体上有较多窗孔
C．内皮细胞之间的间隙大
D．内皮外侧巨噬细胞较多
E．内皮基膜不连续

52．胸腺的结构与功能包括
A．皮质内的胸腺细胞比髓质内密集
B．胸腺上皮细胞分泌胸腺生成素
C．髓质内无成熟的胸腺细胞
D．胸腺细胞有 95% 被选择性灭活
E．胸腺小体位于胸腺髓质

53．胸腺形态结构特征包括
A．被膜表面覆有间皮
B．上皮细胞构成实质内微细支架
C．实质含许多不完全胸腺小叶
D．每个小叶都含有皮质和髓质
E．皮质和髓质交界部有毛细血管后微静脉

四、问答题

1．单核吞噬细胞系统的定义、细胞组成及分布。
2．试述淋巴结的光镜结构特点。
3．试述脾的光镜结构特点。
4．简述 T 细胞在胸腺内的成熟过程。
5．简述脾的血液循环特点和功能意义。

参考答案及难题解析

一、名词解释

1．thymic corpuscle（location and structure）

答：胸腺小体。是胸腺髓质的特征性结构。由胸腺上皮细胞呈同心圆状排列而成，外周的上皮细胞核明显，可见分裂象；近小体中心的上皮细胞核渐退化；小体中心的上皮细胞已完全角质化，呈嗜酸性染色，有的已破碎，呈均质透明状。

2．blood-thymus barrier（definition，structure and function）

答：血 - 胸腺屏障。血液内的大分子物质不能进入胸腺皮质，胸腺皮质的毛细血管及其周围结构具有屏障作用，称为血 - 胸腺屏障。由下列结构组成：连续毛细血管及其内皮细胞间完整的紧密连接，内皮周围连续的基膜，血管周隙（内含巨噬细胞），上皮基膜，连续的胸腺上皮细胞。

3．high endothelial venule（location，structure and function）

答：高内皮微静脉。又称为毛细血管后微静脉，分布于弥散淋巴组织。其内皮为柱状，是淋巴细胞从血液进入淋巴组织的重要通道。

4．recirculation of lymphocyte（definition and function）

答：淋巴细胞再循环。外周淋巴器官和淋巴组织内的淋巴细胞可经过淋巴管进入血液，循环于全身，又可通过弥散淋巴组织的毛细血管后微静脉再返回淋巴器官或淋巴组织，如此周而复始，这种现象称为淋巴细胞再循环。

5．mononuclear phagocytic system（definition and function）

答：单核吞噬细胞系统。单核细胞和由其分化而来的具有吞噬功能的细胞统称为单核吞噬细胞系统。

6．periarterial lymphatic sheath（location and structure）

答：动脉周围淋巴鞘。脾中央动脉周围有厚层弥散淋巴组织，由大量T细胞、少量巨噬细胞与交错突细胞等构成，称为动脉周围淋巴鞘。

7．paracortical zone（another name，structure and function）

答：副皮质区。又称为胸腺依赖区或深层皮质。主要是由含大量T细胞的弥散淋巴组织组成，还含有少量交错突细胞、巨噬细胞和少量B细胞等。当机体执行细胞免疫应答时，该区细胞大量增殖，细胞密集，区域扩大。此区常有毛细血管后微静脉通过，是血液内淋巴细胞进入淋巴组织的重要通道。

8．cortical sinus（definition，structure and function）

答：皮质淋巴窦。指位于淋巴结皮质的淋巴窦，包括被膜下窦和小梁周窦。扁平的内皮细胞围成窦壁，内皮细胞外有薄层基板、少量网状纤维和一层扁平的网状细胞。窦腔内有星状的内皮细胞支撑，巨噬细胞附着或游离于窦壁上或窦腔内。功能：滤过淋巴液，接受输入淋巴管的淋巴液并将其引流入髓质淋巴窦。

二、填空题

1．淋巴器官，淋巴组织，免疫细胞，免疫防御，免疫监视，免疫稳定

2．主要组织相容性复合，MHC-Ⅰ，MHC-Ⅱ

3．巨噬细胞，破骨细胞，小胶质细胞，尘细胞

4．交错突细胞，面纱细胞，郎格汉斯细胞，间质树突状细胞

5．弥散淋巴组织，淋巴小结

6．高内皮微静脉

7．初级淋巴小结，次级淋巴小结，生发中心

8．皮质深层，弥散淋巴，T细胞，胸腺依赖区

9．被膜下窦，小梁周窦

10．滤过淋巴，免疫应答

11．滤血，免疫应答，造血

12．腭扁桃体，咽扁桃体，舌扁桃体

13．网状组织，淋巴细胞，免疫应答

14．淋巴小结，弥散淋巴，B
15．浅层皮质，副皮质区，皮质淋巴窦，髓索，髓窦
16．T，弥散，胸腺，毛细血管后微
17．中央，弥散，副皮质，T
18．B
19．杆，基膜，网状，间隙，血
20．红髓，白髓，边缘窦，抗原，免疫应答

三、选择题

A 型题

1．A　T 细胞参与细胞免疫；B 细胞参与体液免疫。

2．D　胸腺上皮细胞、胸腺树突状细胞、巨噬细胞、嗜酸性粒细胞、肥大细胞、成纤维细胞构成胸腺基质细胞；胸腺细胞指不同分化发育阶段的 T 细胞。

3．D　淋巴小结受抗原刺激后产生生发中心，成为次级淋巴小结，生发中心可分为深部的暗区和浅部的明区，生发中心的周边有一层密集的小淋巴细胞，着色较深，形似新月，称为小结帽。

4．A　胸腺细胞即胸腺内处于不同发育阶段的 T 细胞。

5．C　淋巴结髓质由髓索和髓窦组成。髓窦与皮质淋巴窦的结构相似。

6．B　脾的被膜较厚，由富含弹性纤维及平滑肌纤维的致密结缔组织构成。

7．B　淋巴小结含大量 B 细胞，B 细胞参与体液免疫。

8．E　淋巴小结生发中心的抗原呈递细胞是滤泡状树突细胞，胸腺依赖区的抗原呈递细胞是交错突细胞。

9．E　淋巴结皮质由浅层皮质、副皮质区和皮质淋巴窦组成。副皮质区内分布有毛细血管后微静脉。

10．B　淋巴结内的胸腺依赖区是副皮质区，主要分布着 T 细胞，在抗原刺激下增殖，参与机体的细胞免疫应答。

11．A　浅层皮质主要分布着 B 细胞，在抗原刺激下增殖并形成淋巴小结，是发生体液免疫应答的场所。

12．D　淋巴结内髓窦的结构与皮质淋巴窦类似，但窦腔更宽阔，巨噬细胞更丰富，过滤淋巴液的能力更强。

13．C　脾红髓由脾索和脾窦构成。

14．E　巨噬细胞或附着于淋巴窦壁或游离于窦腔中，当淋巴液经过时，如有抗原存在，巨噬细胞可以进行吞噬清理，并进一步引起免疫应答反应，起到过滤淋巴液的作用。

15．A　胸腺属于中枢淋巴器官。

16．B　胸腺小体位于胸腺髓质，是胸腺的特征性结构。

17．D　单核吞噬细胞系统是指单核细胞和来源于血液单核细胞，具有吞噬功能的细胞群体，对机体起到防御保护作用。中性粒细胞是血液白细胞的一种，也具有吞噬和防御保护作用，但不属于单核吞噬细胞系统。

B 型题

18．A　淋巴结浅层皮质包括淋巴小结和小结之间的弥散淋巴组织，主要由 B 细胞组成。

19．B　淋巴结副皮质区主要由 T 细胞组成。

20．A　脾小体即淋巴小结，主要由 B 细胞组成。

21．C　淋巴结髓索主要由 B 细胞组成，还可见浆细胞和巨噬细胞。

22．B　脾动脉周围淋巴鞘主要由 T 细胞组成。

23．B　淋巴小结为球形小体，含大量 B 细胞和一定量的 Th 细胞和滤泡树突状细胞等。

24．A　淋巴组织以网状组织为支架，网孔内充满大量淋巴细胞。

25．D　淋巴结副皮质区为弥散淋巴组织，主要由 T 细胞组成。

26．E　毛细血管后微静脉是淋巴细胞从血液进入淋巴组织的重要通道。

27．C　动脉周围淋巴鞘主要由 T 细胞组成，相当于淋巴结的副皮质区，是胸腺依赖区。

28．E　胸腺以胸腺上皮细胞为支架。

29．D　淋巴窦壁内皮外有薄层基质、少量网状纤维和一层扁平的网状细胞。

30．B　毛细血管后微静脉内皮为立方形细胞。

31．C　淋巴窦壁由扁平的内皮细胞围成。

32．A　脾血窦壁由长杆状的内皮细胞沿长轴排列而成。

33．B　骨髓是淋巴干细胞增殖、分化成 B 细胞的场所。

34．A　胸腺是淋巴干细胞增殖、分化成 T 细胞的场所。

35．C　淋巴结具有滤过淋巴液和参与机体免疫应答的功能。

36．E　扁桃体上皮深陷形成隐窝。

37．D　脾具有滤过血液、贮存血液、造血和参与免疫应答的功能。

38．D　参见第 32 题题解。

39．C　淋巴结具有皮质淋巴窦和髓质淋巴窦。

X 型题

40．AE　胸腺上皮细胞能分泌胸腺素和胸腺生成素。

41．ABCDE　血 - 胸腺屏障由下列结构组成：连续毛细血管及其内皮细胞间完整的紧密连接，内皮周围连续的基膜，血管周隙（内含巨噬细胞），上皮基膜，连续的胸腺上皮细胞。

42．AD　脾白髓由动脉周围淋巴鞘和脾小体构成。

43．ABCDE　5 个答案描述均是脾血窦的结构特点。

44．ABCD　单核吞噬细胞系统指单核细胞和来源于单核细胞具有吞噬功能的细胞群体。包括单核细胞、巨噬细胞、破骨细胞、小胶质细胞，不包括淋巴细胞。

45．ABE　抗原呈递细胞指能够捕获和处理抗原，并将抗原呈递给 T 细胞，激发 T 细胞活化和增殖的一类细胞。主要有树突状细胞、巨噬细胞等，没有网状细胞和中性粒细胞。

46．ADE　T 细胞产生于胸腺，在血液中约占淋巴细胞总数的 75%。主要分布于脾动脉周围淋巴鞘及淋巴结副皮质区。

47．ACDE　生发中心分为暗区和明区。暗区主要由较大而幼稚的 B 细胞构成。明区主要由中等大的 B 细胞、滤泡树突状细胞和巨噬细胞构成。网状组织构成淋巴组织的支架，网状组织由网状细胞和网状纤维构成。

48．ABCE　脾白髓由动脉周围淋巴鞘和淋巴小结构成。扁桃体黏膜固有层有大量淋巴小结。淋巴结浅层皮质中含淋巴小结。胸腺中无淋巴小结。阑尾黏膜固有层内有大量淋巴小结。

49．BCDE　中枢淋巴器官为淋巴干细胞分化发育的场所，淋巴结属于外周淋巴器官。淋巴结功能为滤过淋巴液，清除淋巴中的抗原物质，抗原进入淋巴结后，副皮质区明显扩大，效应 T 淋巴细胞输出增多，引发细胞免疫。B 细胞接触抗原后，淋巴小结增多增大，髓索中浆细胞增多，体液免疫应答发生。

50．BCDE　中枢淋巴器官为淋巴干细胞分化发育场所，脾属于外周淋巴器官。脾的功能为滤血，清除衰老的血细胞，主要是红细胞。体液免疫应答时淋巴小结增多增大，浆细胞增多。脾参与细胞免疫和体液免疫应答。

51．ACDE　脾血窦由长杆状的内皮细胞和不完整的基膜围成，细胞间隙甚大，血窦外侧有较多巨噬细胞。

52．ABDE　胸腺皮质内胸腺细胞密集，髓质内含上皮细胞较多。胸腺上皮细胞能分泌胸腺素和胸腺生成素。在发育中的胸腺细胞仅 5% 能分化为初始 T 细胞，约 95% 被淘汰而凋亡。成熟的 T 细胞从髓质输出。胸腺小体是胸腺髓质的特征性结构。

53．BCDE　胸腺表面有被膜，被膜结缔组织深入实质形成小叶间隔，将实质分隔成不完全分离的胸腺小叶。每个小叶都有皮质和髓质两部分，皮髓质交界处汇合有毛细血管后微静脉。胸腺上皮细胞构成胸腺实质微细支架。

四、问答题

1．单核吞噬细胞系统的定义、细胞组成及分布。

答：单核吞噬血细胞系统是单核细胞和由其分化而来的具有强大吞噬能力的一类细胞。包括：分布于结缔组织和免疫系统的巨噬细胞、骨组织的破骨细胞、肝的巨噬细胞即库普弗细胞、肺的巨噬细胞即尘细胞、皮肤的郎格汉斯细胞、神经组织的小胶质细胞等。

2．试述淋巴结的光镜结构特点。

答：淋巴结表面有致密结缔组织构成的被膜，被膜的结缔组织深入实质，形成小梁。淋巴结的实质分为皮质和髓质两部分。

（1）皮质：由浅层皮质、副皮质区和皮质淋巴窦构成。浅层皮质为淋巴小结和小结之间的弥散淋巴组织，富含 B 细胞；副皮质区位于皮质深层，富含 T 细胞，有许多高内皮微静脉；皮质淋巴窦包括被膜下窦和小梁周窦。

（2）髓质：由髓索和其间的髓窦组成。髓索是相互连接的索条状淋巴组织，主要含浆细胞、B 细胞和巨噬细胞；髓窦腔较大，腔内巨噬细胞较多。

3．试述脾的光镜结构特点。

答：脾表面被膜较厚，由富含弹性纤维和平滑肌纤维的致密结缔组织构成。被膜的结缔组织深入脾实质形成小梁，构成脾的粗支架。脾的实质分为白髓、红髓和边缘区。

（1）白髓：由动脉周围淋巴鞘和脾小体构成。动脉周围淋巴鞘是位于中央动脉周围的淋巴组织。主要含有大量 T 细胞，属于胸腺依赖区，同时含有巨噬细胞和交错突细胞等，但无毛细血管后微静脉。脾小体即淋巴小结，主要有大量 B 细胞组成。

（2）红髓：由脾索和脾血窦组成。脾索为相邻脾窦之间的淋巴组织，网状组织构成支架，网孔中含有 B 细胞、血细胞、巨噬细胞和浆细胞。脾血窦腔大、不规则，相互通连成网。窦壁由长杆状的内皮细胞沿长轴排列而成。

（3）边缘区：是白髓向红髓移行的区域，含有大量的巨噬细胞和 T、B 细胞。

4．简述T细胞在胸腺内的成熟过程。

答：骨髓淋巴干细胞在胸腺皮、髓质交界区经血液进入胸腺，迁移至被膜下区发育为体积较大、具有强烈分裂能力的早期胸腺细胞群。这些细胞在胸腺微环境中不断发育分化、成熟为处女型T细胞，并由胸腺皮质迁移至髓质。其发育成熟通过两种方式：①各类胸腺上皮细胞与发育中的胸腺细胞直接接触，相互作用；②胸腺上皮细胞、巨噬细胞等分泌的活性物质的作用。发育成熟的T细胞仅有5%左右，经血管或淋巴管离开胸腺，在周围淋巴器官、淋巴组织的胸腺依赖区执行细胞免疫应答。90%以上的未成熟细胞都会凋亡，被巨噬细胞清除。

5．简述脾的血液循环特点和功能意义。

答：脾血液循环的特点：一是开放式，二是脾血窦通透性高。血液开放式流进脾组织，经脾索、边缘区等进行过滤，经脾白髓等部位进行免疫应答等功能，然后通过血窦壁内皮细胞之间的间隙回流到静脉，离开脾。这一特点为脾有效的过滤血液提供了结构基础。

（丁晓慧）

第十二章　皮　肤

一、名词解释

1．melanin granule（characteristic of structure and function）
2．Langerhans cell（characteristic of structure and function）
3．Merkel cell（characteristic of structure and function）
4．dermal papilla（characteristic of structure and function）
5．arrestor pilli muscle（characteristic of structure and function）

二、填空题

1．皮肤由__________和__________组成，借__________与深层组织相连。

2．表皮中有保护和防御作用的结构是__________、__________和__________。

3．表皮由角化的__________构成，它包括__________细胞和__________细胞。

4．表皮的角质形成细胞从基底面到游离面分为 5 层，依次为__________、__________、__________、__________和__________。

5．表皮的非角质形成细胞包括__________、__________和__________。

6．黑素细胞具有合成__________的功能；朗格汉斯细胞的功能与__________有关；梅克尔细胞可能是一种__________细胞。

7．真皮位于表皮的__________，向下与__________相连。真皮可分为__________层和__________层。

8．露在皮肤外面的毛称为__________，埋在皮肤内的称为__________，包围毛根的组织称为__________。

9．毛囊由内层的__________和外层的__________组成。

10．毛根和毛囊下端融合形成膨大的__________，是毛和毛囊的__________。

11．毛球的底面向内__________，结缔组织突入其中，形成__________，内含丰富的__________和__________，具有营养作用。

12．皮脂腺位于__________和__________之间；由__________和__________组成，皮脂腺的发育和分泌受__________激素和__________激素的调节。

13．根据分泌方式、分泌物的性质以及腺体所在的部位，汗腺分为____________和____________。

14．指甲的外露部分称为__________，它下面的组织称为__________。

三、选择题

A 型题

1．组成表皮的两类细胞是
　A．角质形成细胞和朗格汉斯细胞
　B．角质形成细胞和黑素细胞
　C．角质形成细胞和非角质形成细胞
　D．角质形成细胞和梅克尔细胞

E．非角质形成细胞和黑素细胞

2．与表皮再生有关的是

A．基底层

B．棘层

C．颗粒层

D．透明层

E．角质层

3．表皮中具有强嗜碱性的是哪一层

A．角质层

B．颗粒层

C．透明层

D．棘层

E．基底层

4．含有透明角质颗粒的是

A．角质层

B．颗粒层

C．透明层

D．棘层

E．基底层

5．有关皮肤的描述，哪一项错误

A．由表皮和真皮组成

B．真皮分为乳头层和网织层

C．网织层含粗大的胶原纤维束

D．皮肤附属器由真皮衍生而来

E．皮肤借皮下组织与深部组织相连

6．表皮基底层细胞主要特点是

A．细胞质含有丰富的游离核蛋白体和透明角质颗粒

B．细胞质含有很多的张力纤维和透明角质颗粒

C．细胞质中游离核蛋白体、张力纤维和透明角质颗粒均少

D．细胞质含有丰富的游离核蛋白体和少量的张力原纤维

E．细胞质内含丰富的板层颗粒

7．表皮棘层细胞的特点是

A．嗜碱性的矮柱状细胞

B．细胞质含有很多游离核蛋白体的多边形细胞

C．有丝分裂细胞多

D．相邻细胞的棘状突起以胞突相通

E．相邻细胞的突起以桥粒相接

8．关于颗粒层细胞的描述中，哪一项错误

A．含有许多透明角质颗粒

B．透明角质颗粒无膜包裹

C．透明角质颗粒的内容物释放到细胞间隙中

D．含有很多板层颗粒

E．细胞核和细胞器渐趋退化

9．下列哪项不是表皮角质细胞的结构特点

A．细胞质内含有椭圆形的黑素体

B．无细胞核

C．无细胞器

D．细胞膜增厚

E．细胞质中充满角蛋白丝和均质状物质

10．人表皮角质形成细胞更新的周期为

A．3 ~ 4 天

B．3 ~ 4 周

C．3 ~ 4 月

D．3 ~ 4 年

E．3 ~ 4 小时

11．关于黑素细胞的描述，哪一项错误

A．有多个细胞突起

B．细胞质含有黑素体

C．细胞体位于表皮棘层

D．黑素体内有酪氨酸酶

E．可把黑素颗粒转移到角质形成细胞

12．关于朗格汉斯细胞的描述，哪一项错误

A．分散在表皮棘细胞之间

B．细胞质内含有伯贝克颗粒

C．伯贝克颗粒参与抗原的处理

D．由 B 细胞演变而来

E．是抗原呈递细胞

13．以下描述中错误的是

A．朗格汉斯细胞位于表皮棘层

浅部
B．朗格汉斯细胞可能是一种感觉细胞
C．梅克尔细胞可能是一种感觉细胞
D．梅克尔细胞位于表皮基底层
E．黑色素对表皮起保护作用

14．关于真皮乳头层的描述中，哪一项错误
A．借基膜与真皮网织层相连
B．含有丰富的游离神经末梢
C．含有丰富的毛细血管
D．含大量游离神经末梢
E．使表皮与真皮的连接面扩大

15．关于真皮网织层的描述正确的是
A．含有细密的胶原纤维和许多弹性纤维
B．胶原纤维平行排列
C．含有丰富的毛细血管
D．与乳头层分界明显
E．含有环层小体

16．以下哪一种不是表皮的衍生物
A．皮下组织
B．皮脂腺
C．毛发
D．汗腺
E．指甲

17．关于皮质腺的描述，正确的是
A．是一种单曲管状腺，位于毛囊和立毛肌之间
B．皮脂腺有导管，开口于毛囊下段
C．分泌皮脂时，肌上皮细胞收缩
D．皮脂腺的分泌受性激素和肾上腺皮质激素的调节
E．皮脂腺中央的细胞幼稚，有分裂能力；周围的细胞较成熟

18．关于毛乳头的描述中，哪一项错误
A．毛球底面向内凹陷而成
B．含黑素细胞
C．是结缔组织
D．富有血管和神经
E．对毛的生长起诱导和营养作用

19 关于立毛肌的描述中，哪一项错误
A．位于皮肤内与皮肤表面呈钝角的一侧
B．连于毛囊和真皮乳头层
C．受副交感神经的支配
D．寒冷和紧张时收缩使毛竖立
E．是一束平滑肌

20．关于汗腺的描述，正确的是
A．是泡状腺
B．在腺泡细胞与基膜之间没有肌上皮细胞
C．外泌汗腺导管开口于毛囊上段
D．顶泌汗腺导管由一层立方细胞围成
E．顶泌汗腺又称为大汗腺

21．皮下组织是由下列哪一种组织构成
A．疏松结缔组织和脂肪组织
B．致密结缔组织
C．脂肪组织
D．网状组织
E．肌组织

22．皮肤内的感受器不包括
A．游离神经末梢
B．触觉小体
C．肌梭
D．环层小体
E．梅克尔细胞

23．婴儿骶部的灰蓝色胎斑是由于
A．真皮网织层内黑素细胞聚集
B．真皮乳头层内血管充血
C．表皮内黑素细胞聚集
D．真皮网织层内静脉充血
E．表皮细胞内黑素颗粒多

24．白癜风是哪种细胞功能缺失的后果
A．角质形成细胞
B．朗格汉斯细胞角
C．非角质形成细胞

D．梅克尔细胞
E．黑素细胞

B 型题

备选答案（第 25 ～ 29 题）
A．表皮基底层
B．表皮棘层
C．表皮颗粒层
D．表皮透明层
E．表皮角质层
25．透明角质颗粒明显且丰富是
26．角蛋白充满细胞质内是
27．含黑素细胞是
28．含梅克尔细胞是
29．与真皮邻接是

备选答案（第 30 ～ 34 题）
A．来源于胚胎早期的神经嵴
B．细胞质内含有质膜包被的伯贝克颗粒
C．细胞质内可见板层颗粒
D．具有活跃的分裂能力
E．细胞基底部细胞质内含许多质膜包被的、含致密核心的小泡
30．表皮棘层细胞
31．梅克尔细胞
32．黑素细胞
33．朗格汉斯细胞
34．表皮基底层细胞

备选答案（第 35 ～ 39 题）
A．皮脂腺
B．汗腺
C．毛囊
D．毛球
E．毛乳头
35．毛母质细胞存在于
36．润滑皮肤
37．由结缔组织根鞘和上皮根鞘组成
38．富含血管和神经
39．开口于皮肤表面

备选答案（第 40 ～ 44 题）
A．皮脂腺
B．毛干
C．环层小体
D．触觉小体
E．网织层
40．由粗大的胶原纤维交织而成
41．位于真皮深层和皮下组织
42．伸出皮肤表面
43．位于真皮乳头层
44．位于毛囊和立毛肌之间

X 型题

45．表皮内有
A．感觉细胞
B．触觉小体
C．汗腺开口
D．皮脂腺开口
E．游离神经末梢
46．表皮中不发生角化的细胞
A．基底细胞
B．梅克尔细胞
C．黑素细胞
D．朗格汉斯细胞
E．棘细胞
47．皮肤的附属结构包括
A．汗腺
B．毛囊
C．皮脂腺
D．真皮乳头
E．指（趾）甲
48．有关黑素细胞的描述，哪些正确
A．细胞体位于基底细胞之间
B．与角质形成细胞之间有桥粒相连
C．突起伸入基底细胞和棘细胞之间
D．能合成和转运黑素颗粒
E．有吞噬能力
49．有关皮下组织的描述，哪些正确
A．又称为浅筋膜

B．其中常见汗腺
C．不同部位厚度差异较大
D．疏松结缔组织和脂肪组织构成
E．有缓冲、保温和能量贮存作用

50．表皮内有突起的细胞是
A．棘细胞
B．黑素细胞
C．颗粒层细胞
D．梅克尔细胞
E．朗格汉斯细胞

51．有关立毛肌的描述，哪些正确
A．位于毛根与皮肤表面呈钝角的一侧
B．遇寒冷或情绪紧张时收缩
C．受交感神经支配
D．由平滑肌组成
E．连接毛囊和真皮

52．顶泌汗腺的特点是
A．分布于腋窝等处
B．导管开口于皮肤表面
C．分泌物含蛋白质和脂类
D．分泌受性激素的影响
E．分泌过盛则形成狐臭

53．上了年纪，皮肤松弛且有皱纹的原因
A．真皮乳头层内脂肪组织减少
B．真皮网织层内胶原纤维变性
C．真皮网织层内弹性纤维减少
D．真皮网织层内静脉充血
E．表皮细胞内黑素颗粒多

54．青春期男性易长痤疮的原因
A．皮脂腺分泌活跃
B．皮脂腺导管阻塞
C．雄激素分泌旺盛
D．皮脂腺萎缩
E．皮脂腺导管长

55．皮肤除保护作用外还可以
A．分泌汗液和皮脂
B．调节体温
C．排出代谢产物
D．感受各种刺激
E．吸收作用

56．黑种人的肤色决定于
A．透明角质颗粒的多少
B．表皮细胞中黑素颗粒的大小
C．表皮层血液供应的多少
D．表皮细胞内黑素颗粒的多少
E．黑素细胞数量

四、问答题

1．简述手掌表皮的角质形成细胞从表皮的深层至浅层的结构变化。
2．简述非角质形成细胞的种类、结构特点和功能。
3．简述外泌汗腺和顶泌汗腺的区别。

参考答案及难题解析

一、名词解释

1．melanin granule（characteristic of structure and function）

答：黑素颗粒。黑素细胞内一种有膜包裹的长圆形小体，由高尔基复合体生成，内含酪氨酸酶，能将酪氨酸转化为黑色素，小体内充满黑色素后称为黑素颗粒。黑色素能吸收和散射紫外线，以保护深层组织免受辐射损伤。

2．Langerhans cell（characteristic of structure and function）

答：朗格汉斯细胞。分布于表皮棘层浅部，该细胞有树枝状突起，细胞质内有质膜包被的伯贝克颗粒。它是抗原呈递细胞，能摄取、处理、呈递抗原给淋巴细胞，参与机体的免疫应答。

3．Merkel cell（characteristic of structure and function）

答：梅克尔细胞。位于表皮基底层，具有短枝状突起，突起常伸入毛囊附近的表皮基细胞之间。有些细胞的基底面可与盘状的感觉神经末梢紧密接触，形成类似于突触的结构。该细胞可能是接受机械刺激的感觉细胞。

4．dermal papilla（characteristic of structure and function）

答：真皮乳头。紧靠表皮的薄层结缔组织，向表皮突出形成真皮乳头。它使表皮与真皮的连接面扩大，有利于两者的牢固连接和表皮的营养。

5．arrestor pilli muscle（characteristic of structure and function）

答：立毛肌。位于毛和毛囊与皮肤表面呈钝角的一侧、连于毛囊和真皮乳头层之间的一束平滑肌，收缩时能使毛竖立。

二、填空题

1．表皮，真皮，皮下组织
2．表皮角质层，黑素细胞，朗格汉斯细胞
3．复层扁平上皮，角质形成，非角质形成
4．基底层，棘层，颗粒层，透明层，角质层
5．黑素细胞，朗格汉斯细胞，梅克尔细胞
6．黑色素，免疫反应，感觉
7．深层，皮下组织，乳头层，网织层
8．毛干，毛根，毛囊
9．上皮根鞘，结缔组织根鞘
10．毛球，生长点
11．凹陷，毛乳头，血管，神经
12．毛囊，立毛肌，分泌部，导管，性，肾上腺皮质
13．外泌汗腺，顶泌汗腺
14．甲体，甲床

三、选择题

A 型题

1．C　表皮细胞分两类，一类是角质形成细胞，占 90% 以上；另一类是非角质形成细胞，散在分布于角质形成细胞之间。

2．A　基底层的基细胞是表皮干细胞，不断增殖和分化。

3．E　基底层的基细胞的细胞质内含有丰富的游离核糖体。

4．B　颗粒层细胞的细胞质内出现许多形状不规则、强嗜碱性的透明角质颗粒。

5．D　皮肤附属器由表皮衍生而来。

6．D　表皮基底细胞的细胞质含有丰富的游离核蛋白体和散在或成束的角蛋白丝。成

束的角蛋白形成光镜下的张力原纤维。

7．E　相邻的表皮棘层细胞的突起间以桥粒相接。

8．D　表皮棘细胞的细胞质内含有很多板层颗粒。

9．A　黑素细胞的细胞质内含有质膜包被的椭圆形黑素体。

10．B　人表皮角质形成细胞更新的周期为 3 ～ 4 周。

11．C　黑素细胞胞体位于表皮基底细胞之间。

12．D　朗格汉斯细胞来源于单核细胞。

13．B　朗格汉斯细胞是抗原呈递细胞。

14．A　真皮乳头层与网织层两者互相移形，无明显分界。

15．E　真皮网织层由致密结缔组织构成，粗大的胶原纤维束交织成网，并含有大量的弹性纤维。

16．A　皮下组织由疏松结缔组织和脂肪组织组成，将皮肤与深层的组织连在一起。

17．D　皮质腺为泡状腺，位于毛囊和立毛肌之间；皮脂腺开口于毛囊上段或皮肤表面；皮脂腺没有肌上皮细胞，立毛肌的收缩挤压皮脂腺的分泌；皮脂腺中央的细胞较成熟。

18．B　黑素细胞常散在于表皮的基细胞之间。

19．C　立毛肌受交感神经的支配。

20．E　汗腺是单曲管状腺；在腺泡细胞与基膜之间有肌上皮细胞；外泌汗腺导管开口于皮肤表面的汗孔；顶泌汗腺导管由两层立方细胞围成。

21．A　皮下组织由疏松结缔组织和脂肪组织组成。

22．C　肌梭是分布在骨骼肌内的梭形小体，为一种本体感受器。

23．A　婴儿骶部的灰蓝色胎斑是由于黑素细胞从神经嵴到表皮移行期间停留在真皮深部而引起。

24．E　白癜风是黑素细胞功能缺失的后果。

B 型题

25．C　表皮颗粒层细胞的细胞质内细胞器逐渐退化，透明角质颗粒明显且丰富。

26．E　表皮角质层为表皮的最浅层，由多层的扁平角质细胞组成，角质细胞是一些干硬的死细胞，已经没有细胞核和细胞器，细胞质中充满角蛋白。

27．A　黑素细胞的胞体多散在于基底细胞之间，突起伸入基底层和棘层之间。

28．A　梅克尔细胞位于基底细胞之间。

29．A　真皮位于表皮的下面，表皮从基底部到表面可分为 5 层，附着于基膜上的为表皮基底层。

30．C　表皮棘层细胞的细胞质内可见少量的板层颗粒，颗粒层细胞内板层颗粒增多。

31．E　梅克尔细胞功能还未完全了解，可能对皮肤内神经纤维的生长有诱导作用。

32．A　黑素细胞来源于胚胎早期的神经嵴。

33．B　朗格汉斯细胞来源于血液中的单核细胞，单核细胞由胚胎期骨髓发生。

34．D　表皮基底层细胞属于一种未分化的幼稚细胞，具有活跃的增殖和分化能力。

35．D　毛球由毛母质细胞和黑素细胞组成。

36．A　皮脂腺分泌皮脂，皮脂能够润滑皮肤和杀菌。

37．C　毛囊由结缔组织根鞘和上皮根鞘组成。

38．E　毛乳头含有丰富的血管和神经。

39．B　汗腺为单曲管状腺，开口于皮肤表面。

40．E　网织层由致密结缔组织组成，粗大的胶原纤维束交织成密网。

41．C　环层小体位于真皮深层和皮下组织。

42．B　伸在皮肤外面的为毛干。

43．D　触觉小体位于真皮乳头层。

44．A　皮脂腺大多位于毛囊和立毛肌之间。

X 型题

45．ACDE　触觉小体在真皮乳头内，不在表皮。表皮内有梅克尔细胞，可感受触觉，属于感觉细胞。皮脂腺和汗腺开口于表皮。

46．BCD　表皮中的非角质形成细胞包括黑素细胞、朗格汉斯细胞和梅克尔细胞。

47．ABCE　由表皮细胞衍生而形成的毛囊、皮脂腺、汗腺和指（趾）甲等组成皮肤的附属结构。真皮乳头主要成分是不规则的致密结缔组织。

48．ACD　黑素细胞的细胞体多散在分布于基底细胞之间，其突起深入基底细胞和棘细胞之间。能合成和转运黑素颗粒。

49．ABCDE　皮下组织又称为浅筋膜，由疏松结缔组织和脂肪组织构成。皮下组织因个体、年龄、性别和部位而有较大差别。毛囊和汗腺常延伸至此层，所以，皮下组织常见汗腺。皮下组织有缓冲、保温和能量贮存作用。

50．ABDE　棘细胞向四周伸出许多细短的棘状突起。黑素细胞有多个较长的分支突起，细胞体位于表皮基底层，突起伸向基底细胞和棘细胞之间。梅克尔细胞是一种具有短指状突起的细胞，常分布在表皮的基底层。朗格汉斯细胞有多个突起穿插在棘细胞之间。颗粒层细胞无突起，细胞质内出现许多透明角质颗粒。

51．ABCDE　立毛肌是平滑肌，位于毛根与皮肤表面呈钝角的一侧，一端附着于毛囊，另一端附着于真皮乳头层的结缔组织。立毛肌受交感神经支配，遇寒冷或情绪紧张时收缩，并可帮助皮脂腺排出分泌物。

52．ACDE　顶泌汗腺开口于毛囊上段。主要分布在腋窝等处，分泌物含蛋白质和脂类，分泌过盛而致气味过浓时，则发生狐臭。腺体分泌受性激素影响。

53．BC　网织层是真皮的主要组成部分，由致密结缔组织组成，粗大的胶原纤维束交织成网，并含有许多弹性纤维，使皮肤有较大的韧性和弹性。随着年龄增长，部分胶原纤维变性，弹性纤维减少或弹性减弱，故皮肤松弛且有皱纹。

54．ABC　皮脂腺的分泌受性激素和肾上腺皮质激素的调节，青春期皮脂腺分泌活跃，当皮脂腺分泌旺盛且导管阻塞时，形成痤疮。

55．ABCDE　皮肤的附属器汗腺和皮脂腺分别分泌汗液和皮脂；真皮内富含血管可以调节体温；汗液中除有大量水分外，还含有钠、钾、氯、乳酸盐和尿素等；真皮和皮下组织中含有游离神经末梢、触觉小体和环层小体感受各种刺激。

56．BCD　黑种人的黑素颗粒大而多。肤色也与表皮厚度、血液供应、胡萝卜素的含量有关。

四、问答题

1．简述手掌表皮的角质形成细胞从表皮的深层至浅层的结构变化。

答：手掌表皮的角质形成细胞从深层至浅层分为基底层、棘层、颗粒层、透明层和角质层5层。(1) 基底层：由一层矮柱状细胞组成。细胞核呈卵圆形，细胞质嗜碱性。在电镜下细胞质中有丰富的游离核糖体、散在的角蛋白丝。(2) 棘层：由5～10层多边形的细胞组成。细胞表面有棘状突起，细胞核圆形居中。细胞质弱嗜碱性。电镜下，细胞质中有较多的游离核糖体、角蛋白丝束和板层颗粒。(3) 颗粒层：由3～5层较扁的梭形细胞组成。细胞核渐趋退化，细胞质内含有透明角质颗粒。电镜下，此颗粒无膜包被，细胞质内的角蛋白丝束和板层颗粒增多。(4) 透明层：由几层扁平细胞组成。细胞核已消失，HE染色切片上，呈均质透明状，嗜酸性。(5) 角质层：由多层扁平角质细胞组成。无细胞核，细胞质内充满角质，HE染色切片上呈嗜酸性的均质状。电镜下，细胞质内充满粗大密集的角蛋白丝束浸埋在致密均质物中，细胞器已消失，细胞间隙中充满脂类物质，细胞膜增厚。

2．试述非角质形成细胞的种类、结构特点和功能。

答：非角质形成细胞包括黑素细胞、朗格汉斯细胞和梅克尔细胞3种，散在分布于角质形成细胞之间。黑素细胞数量较其他两种细胞多，除分布于表皮外，在毛囊和皮下组织中也有。细胞体多散在基底细胞之间，突起伸入基底细胞和棘细胞之间。黑素细胞具有合成和分泌黑素颗粒的功能，人类肤色的深浅主要取决于黑素细胞合成黑色素的能力及黑素细胞的分布。黑色素可吸收紫外线，保护深部组织。朗格汉斯细胞散在分布于棘层浅部，有树突状突起，细胞质内含有杆状的伯贝克颗粒。朗格汉斯细胞是抗原呈递细胞，可识别、捕捉、处理和呈递皮肤内的抗原，在皮肤免疫功能方面起重要作用。梅克尔细胞分布在毛囊附近的表皮基底细胞之间。细胞呈扁平形，其短指状突起伸入角质形成细胞之间。细胞基底部细胞质内有许多致密核心小泡，基底面与感觉神经末梢形成类似突触的结构，可接受机械刺激，目前认为它是一种感觉细胞。

3．简述外泌汗腺和顶泌汗腺的区别

答：列表比较如下：

	外泌汗腺	顶泌汗腺
分泌部细胞	单层矮柱状或锥体形、细胞核圆形、位于基底部、细胞质色浅	扁平、立方或矮柱状、细胞质嗜酸性、含PAS阳性分泌颗粒和溶酶体
导管	两层立方细胞围成，开口于皮肤表面的汗孔	两层立方细胞围成，开口于毛囊上段，分布于全身皮肤腋窝、乳晕、脐周、会阴部等
分泌物	含大量水分及离子，无色、无味	含少量蛋白质、糖和脂类的乳状液，细菌分解后产生臭味

（曹　博）

第十三章　内分泌系统

一、名词解释

1．amine precursor uptake and decarboxylation cell，APUD cell（definition，constitute and function）

2．Herring body（definition，constitute and function）

3．chromaffin cell（definition，classification and function）

4．parafollicular cell（distribution，constitute and function）

5．paracrine（definition）

6．hypophyseal portal system（constitute and function）

7．pituicyte（constitute and function）

8．diffuse neuroendocrine system，DNES（definition，constitute and function）

9．thyroid follicle（constitute and function）

二、填空题

1．内分泌系统是由独立的________和散在分布在其他器官内的________和________组成，该系统的腺细胞的分泌物称为________。

2．内分泌细胞分泌的激素所作用的特定器官或细胞，称为该激素的________或________，直接作用于邻近细胞的称为________。

3．根据内分泌细胞分泌激素化学性质的不同，内分泌细胞分两类：即________细胞和________细胞。

4．甲状腺滤泡主要由单层细胞围成________，其形成的________内充满胶质，主要成分为________。

5．甲状腺激素是由________分泌，其分泌不足时，在幼儿可导致________。

6．滤泡旁细胞又称为________细胞，位于________之间或________之间，分泌的激素为________，该激素可促进________活动，使血钙________。

7．甲状旁腺位于甲状腺左右两叶的________面，由________和________两种细胞组成。

8．甲状旁腺主细胞分泌________，可促进________细胞活动，使骨盐________，并促进肠及肾小管吸收钙，使血钙________。

9．血钙浓度受________和________两种激素调节，前者由________细胞分泌，后者由________细胞分泌。

10．肾上腺皮质由外向内依次为________、________、________3个带，其分泌的激素分别为________、________、________。

11．肾上腺髓质细胞可分泌________和________。

12．肾上腺皮质来源于________，髓质来源于________。

13．肾上腺束状带细胞在 HE 染色标本上，因脂滴被溶解，呈________状，细胞条索间可见________和少量结缔组织。

14．垂体由________和________两部分组成，前者又分为 3 部分，即________、________、________，后者又可分为________和________部。

15．根据 HE 染色的着色差异，腺垂体远侧部的细胞分为________细胞和________细胞。

16．腺垂体远侧部嗜酸性细胞分泌________和________2 种激素，嗜碱性细胞主要分泌________、________、________3 种激素。

17．垂体门脉系统由________、________、________组成。

18．神经垂体与________直接相连，神经部主要含有________、________、________3 种结构。

19．抗利尿激素和催产素是由下丘脑的________和________的神经内分泌细胞合成的。生理剂量的抗利尿激素能促进________和________重吸收水，使尿量减少。催产素可引起妊娠________收缩，促进分娩。

20．侏儒症是因儿童时期________激素分泌不足引起，此激素是由垂体________细胞分泌的。

21．黄体生成素又称为________，在男性促进________细胞分泌雄激素。

22．褪黑激素由________细胞分泌，其分泌不足，会引起________紊乱、情感障碍等。

23．弥散神经内分泌系统由具有内分泌功能的________和散在的________内分泌细胞构成。

二、选择题

A 型题

1．有关内分泌腺的特点，哪一项描述**错误**

A．腺细胞排列成团状、索状或滤泡状

B．有的滤泡与导管相连

C．腺细胞的分泌物称为激素

D．激素作用于靶器官或靶细胞

E．腺细胞间有丰富的毛细血管

2．有关分泌含氮激素细胞的描述，哪一项**错误**

A．细胞质内有丰富的粗面内质网

B．细胞质内有发达的高尔基复合体

C．细胞质内有很多呈管状嵴的线粒体

D．分泌颗粒有膜包裹

E．起源于内胚层或外胚层

3．通常甲状腺滤泡上皮细胞为

A．立方状

B．高柱状

C．扁平状

D．高脚杯状

E．锥体状

4．甲状腺滤泡腔内的胶质主要成分是

A．三碘甲腺原氨酸

B．四碘甲腺原氨酸

C．甲状腺激素

D．碘化的甲状腺球蛋白

E．甲状腺球蛋白

5．分泌降钙素的细胞是

A．甲状腺滤泡上皮细胞

B．甲状腺滤泡旁细胞

C．甲状旁腺嗜酸性细胞

D．甲状旁腺主细胞

E．甲状腺血管内皮细胞

6．有关甲状旁腺的描述，哪一项正确
A．含滤泡旁细胞，分泌甲状旁腺素
B．含主细胞，分泌甲状旁腺素
C．含嗜酸性细胞，分泌甲状旁腺素
D．含滤泡旁细胞，分泌降钙素
E．含主细胞，分泌降钙素

7．有关甲状腺的描述，哪一项错误
A．滤泡由滤泡上皮细胞和滤泡旁细胞组成
B．滤泡腔内充满胶质
C．两种细胞协同分泌甲状腺激素
D．胶质为碘化的甲状腺球蛋白
E．滤泡上皮的高低与功能状态有关

8．侏儒症是由于儿童时期
A．甲状腺激素分泌不足所造成
B．生长激素分泌不足所造成
C．糖皮质激素分泌不足所造成
D．促性腺激素分泌不足所造成
E．甲状旁腺素分泌不足所造成

9．有关肾上腺皮质的描述，哪一项错误
A．分为球状带、束状带、网状带
B．球状带分泌盐皮质激素
C．束状带分泌糖皮质激素
D．网状带分泌性激素
E．细胞属于分泌含氮激素细胞

10．有关肾上腺髓质的描述，哪一项错误
A．与皮质网状带交界处参差不齐
B．主要由髓质细胞构成
C．髓质细胞内含有嗜银颗粒
D．髓质细胞分泌肾上腺素和去甲肾上腺素
E．髓质内有少量交感神经节细胞

11．肾上腺皮质束状带细胞在HE染色切片中胞质着色浅或呈泡沫状是由于
A．滑面内质网发达
B．含脂滴较多
C．含线粒体较多
D．含空泡较多
E．含溶酶体较多

12．呆小症是因为
A．甲状腺激素分泌不足所造成
B．甲状旁腺激分泌不足所造成
C．性激素分泌不足所造成
D．生长激素分泌不足所造成
E．降钙素分泌不足所造成

13．有关垂体的描述，哪一项错误
A．垂体位于蝶鞍垂体窝内
B．垂体分为腺垂体和神经垂体
C．腺垂体分为远侧部、中间部、结节部
D．腺垂体远侧部称为垂体前叶
E．腺垂体和下丘脑直接相连

14．有关腺垂体的描述，哪一项错误
A．有远侧部、中间部、结节部
B．远侧部占垂体大部分
C．由嗜色细胞和嫌色细胞组成
D．嗜酸性细胞少，嗜碱性细胞多
E．远侧部细胞分泌激素的种类多

15．有关腺垂体嗜碱性细胞，哪一项错误
A．细胞质中含有嗜碱性颗粒
B．分泌促甲状腺激素
C．分泌促肾上腺髓质激素
D．分泌卵泡刺激素
E．分泌间质细胞刺激素

16．分泌释放激素和释放抑制激素的细胞是
A．下丘脑弓状核的神经内分泌细胞
B．下丘脑视上核的神经内分泌细胞
C．下丘脑室旁核的神经内分泌细胞
D．远侧部的嗜碱性细胞
E．神经部的垂体细胞

17．垂体细胞是
A．神经元
B．神经胶质细胞
C．赫林体
D．APUD细胞

E．嫌色细胞

18．下列哪一项不是神经垂体的结构

A．丰富的毛细血管

B．大量的神经内分泌细胞

C．赫林体

D．大量的无髓神经纤维

E．垂体细胞

19．使下丘脑和腺垂体形成一个功能整体的结构是

A．垂体细胞

B．嗜色细胞

C．垂体门脉系统

D．下丘脑与垂体间的神经纤维

E．垂体上、下动脉

20．抗利尿激素由下列那一种细胞合成

A．肾上腺球状带细胞

B．下丘脑视上核的神经内分泌细胞

C．神经垂体的垂体细胞

D．肾球旁细胞

E．腺垂体嗜酸性细胞

21．分泌催乳激素的细胞是

A．下丘脑室上核的神经内分泌细胞

B．腺垂体嗜碱性细胞

C．腺垂体嗜酸性细胞

D．松果体细胞

E．乳腺分泌细胞

B 型题

备选答案（第 22 ~ 26 题）

A．甲状腺激素

B．降钙素

C．甲状旁腺素

D．促甲状腺激素

E．促甲状腺激素释放激素

22．甲状腺滤泡旁细胞分泌

23．甲状旁腺主细胞分泌

24．甲状腺滤泡上皮细胞分泌

25．弓状核神经内分泌细胞分泌

26．腺垂体嗜碱性细胞分泌

备选答案（第 27 ~ 31 题）

A．生长激素

B．性激素

C．促肾上腺皮质激素

D．糖皮质激素

E．盐皮质激素

27．腺垂体嗜酸性细胞分泌

28．腺垂体嗜碱性细胞分泌

29．肾上腺球状带细胞分泌

30．肾上腺束状带细胞分泌

31．肾上腺网状带细胞分泌

备选答案（第 32 ~ 37 题）

A．呆小症

B．侏儒症

C．巨人症

D．尿崩症

E．肢端肥大症

32．幼年生长激素分泌过少

33．成年生长激素分泌过多

34．幼年甲状腺激素分泌过少

35．幼年生长激素分泌过多

36．抗利尿激素分泌减少

备选答案（第 37 ~ 41 题）

A．嗜铬细胞

B．腺垂体嗜碱性细胞

C．滤泡旁细胞

D．滤泡上皮细胞

E．腺垂体嗜酸性细胞

37．分泌的激素促进成骨细胞活动

38．分泌的激素促进婴幼儿骨骼和中枢神经系统的生长发育

39．分泌肾上腺素和去甲肾上腺素

40．分泌的激素促进卵泡的发育

41．分泌的激素促进乳腺的发育

备选答案（第 42 ~ 46 题）

A．垂体

B．松果体

C．甲状腺

D．肾上腺
E．下丘脑
42．分泌褪黑激素
43．分泌降钙素
44．分泌醛固酮
45．分泌催乳素
46．分泌催产素

X 型题

47．内分泌腺
A．含丰富的毛细血管
B．腺细胞排列可以是条索状
C．分泌物经导管排出
D．为独立器官
E．散在其他器官内
48．分泌类固醇激素细胞的结构特点是
A．细胞质内富含脂滴
B．细胞质内含丰富的粗面内质网
C．细胞质内含膜包裹的分泌颗粒
D．细胞质内含管状嵴的线粒体
E．细胞质内滑面内质网丰富
49．甲状腺滤泡上皮
A．功能活跃时，呈高柱状
B．分泌活动受促甲状腺激素的调控
C．基膜外结缔组织内有丰富的有孔毛细血管
D．具有分泌含氮类激素细胞的结构特点
E．功能低下时，幼儿可致侏儒症
50．甲状旁腺
A．细胞排列成团或者索
B．主细胞数量多，呈多边形
C．嗜酸性细胞随年龄而增多
D．嗜酸性细胞分泌甲状旁腺素
E．电镜下，嗜酸性细胞的颗粒为线粒体
51．下列哪些描述正确
A．长期饮食中碘缺乏，引起甲状腺功能障碍
B．甲状旁腺位于甲状腺两叶前方，上下两极
C．滤泡旁细胞分泌降钙素
D．垂体嗜酸性细胞分泌促甲状腺激素
E．下丘脑分泌促甲状腺激素释放激素
52．肾上腺皮质分泌
A．醛固酮
B．皮质醇
C．雄激素
D．去甲肾上腺素
E．肾上腺素
53．肾上腺髓质细胞
A．含丰富的糖原颗粒
B．含大量的脂滴
C．含嗜铬颗粒
D．来源于神经嵴
E．含黏原颗粒
54．肾上腺
A．皮质来源于中胚层
B．髓质来源于外胚层
C．副交感神经兴奋时，髓质细胞分泌激素
D．去甲肾上腺素甲基化为肾上腺素依靠糖皮质激素激活转化酶
E．男女均可分泌性激素
55．脑垂体的腺垂体与神经垂体不同是
A．含垂体细胞
B．来源于胚胎口凹外胚层
C．包括远侧部、结节部、中间部
D．通过垂体门脉系统与下丘脑形成一个功能整体
E．储存下丘脑激素
56．脑垂体中间部
A．位于神经部与远侧部之间
B．可见滤泡
C．可见嫌色细胞和嗜碱性细胞
D．在人类比较发达
E．分泌褪黑激素
57．垂体远侧部细胞分泌

A．生长激素
B．生长抑素
C．催乳素
D．催产素
E．促脂解素

58．垂体远侧部细胞包括
A．垂体细胞
B．嗜色细胞
C．嗜铬细胞
D．嫌色细胞
E．血管内皮细胞

59．垂体前叶嗜碱性细胞分泌
A．促肾上腺皮质激素
B．促性腺激素
C．促脂解素
D．促甲状腺激素
E．褪黑激素

60．垂体神经部
A．可见垂体细胞
B．含大量有髓神经纤维
C．合成抗利尿激素和催产素
D．可见赫林体
E．储存视上核和室旁核神经内分泌细胞分泌的激素

四、问答题

1．试述甲状腺滤泡上皮细胞的光镜、电镜结构和功能。
2．试述肾上腺皮质的光镜、电镜结构和分泌的激素。
3．试述腺垂体远侧部嗜色细胞光镜结构及功能。
4．试述神经垂体的组成及其与下丘脑的关系。
5．试述垂体门脉系统的组成及其功能意义。

参考答案及难题解析

一、名词解释

1．amine precursor uptake and decarboxylation cell，APUD cell（definition，constitute and function）

答：APUD 细胞。是一类能摄取胺前体（氨基酸），并在细胞内经脱羧后产生胺的细胞统称为摄取胺前体脱羧细胞，简称为 APUD 细胞。主要分布在消化管、呼吸管壁内等。APUD 细胞的种类甚多，分泌的激素也有数十种之多，对机体的多种功能活动有重要的调节作用。

2．Herring body（definition，constitute and function）

答：赫林体。是神经垂体的重要特征性结构，光镜下观察为大小不等的嗜酸性团块。是由下丘脑视上核和室旁核形成的分泌颗粒，沿其轴突（自漏斗伸到神经部）输送中常聚集成团，呈串珠状膨大，即为光镜下的赫林体。此处的分泌颗粒贮存和释放两种激素，即抗利尿素和催产素。

3．chromaffin cell（definition，classification and function）

答：嗜铬细胞。是肾上腺髓质内分泌细胞（亦称为髓质细胞）。因用含铬盐的固定液固定标本，胞质内可见呈黄褐色的嗜铬颗粒，故髓质细胞又称为嗜铬细胞。根据分泌颗粒内所含激素的不同，髓质细胞又分为肾上腺素细胞和去甲肾上腺素细胞，分别分泌肾上腺素

和去甲肾上腺素。

4．parafollicular cell（distribution，constitute and function）

答：滤泡旁细胞。又称为亮细胞，位于甲状腺滤泡之间和滤泡上皮细胞之间，细胞体积较大，卵圆形，HE 染色标本下，细胞质稍淡，银染法可见细胞质内有嗜银颗粒。滤泡旁细胞可以分泌降钙素，降钙素通过促进成骨细胞分泌类骨质、钙盐沉着和抑制骨质内钙的溶解使血钙降低。

5．paracrine（definition）

答：旁分泌。内分泌腺细胞所分泌的激素，可直接作用于邻近的细胞，称为旁分泌。

6．hypophyseal portal system（constitute and function）

答：垂体门脉系统。大脑基底动脉环发出的垂体上动脉从结节部上端进入神经垂体的漏斗，在该处形成第一级毛细血管网。该毛细血管网下行到结节部汇集形成十余条垂体门微静脉。这些微静脉下行进入远侧部，再度形成第二级毛细血管网。垂体门微静脉及其两端的毛细血管网共同构成垂体门脉系统。其主要作用是将下丘脑分泌的激素快速运到腺垂体。

7．pituicyte（constitute and function）

答：垂体细胞。神经垂体内的神经胶质细胞。垂体细胞常分布在含分泌颗粒的无髓神经纤维周围，并有突起附于毛细血管壁上，故认为垂体细胞具有支持和营养神经纤维的作用。

8．diffuse neuroendocrine system，DNES（definition，constitute and function）

答：弥散神经内分泌系统，简称为 DNES。神经系统内的许多神经元也合成和分泌与 APUD 细胞相同的胺和（或）肽类物质。因此，这些具有分泌功能的神经元（如下丘脑视上核和室旁核的神经内分泌细胞）和 APUD 细胞（如消化管、呼吸道的内分泌细胞）统称为弥散神经内分泌系统。DNES 是在 APUD 细胞基础上的进一步扩充和发展，它把神经系统和内分泌系统两大调节系统统一起来，构成一个整体，共同调节和控制机体的生理活动。

9．thyroid follicle（constitute and function）

答：甲状腺滤泡。由单层排列的甲状腺滤泡上皮细胞围成的泡状结构，腔内充满均质的胶质。当功能活跃时，滤泡上皮细胞增高呈柱状，滤泡腔内胶质减少；反之，细胞变低呈扁平状，腔内胶质增多。甲状腺滤泡上皮细胞合成和分泌甲状腺素。

二、填空题

1．内分泌腺，内分泌细胞团，内分泌细胞，激素
2．靶器官，靶细胞，旁分泌
3．分泌含氮激素，分泌类固醇激素
4．滤泡上皮，滤泡腔，碘化的甲状腺球蛋白
5．滤泡上皮，呆小症
6．C，滤泡，滤泡上皮细胞，降钙素，成骨细胞，降低
7．背，主细胞，嗜酸性细胞
8．甲状旁腺素，破骨，溶解，升高
9．降钙素，甲状旁腺素，甲状腺滤泡旁，甲状旁腺主
10．球状带，束状带，网状带，盐皮质激素，糖皮质激素，性激素
11．肾上腺素，去甲肾上腺素
12．中胚层，外胚层

13．泡沫状，窦状毛细血管

14．腺垂体，神经垂体，远侧部，中间部，结节部，漏斗，神经部

15．嗜色，嫌色

16．生长激素，催乳激素，促甲状腺激素，促肾上腺皮质激素，促性腺激素

17．第一级毛细血管网，垂体门微静脉，第二级毛细血管网

18．下丘脑，无髓神经纤维，神经胶质细胞，窦状毛细血管

19．视上核，室旁核，肾远曲小管，集合小管，子宫平滑肌

20．生长，嗜酸性

21．间质细胞刺激素，睾丸间质

22．松果体，睡眠

23．神经元，APUD

二、选择题

A型题

1．B　内分泌腺无导管，分泌物直接到达血液。

2．C　呈管状嵴的线粒体是分泌类固醇激素细胞的特点。

3．A　通常甲状腺滤泡上皮为单层立方状，随着细胞功能状态的变化而变化。

4．D　从血液中摄取碘离子，并在过氧化物酶的作用下使其活化，再进入滤泡腔与甲状腺球蛋白结合，形成碘化甲状腺球蛋白。

5．B　滤泡旁细胞基底部胞质内有许多分泌颗粒，颗粒内含降钙素。

6．B　主细胞分泌甲状旁腺素。

7．C　滤泡旁细胞不分泌甲状腺激素，只分泌降钙素。

8．B　生长激素能促进肌肉、内脏的生长及多种代谢过程，特别是刺激骺软骨生长，使骨骼增长。在未成年时期，生长激素分泌不足可致垂体性侏儒症。

9．E　肾上腺皮质来自中胚层，属于分泌类固醇激素细胞。

10．C　髓质细胞在铬盐的固定液固定标本后，细胞质内可见呈黄褐色的嗜铬颗粒。

11．B　肾上腺皮质束状带细胞的胞质内含大量脂滴，在HE染色时脂滴被二甲苯或酒精溶解，故胞质呈泡沫状而染色浅。

12．A　甲状腺素的主要功能是促进机体的新陈代谢，提高神经兴奋性，促进生长发育，对婴幼儿的骨骼发育，尤其是对中枢神经系统的发育影响很大。当甲状腺功能低下时，在婴幼儿，不仅身材矮小，而且脑发育障碍，可导致呆小症。

13．E　神经垂体和下丘脑直接相连。

14．D　嗜酸性细胞多，嗜碱性细胞少。

15．C　垂体嗜碱性细胞分泌促肾上腺皮质激素，而非促肾上腺髓质激素。

16．A　下丘脑的弓状核等神经核的神经细胞具有内分泌功能，称为神经内分泌细胞，这些细胞合成的激素对腺细胞分泌起促进作用的激素，称为释放激素；对腺细胞分泌起抑制作用的激素，称为释放抑制激素。

17．B　神经部的神经胶质细胞又称为垂体细胞。

18．B　神经内分泌细胞的细胞体位于下丘脑，其轴突经漏斗到达神经部，构成神经部的无髓神经纤维。

19．C　下丘脑和腺垂体在结构上没有直接联系，通过垂体门脉系统成为一个功能整体。

20．B　视上核和室旁核的神经内分泌细胞合成抗利尿激素和催产素。

21．C　嗜酸性细胞分泌催乳激素。

B 型题

22．B　甲状腺滤泡旁细胞分泌降钙素。

23．C　甲状旁腺主细胞分泌甲状旁腺素。

24．A　甲状腺激素为甲状腺滤泡上皮细胞分泌。

25．E　下丘脑弓状核神经内分泌细胞分泌包括促甲状腺激素释放激素在内的释放激素。

26．D　腺垂体嗜碱性细胞分泌促甲状腺激素、促肾上腺皮质激素和促性腺激素等。

27．A　腺垂体嗜酸性细胞分泌生长激素和催乳素。

28．C　参见第 26 题题解。

29．E　肾上腺球状带细胞分泌醛固酮等盐皮质激素。

30．D　肾上腺束状带细胞分泌皮质醇等糖皮质激素。

31．B　肾上腺网状带细胞分泌雄激素和少量雌激素。

32．B　侏儒症的病因为幼年生长激素分泌过少所致。

33．E　生长激素分泌过多，骨骺闭合之前引起巨人症，而闭合之后引起肢端肥大症。

34．A　甲状腺激素促进神经发育，故幼年甲状腺激素分泌过少呆小症。

35．C　参见第 33 题题解。

36．D　抗利尿激素的主要作用是促进肾远曲小管和集合管重吸收水，使尿液浓缩、尿量减少。如果抗利尿激素分泌减少，会导致尿崩症。

37．C　滤泡旁细胞分泌降钙素，促进成骨细胞活动。

38．D　滤泡上皮细胞分泌甲状腺素，甲状腺素促进婴幼儿骨骼和中枢神经系统的生长发育。

39．A　肾上腺髓质嗜铬细胞分泌肾上腺素和去甲肾上腺素。

40．B　腺垂体嗜碱性细胞分泌促性腺激素，促进卵泡的发育。

41．E　腺垂体嗜酸性细胞分泌催乳激素，促进乳腺的发育。

42．B　松果体分泌褪黑激素，褪黑素参与调节机体的昼夜生物节律、睡眠、情绪、性成熟等生理活动。

43．C　甲状腺滤泡旁细胞分泌降钙素。

44．D　肾上腺皮质球状带分泌醛固酮。

45．A　腺垂体远侧部嗜酸性细胞分泌催乳素。

46．E　下丘脑室旁核分泌催产素。催产素可引起妊娠子宫平滑肌收缩，有助于孕妇分娩，并能促进乳腺分泌。

X 型题

47．ABD　内分泌腺无导管，是独立的器官。

48．ADE　细胞质内含丰富的粗面内质网，膜包裹的分泌颗粒是分泌含氮激素细胞的结构特点。

49．ABCD　甲状腺激素不足，幼儿出现呆小症。

50．ABCE　主细胞分泌甲状旁腺素。

51．ACE　甲状旁腺位于甲状腺背侧上下两极；垂体嗜碱性细胞分泌促甲状腺激素。

52．ABC　D 肾上腺素、E 去甲肾上腺素是肾上腺髓质分泌的激素。

53．CD　经铬盐处理的标本，肾上腺髓质细胞颗粒呈黄褐色，称为嗜铬颗粒，来源于神经嵴。

54．ABDE　交感神经兴奋时，肾上腺髓质细胞分泌激素。

55．BCD　神经垂体含垂体细胞，储存下丘脑视上核和室旁核神经内分泌细胞分泌的激素，而腺垂体无以上特点。

56．ABC　人类中间部不发达。松果体分泌褪黑激素。

57．ACE　生长抑素由胰岛 D 细胞分泌，催产素由下丘脑神经内分泌细胞分泌。

58．BDE　垂体细胞位于神经部；嗜铬细胞位于肾上腺髓质。

59．ABCD　松果体细胞分泌褪黑激素。

60．ADE　神经垂体含有大量的无髓神经纤维，不合成激素，只储存和释放下丘脑视上核和室旁核神经内分泌细胞分泌的激素。

四、问答题

1．试述甲状腺滤泡上皮细胞的光镜、电镜结构和功能。

答：光镜下：甲状腺滤泡上皮细胞通常呈单层立方形、细胞核圆形，位于中央。上皮细胞的高低随功能状态而改变，功能活跃时，细胞增高呈柱状，反之，细胞变低呈扁平状。电镜下：滤泡上皮细胞的游离面有少量的微绒毛，细胞质内有丰富的粗面内质网，细胞核上部有发达的高尔基复合体，线粒体和溶酶体也较多，细胞顶部有中等电子密度、体积较小的分泌颗粒，还有低电子密度、体积较大的胶质小泡。功能：滤泡上皮细胞合成和分泌甲状腺激素。甲状腺激素能促进机体的新陈代谢，促进生长发育，尤其对婴幼儿的骨骼和中枢神经系统的发育影响很大。

2．试述肾上腺皮质的光镜、电镜结构和分泌的激素。

答：肾上腺皮质由外向内分为 3 个带，即球状带、束状带、网状带。

球状带：光镜下，球状带细胞排列成球状细胞团，细胞小，呈矮柱状或多边形，细胞核小、染色深，细胞质内有少量脂滴，细胞团之间有窦状毛细血管和少量结缔组织。球状带细胞分泌盐皮质激素。

束状带：光镜下，束状带细胞大，排列成单行或双行细胞索，索间为窦状毛细血管和少量结缔组织。束状带细胞呈多边形，细胞核大、染色浅，细胞质内含大量的脂滴，在 HE 染色标本上，因脂滴被溶解，而呈空泡状。束状带细胞分泌糖皮质激素。

网状带：光镜下，细胞排列成条索状相互吻合成网，其间有窦状毛细血管和少量结缔组织，网状带细胞小，细胞核小、染色深，细胞质中含少量脂滴。网状带细胞分泌雄激素和少量雌激素。

电镜下，以上 3 条带细胞均具有典型的分泌类固醇激素细胞的结构特点，即细胞质内含丰富的滑面内质网，管状脊线粒体及许多脂滴。

3．试述腺垂体远侧部嗜色细胞光镜结构及功能。

答：腺垂体远侧部嗜色细胞在 HE 染色标本中分为嗜酸性细胞和嗜碱性细胞。

嗜酸性细胞，数量多，细胞呈圆形或椭圆形，细胞质内含粗大的嗜酸性颗粒。嗜酸性细胞又分为两种：生长激素细胞，分泌生长激素，主要促进生长，特别是对骨骼的生长起很大作用。催乳激素细胞，分泌催乳激素，能促进乳腺发育和乳汁分泌。

嗜碱性细胞，数量少，细胞呈椭圆形或多边形，细胞质内含嗜碱性颗粒。嗜碱性细胞又分为3种：促甲状腺激素细胞，分泌促甲状腺激素，能促进甲状腺激素的合成和分泌。促肾上腺皮质激素细胞，分泌促肾上腺皮质激素和促脂素，前者促进肾上腺皮质分泌糖皮质激素，后者作用于脂肪细胞，使其产生脂肪酸。促性腺激素细胞，分泌卵泡刺激素和黄体生成素，前者在女性促进卵泡发育，在男性促进精子发生，后者在女性促进排卵和黄体形成，在男性促进睾丸间质细胞分泌雄激素。

4．试述神经垂体的组成及其与下丘脑的关系。

答：神经垂体主要由大量的无髓神经纤维、神经胶质细胞和丰富的窦状毛细血管组成。下丘脑视上核和室旁核等处有许多神经内分泌细胞，其细胞体位于下丘脑，细胞突起经漏斗到达神经部，构成神经部的无髓神经纤维。神经内分泌细胞所形成的分泌颗粒，沿轴突运送到神经部储存，当机体需要时，经毛细血管入血。由此可见，神经垂体只是储存和释放下丘脑所产生的激素的部位。神经垂体与下丘脑直接相连，两者是结构和功能的统一体，两者之间的神经纤维构成下丘脑 - 神经垂体束。

5．试述垂体门脉系统的组成及其功能意义。

答：垂体门脉系统由第一级毛细血管网、垂体门微静脉、第二级毛细血管网组成。下丘脑弓状核等处的神经内分泌细胞能产生多种激素，其中对腺细胞分泌起促进作用的称为释放激素，对腺细胞分泌起抑制作用的称为释放抑制激素。激素经轴突运送到漏斗处，释放入第一级毛细血管网，再经垂体门微静脉到远侧部的第二级毛细血管网，从而调节远侧部的各种细胞的分泌活动。由此可见，下丘脑和腺垂体在结构上虽无直接联系，但可通过所产生的激素，经垂体门脉系统调节腺垂体内各种细胞的分泌活动，使下丘脑和腺垂体形成一个功能整体，称为下丘脑 - 腺垂体系。

（苏衍萍）

第十四章 消 化 管

一、名词解释

1．nerve plexus（characteristic of structure，location and function）
2．dentine（composition，characteristic of structure and function）
3．goblet cell（characteristic of structure and function）
4．Paneth cell（location，characteristic of structure and function）
5．taste bud（composition and function）
6．gastric pit（composition）
7．mucous-HCO_3-barrier（definition，composition and function）
8．fundic gland（location and composition）
9．intestinal plica（composition）
10．intestinal villus（definition）
11．central lecteal（definition and function）
12．gastrointestinal tract enteroendocrine cell（location and function）

二、填空题

1．消化管壁的组织结构由内向外依次分为__________、__________、__________和__________4 层。

2．牙组织由 3 部分组成，分别为：__________、__________和__________。

3．舌背部黏膜由固有层和复层扁平上皮向表面突起，形成舌乳头，按形状和分布部位不同可分为 4 种：__________、__________、__________和__________。味蕾主要分布于后两种舌乳头，其由 3 种细胞组成，分别是__________、__________和__________。

4．食管肌层的肌组织类型在食管上段为__________，中段为__________，下段为__________。

5．根据胃腺所在的部位，可将其分为 3 种类型，即__________、__________和__________。

6．组成胃底腺的细胞主要有__________、__________、__________、__________和__________。

7．电镜下，胃底腺壁细胞顶部的细胞膜向细胞内凹陷形成迂曲分支的小管，称为__________，其周围的细胞质内有表面光滑的小管和小泡，称为__________；该细胞具有合成和分泌__________和__________的功能。

8．胃底腺主细胞的超微结构特征是：细胞基底部及细胞核周围有丰富的__________，细胞核上方有发达的__________，游离端细胞质内有__________，它们都是与合成蛋白质有关的细胞器。该细胞可分泌__________。

9．内因子是由胃底腺的__________分泌，其分泌减少时可影响食物中__________的吸收。

10．增加小肠表面吸收面积的结构有__________、__________和__________。

11．小肠皱襞是由__________和__________共同向肠腔内突起而成。

12．小肠绒毛是由__________和__________共同向肠腔内隆起所形成的指状突起。

13．小肠绒毛的上皮属于__________上皮，其主要由__________和__________细胞组成，前者的功能是__________；后者的功能是__________。

14．绒毛中轴的固有层内，含有 1 ～ 2 条纵行毛细淋巴管称为__________，其周围有丰富的__________毛细血管；绒毛内还有少量的__________，其收缩有利于血液和淋巴的运行。

15．小肠腺的细胞组成是__________、__________、__________、__________和__________。

16．__________是小肠腺的特征性细胞，常三五成群位于腺底部，细胞呈锥体形，能分泌__________和__________，对肠道微生物有杀灭作用。

17．分布于消化管黏膜下层的小消化腺主要有__________和__________两种。

18．胃肠的内分泌细胞多单个夹于其他上皮细胞之间，呈锥体形，根据细胞是否具有面向管腔的游离面可分为两型，即__________和__________。

三、选择题

A 型题

1．关于味蕾的描述，哪一项错误

A．是味觉感受器

B．是感觉神经细胞

C．主要由感觉细胞构成

D．舌尖的味蕾感受甜咸味刺激

E．舌背部的味蕾感受苦味刺激

2．复层扁平上皮与单层柱状上皮交界处位于

A．食管与胃贲门之间

B．口腔与咽之间

C．咽与食管之间

D．胃与十二指肠之间

E．回肠与盲肠之间

3．关于人食管结构，哪一项错误

A．腔面有 7 ～ 10 条纵行皱襞

B．黏膜上皮为角化的复层上皮

C．黏膜肌层为一层纵行的平滑肌

D．黏膜下层内含黏液腺

E．管壁内既有平滑肌，又含骨骼肌

4．关于胃黏膜的描述，哪一项错误

A．为单层柱状上皮

B．含少量杯状细胞

C．细胞顶部含大量粘原颗粒

D．HE 染色标本中着色较淡

E．上皮细胞可分泌黏液

5．消化管壁可分为

A．内膜、中膜、外膜

B．内膜、中膜、浆膜

C．内膜、中膜、纤维膜

D．内皮、肌层、纤维膜

E．黏膜、黏膜下层、肌层、外膜

6．胃黏膜之所以能抵御胃液侵蚀，主要是因为

A．胃液中的消化酶

B．壁细胞分泌内因子

C．杯状细胞分泌保护性黏液

D．微绒毛屏障

E．上皮细胞间紧密连接与表面黏液层构成胃黏液 - 碳酸氢盐屏障

7．胃黏膜上皮分泌

A．胃蛋白酶原

B．5- 羟色胺

C．黏液

D．内因子

E．H^+ 离子

8．胃底腺的主细胞可分泌

A．盐酸

B．胃蛋白酶

C．胃蛋白酶原

D．内因子

E．维生素 B_{12}

9．胃底腺壁细胞合成盐酸的部位是

A．滑面内质网

B．粗面内质网

C．高尔基复合体

D．微管泡系统

E．细胞内分泌小管

10．关于壁细胞合成盐酸的描述，哪一项错误

A．先由细胞质内的碳酸酐酶催化 CO_2 与 H_2O 形成 H_2CO_3

B．先由细胞质内的碳酸酐酶催化 H_2CO_3 解离生成 H^+

C．H^+ 被主动运输到细胞内分泌小管

D．Cl^- 也经小管泡系被主动运送到细胞内分泌小管

E．H^+ 与 Cl^- 在细胞内分泌小管内结合形成 HCl

11．内因子是由何种细胞分泌

A．胃腺主细胞

B．颈黏液细胞

C．壁细胞

D．内分泌细胞

E．柱状吸收细胞

12．壁细胞分布于

A．胃底腺的底部

B．胃底腺的底部和颈部

C．胃底腺的底部和体部

D．胃底腺的颈部和体部

E．胃底腺的颈部

13．哪一种结构特点与壁细胞无关

A．细胞质嗜酸性

B．可分泌盐酸

C．细胞质内富含线粒体

D．细胞质内富含粗面内质网

E．细胞内含细胞内分泌小管

14．细胞内分泌小管由

A．壁细胞基底面的细胞膜向细胞质内凹陷而成

B．壁细胞顶部的细胞膜向细胞质内凹陷而成

C．主细胞游离面的细胞膜向细胞质内凹陷而成

D．主细胞基底面的细胞膜向细胞质内凹陷而成

E．M 细胞基底面的细胞膜向细胞质内凹陷而成

15．小肠环行皱襞由

A．上皮和固有层向肠腔内突起形成

B．上皮，固有层和黏膜肌层向肠腔内突起形成

C．黏膜、黏膜下层和肌层共同向肠腔内突起形成

D．黏膜和部分黏膜下层共同向肠腔内突起形成

E．黏膜和肌层共同向肠腔内突起形成

16．小肠消化吸收的重要部位是

A．绒毛表面的黏液层

B．微绒毛表面的细胞衣

C．吸收细胞的粗面内质网

D．吸收细胞的滑面内质网

E．小肠的帕内特细胞

17．中央乳糜管

A．是毛细血管，与脂肪吸收有关

B．是毛细血管，与氨基酸吸收有关

C．是毛细淋巴管，与单糖吸收有关

D．是毛细淋巴管，与脂肪吸收有关

E．是小淋巴管，与脂肪吸收有关

18．小肠绒毛

A．由单层柱状上皮组成

B．由单层柱状上皮和固有层向肠腔突出而成

C．由黏膜和黏膜下层向肠腔突出而成

D．由黏膜下层向肠腔突出而成

E. 与水电解质转运相关

19. 组成小肠腺的主要细胞有
A. 柱状细胞、扁平细胞、帕内特细胞
B. 柱状细胞、帕内特细胞、壁细胞
C. 柱状细胞、壁细胞、主细胞
D. 柱状细胞、主细胞、颈黏液细胞
E. 柱状细胞、杯状细胞、帕内特细胞

20. 肠腺帕内特细胞内的嗜酸性分泌颗粒内含有
A. 蛋白酶
B. 脂酶
C. 组胺酶
D. 溶菌酶
E. 过氧化物酶

21. 关于大肠的结构特征，哪一项错误
A. 黏膜无绒毛
B. 柱状上皮表面有纹状缘
C. 杯状细胞含量多
D. 肠腺长而密
E. 固有层内有较多的孤立淋巴小结

22. 关于胃肠道内分泌细胞的分布，哪一项错误
A. 胃上皮及腺内
B. 小肠上皮及腺内
C. 食管上皮内
D. 结肠的上皮及腺内
E. 阑尾的上皮及腺内

B 型题

备选答案（第 23 ~ 26 题）
A. 细胞内分泌小管
B. 中央乳糜管
C. 横小管
D. 纵小管
E. 有孔毛细血管

23. 运送 H^+ 和 Cl^- 的部位是
24. 运输乳糜微粒的是
25. 运输氨基酸的是
26. 运输葡萄糖的是

备选答案（第 27 ~ 32 题）
A. 杯状细胞
B. 壁细胞
C. 主细胞
D. 颈黏液细胞
E. 帕内特细胞

27. 细胞质内含溶菌酶的细胞
28. 能分泌胃蛋白酶原的细胞
29. 能分泌盐酸的细胞
30. 能分泌内因子的细胞
31. 能分泌可溶性酸性黏液的细胞
32. 能分泌防御素的细胞

备选答案（第 33 ~ 38 题）
A. D 细胞
B. I 细胞
C. G 细胞
D. EC 细胞
E. D_1 细胞

33. 能分泌 5- 羟色胺的细胞是
34. 能分泌生长抑素的细胞是
35. 能分泌血管活性肠多肽的细胞是
36. 能分泌胃泌素（促胃液素）的细胞是
37. 能分泌缩胆囊素 - 促胰酶素的细胞是
38. 能分泌 P 物质的细胞是

X 型题

39. 消化管壁内的神经丛可位于
A. 上皮层
B. 黏膜下层
C. 固有层
D. 肌层
E. 外膜

40. 盐酸的主要作用是

A. 杀菌
B. 稀释毒物
C. 消化蛋白质
D. 激活胃蛋白酶原
E. 促进维生素 B_{12} 吸收

41. 与扩大小肠的表面积有关的结构是
A. 小肠绒毛
B. 微绒毛
C. 小肠腺
D. 杯状细胞
E. 环形皱襞

42. 黏膜上皮内不含杯状细胞的器官是
A. 胃
B. 空肠
C. 食管
D. 结肠
E. 阑尾

43. 存在于消化管固有层内的腺体有
A. 食管腺
B. 胃底腺
C. 贲门腺
D. 肠腺
E. 十二指肠腺

44. 关于肠腺中的帕内特细胞描述正确的是
A. 细胞呈锥体形
B. 可分泌黏液
C. 三五成群位于肠腺底部
D. 产生溶菌酶
E. 分泌促胰酶素

45. 关于胃酶细胞描述正确的是
A. 细胞呈锥体形
B. 细胞质嗜酸性
C. 细胞质内含丰富的粗面内质网
D. 细胞质内含发达的高尔基复合体
E. 分泌胃蛋白酶原

46. 参与构成胃黏液 - 碳酸氢盐屏障的结构是
A. 上皮表面的黏液层
B. 胃上皮的基膜
C. 胃上皮细胞之间的紧密连接
D. 固有层中毛细血管的管壁
E. 固有层中毛细淋巴管的管壁

四、问答题

1. 叙述消化管壁的一般结构和功能。
2. 胃壁的组织结构特点是什么?
3. 试述胃底腺主细胞和壁细胞的数量、分布、结构和功能。
4. 试述小肠绒毛的结构及与消化、吸收的关系。
5. 试述小肠各段的形态结构特点，比较小肠与结肠黏膜结构的异同。

参考答案及难题解析

一、名词解释

1. nerve plexus（characteristic of structure，location and function）

答：神经丛。由多极副交感神经节细胞、神经胶质细胞和无髓神经纤维组成，位于消化管黏膜下层及肌层的内环和外纵肌之间。黏膜下神经丛调节黏膜肌收缩和腺体分泌，肌间神经丛调节肌层的收缩。

2．dentine（composition，characteristic of structure and function）

答：牙本质。由牙本质小管和间质组成。牙本质构成牙的主体，牙本质小管内含有牙本质纤维，是成牙本质细胞的突起。间质由胶原纤维和钙化的基质组成。牙本质对冷、痛、触觉刺激敏感。

3．goblet cell（characteristic of structure and function）

答：杯状细胞。呈高脚酒杯状，顶部充满黏原颗粒，HE 染色切片中，呈空泡状，细胞核呈三角形或扁圆形，分布于肠黏膜上皮和肠腺内，分泌黏液。

4．Paneth cell（location，characteristic of structure and function）

答：帕内特细胞。位于小肠腺基底部，常三五成群分布，细胞呈锥体形，顶部细胞质含有粗大嗜酸颗粒，内含溶菌酶，具有一定杀菌功能。

5．taste bud（composition and function）

答：味蕾。是味觉感受器，由明细胞、暗细胞和基细胞 3 种细胞组成。明细胞、暗细胞基部与味觉神经末梢形成突触，司味觉。

6．gastric pit（composition）

答：胃小凹。胃黏膜表面上皮下陷，形成胃小凹。胃小凹的底部有胃腺开口。

7．mucous-HCO_3-barrier（definition，composition and function）

答：胃黏液 - 碳酸氢盐屏障。在胃黏膜上皮表面覆盖一层不溶性凝胶黏液，黏液层可阻断胃蛋白酶与上皮接触，高浓度的 HCO_3^- 与渗入的 H^+ 结合形成 H_2CO_3，经碳酸苷酶分解为 H_2O 和 CO_2。这样既中和了盐酸对上皮的侵蚀，又抑制了胃蛋白酶的活性。胃上皮细胞之间的紧密连接，以及上皮表面的黏液层构成胃黏液 - 碳酸氢盐屏障，可防止胃酸及胃蛋白酶对上皮细胞的侵蚀。

8．fundic gland（location and composition）

答：胃底腺。分布于胃底及胃体部，为分支管状腺。胃底腺主要由壁细胞、主细胞、颈黏液细胞和内分泌细胞 4 种细胞组成。

9．intestinal plica（composition）

答：小肠皱襞。小肠黏膜和黏膜下层共同突入肠腔，形成环状小肠皱襞。

10．intestinal villus（definition）

答：小肠绒毛。小肠黏膜层的上皮和固有层向肠腔伸出众多的指状突起称为小肠绒毛。

11．central lecteal（definition and function）

答：中央乳糜管。在小肠绒毛中轴内有一条或两条毛细淋巴管，称为中央乳糜管。主要转运肠上皮吸收的脂肪。

12．gastrointestinal tract enteroendocrine cell（location and function）

答：胃肠内分泌细胞。胃肠的上皮和腺体内散布着大量内分泌细胞。这些细胞可以分泌激素，调节消化腺的分泌、消化管的活动。

二、填空题

1．黏膜，黏膜下层，肌层，外膜

2．牙本质，釉质，牙骨质

3．丝状乳头，叶状乳头，菌状乳头，轮廓乳头，明细胞，暗细胞，基细胞

4．骨骼肌，骨骼肌和平滑肌，平滑肌

5．贲门腺，胃底腺，幽门腺

6．壁细胞，主细胞，颈黏液细胞，干细胞，内分泌细胞

7．细胞内分泌小管，微管泡系统，盐酸，内因子

8．粗面内质网，高尔基复合体，酶原颗粒，分泌蛋白，胃蛋白酶原

9．壁细胞，维生素 B_{12}

10．环行皱襞，肠绒毛，微绒毛

11．黏膜，黏膜下层

12．上皮，固有层

13．单层柱状，吸收细胞，杯状，吸收，分泌黏液

14．中央乳糜管，有孔，平滑肌细胞

15．吸收细胞，杯状细胞，帕内特细胞，干细胞，内分泌细胞

16．帕内特细胞，防御素，溶菌酶

17．食管腺，十二指肠腺

18．开放型，封闭型

三、选择题

A 型题

1．B　味蕾是味觉感受器，由味细胞和基细胞构成，其细胞类型属感觉上皮，细胞基底部与味觉神经末梢形成突触。

2．A　食管与贲门交界处，上皮由未角化的复层扁平上皮突然变为单层柱状上皮。

3．B　人食道的复层扁平上皮都不是角化的。

4．B　胃黏膜上皮细胞是单层柱状上皮，可分泌黏液，但不含杯状细胞。

5．E　消化管道的结构可分为 4 层，即黏膜、黏膜下层、肌层和外膜。

6．E　上皮细胞之间有紧密连接与表面黏液层共同构成胃黏液 - 碳酸氢盐屏障，可防止胃酸及胃蛋白酶对上皮细胞的侵蚀。其他选项不完整或有错误。

7．C　胃黏膜上皮细胞顶部细胞质含黏原颗粒，可分泌黏液。

8．C　胃底腺主细胞的功能是合成胃蛋白酶原。

9．E　壁细胞的细胞质内碳酸酐酶解离生成的 H^+，主动运输到细胞内分泌小管，Cl^- 经小管泡系也被运到细胞内分泌小管，在壁细胞的游离端结合成 HCl。

10．B　在盐酸产生过程中，先由壁细胞的细胞质内的碳酸酐酶催化细胞产生的 CO_2 与 H_2O 结成 H_2CO_3，然后 H_2CO_3 再在细胞内解离成 H^+ 和 HCO_3^-，而不是先催化细胞内的 H_2CO_3 解离成 H^+ 和 HCO_3^-，故 B 错误。

11．C　壁细胞的功能除了可以分泌盐酸以外，还可以分泌内因子。

12．D　壁细胞主要分布在胃底腺，以体部和颈部较多。

13．D　壁细胞的功能是分泌盐酸。电镜下，细胞质内含丰富的细胞内分泌小管，小管附近有许多滑面内质网样的小管泡系、线粒体等。因此，与壁细胞无关的正确答案是 D。

14．B　细胞内分泌小管是由壁细胞顶部的细胞膜向细胞质内凹陷而成。

15．D　小肠环行皱襞由黏膜和部分黏膜下层向肠腔内突起形成。

16．B　微绒毛表面的细胞衣内含有多种消化酶，是小肠参与消化吸收的重要部位。

17．D　中央乳糜管是毛细淋巴管，运输乳糜微粒，参与机体脂肪的吸收。

18．B　小肠黏膜表面的单层柱状上皮和固有层结缔组织共同向肠腔突出形成小肠绒毛。

19．E　组成小肠腺的主要细胞为柱状细胞、杯状细胞和帕内特细胞。

20．D　肠腺内帕内特细胞的嗜酸性分泌颗粒中含有溶菌酶、肽酶、防御素和锌等，其中D正确。

21．D　光镜下，可见纹状缘主要位于小肠黏膜上皮的表面，而大肠柱状细胞的表面没有纹状缘。

22．C　食管上皮是未角化的复层扁平上皮，以保护功能为主，其内无内分泌细胞。

B 型题

23．A　壁细胞的细胞质内碳酸酐酶解离生成的 H^+，主动运输到细胞内分泌小管，Cl^- 经小管泡系也被运到细胞内分泌小管，在壁细胞的游离端结合成 HCl。

24．B　中央乳糜管是毛细淋巴管，运输乳糜微粒，参与机体脂肪的吸收。

25．E　小肠内的毛细血管负责运输除乳糜微粒外的营养物质，包括葡萄糖和氨基酸等。

26．E　小肠内的毛细血管负责运输除乳糜微粒外的营养物质，包括葡萄糖和氨基酸等。

27．E　肠腺内帕内特细胞的嗜酸性分泌颗粒中含有溶菌酶、肽酶、防御素和锌等。

28．C　胃底腺主细胞的功能是合成胃蛋白酶原。

29．B　壁细胞的细胞质内碳酸酐酶解离生成的 H^+，主动运输到细胞内分泌小管，Cl^- 经小管泡系也被运到细胞内分泌小管，在壁细胞的游离端结合成 HCl。

30．B　壁细胞的功能除了可以分泌盐酸以外，还可以分泌内因子。

31．D　颈黏液细胞可分泌可溶性黏液。

32．E　肠腺内帕内特细胞的嗜酸性分泌颗粒中含有溶菌酶、肽酶、防御素和锌等。

33．D　肠嗜铬细胞或 EC 细胞分泌 5- 羟色胺和 P 物质。

34．A　生长抑素细胞或 D 细胞分泌生长抑素。

35．E　血管活性肠多肽或 D_1 细胞分泌血管活性肠多肽。

36．C　胃泌素细胞或 G 细胞分泌胃泌素。

37．B　胆囊收缩素细胞或 I 细胞分泌缩胆囊素 - 促胰酶素

38．D　肠嗜铬细胞或 EC 细胞分泌 5- 羟色胺和 P 物质。

X 型题

39．BD　消化管壁黏膜下层有黏膜下神经丛；内环、外纵两层肌组织之间可见肌间神经丛。

40．AD　壁细胞分泌的盐酸能激活胃蛋白酶原变成胃蛋白酶，并具有杀菌作用。

41．ABE　扩大小肠表面积的 3 种结构是环行皱襞、小肠绒毛、微绒毛，而杯状细胞和小肠腺无扩大小肠表面积的作用。

42．AC　食管上皮为复层扁平上皮，胃上皮细胞为单层柱状，均不含杯状细胞；小肠、阑尾的上皮细胞为单层柱状含杯状细胞。

43．BCD　食管腺与十二指肠腺均位于黏膜下层，不在固有层。

44．ACD　帕内特细胞位于肠腺底部，呈锥体形，可产生溶菌酶；帕内特细胞无分泌黏液和激素的功能。

45．CDE　胃酶细胞呈柱状而不是锥体形，它可分泌胃蛋白酶原，电镜下可见细胞核上方有丰富的粗面内质网和发达的高尔基复合体，因此细胞质嗜碱性。

46．AC　胃黏液 - 碳酸氢盐屏障主要由胃上皮细胞之间的紧密连接，以及上皮表面的

黏液层构成，可防止胃酸及胃蛋白酶对上皮细胞的侵蚀。

四、问答题

1．叙述消化管壁的一般结构和功能。

答：消化管壁（除口腔和咽外）自内向外可分为黏膜、黏膜下层、肌层和外膜4层。黏膜由上皮、固有层和黏膜肌组成。口腔、咽、食管和肛门是复层扁平上皮，以保护功能为主，其余各段均为单层柱状上皮，以消化吸收功能为主。固有层为疏松结缔组织，细胞较多，纤维细密，含有丰富的毛细血管和毛细淋巴管，还富含腺体和淋巴组织。黏膜肌层为薄层平滑肌，其收缩可促进内分泌物排出和血液运行，有利于物质吸收与转运。黏膜下层为疏松结缔组织，含有小动脉、小静脉和淋巴管。在食管和十二指肠的黏膜下层内分别含有食管腺和十二指肠腺。黏膜下层含有由多极神经元和无髓神经纤维组成的黏膜下神经丛，可调节黏膜肌的收缩和腺体的分泌。除了食管上段和肛管的肌层为骨骼肌外，其余大部分均为平滑肌。肌层一般分为内环行肌和外纵行肌两层，含有肌间神经丛，具有与黏膜下神经丛相似的结构，可调节平滑肌收缩和腺体分泌。外膜分纤维膜和浆膜两种形式。分布于食管和大肠末段的是纤维膜。位于胃、小肠和大肠大部分的外膜，除薄层结缔组织外，还有一层腹膜脏层的间皮，共同构成浆膜。浆膜表面光滑，有利于胃肠运动。

2．胃壁的组织结构特点是什么？

答：胃壁分为黏膜、黏膜下层、肌层和外膜。黏膜上皮为单层柱状，无杯状细胞。黏膜表面上皮下陷，形成胃小凹，每个胃小凹的底部有3～5条胃腺开口。上皮细胞顶部充满黏原颗粒，其分泌的黏液覆盖于细胞表面，与上皮细胞之间的紧密连接共同构成胃黏膜屏障，可防止胃酸和胃蛋白酶对黏膜的侵蚀。固有层含有胃底腺、贲门腺和幽门腺。胃底腺由壁细胞、主细胞、颈黏液细胞和内分泌细胞组成，壁细胞分泌盐酸，主细胞分泌胃蛋白酶原。贲门腺和幽门腺分泌黏液为主。黏膜下层为疏松结缔组织，肌层为内斜、中环、外纵的平滑肌，外膜为浆膜。

3．试述胃底腺主细胞和壁细胞的数量、分布、结构和功能。

答：胃底腺主细胞又称为胃酶细胞，数量最多，主要分布于体部和底部。细胞呈柱状，细胞核圆形，位于基部，细胞质嗜碱性，顶部细胞质含酶原颗粒。电镜下细胞基底部及细胞核周围有丰富的粗面内质网和发达的高尔基复合体，细胞核上方细胞质内有大量酶原颗粒。主细胞分泌胃蛋白酶原，经盐酸激活成胃蛋白酶，可水解蛋白质。

胃底腺壁细胞又称为盐酸细胞，分布于胃底腺各部，以颈、体部较多。细胞呈三角形或圆形，细胞核圆居中，可见双核，细胞质强嗜酸性。电镜下，壁细胞游离面的细胞膜向细胞内凹陷形成迂曲分支的小管，称为细胞内分泌小管，小管腔内有许多微绒毛，分泌小管周围有微管泡系统，含有大量线粒体，其他细胞器较少。壁细胞分泌盐酸和内因子。

4．试述小肠绒毛的结构及与消化、吸收的关系。

答：小肠黏膜上皮和固有层突向肠腔形成绒毛。绒毛表面为吸收上皮，中轴为固有层。黏膜上皮由吸收细胞、杯状细胞和少量内分泌细胞组成。吸收细胞表面有大量微绒毛，微绒毛表面有一层糖蛋白细胞衣，含双糖酶和肽酶，并可吸附胰蛋白酶和胰淀粉酶，微绒毛扩大吸收细胞的表面积，是消化吸收的重要部位。绒毛中轴含细密结缔组织、有孔毛细血管、中央乳糜管和少量平滑肌。吸收细胞吸收的葡萄糖、氨基酸进入毛细血管，甘油和脂肪酸在吸收细胞内形成乳糜微粒进入乳糜管。平滑肌收缩可使绒毛伸缩，有利于物质的消化与吸收。

5．试述小肠各段的形态结构特点，比较小肠与结肠黏膜结构的异同。

答：十二指肠：皱襞高，绒毛呈叶状，杯状细胞少，固有层和黏膜下层分别含有小肠腺和十二指肠腺，帕内特细胞和淋巴小结较少。空肠：皱襞最多，绒毛呈锥状，茂密，杯状细胞多，固有层含肠腺，黏膜下层无十二指肠腺，帕内特细胞和淋巴小结较多。回肠：皱襞最低，至远端消失，绒毛呈指状，稀少，杯状细胞最多，集合淋巴小结多。

小肠与结肠黏膜相同点：黏膜上皮都为单层柱状上皮，含有杯状细胞；固有层都有肠腺，淋巴组织较发达；黏膜上皮和固有层含有内分泌细胞。

不同点：小肠黏膜形成绒毛，大肠无；大肠黏膜的杯状细胞比小肠发达；小肠腺含有帕内特细胞，大肠无；小肠形成环形皱襞，结肠只形成半环形皱襞。

（梅　芳）

第十五章 消 化 腺

一、名词解释

1．pancreas acinus（composition，structure characteristic of light and electron microscopy）
2．striated duct（structure characteristic of light and electron microscopy）
3．pancreas islet（distribution，the composition of cell，structure characteristic）
4．hepatic sinusoid（location，structure characteristic of light and electron microscopy）
5．perisinusoidal space（location，structure characteristic of light and electron microscopy）
6．bile canaliculi（location，structure characteristic of electron microscopy）
7．fat-storing cell（location，structure characteristic of electron microscopy and function）
8．portal area（location，composition，formation）

二、填空题

1．根据腺细胞分泌物的性质，将唾液腺的腺泡分为________、________和________3 种类型。

2．纹状管又称为________，管壁由________上皮构成，光镜下上皮细胞基底部可见明显的________，该管道具有________和________的功能。

3．腮腺是________腺，下颌下腺与舌下腺均为________腺，其中下颌下腺以________腺泡为主；舌下腺以________腺泡为主。

4．胰腺的实质由________和________两部分组成。后者又称为________，用免疫组织化学方法和电镜技术证实其由________、________、________、________和________5 种细胞组成。

5．胰岛 A 细胞多分布于胰岛________，细胞体积________，分泌________，作用是________。

6．胰岛 B 细胞体积________，多分布于胰岛________，分泌________，其作用是________，若该激素分泌不足，可形成________病。

7．胰岛 D 细胞数量少，分布于 A 细胞和 B 细胞之间，分泌________，其以________和________方式作用于邻近细胞，可________它们的分泌活动。

8．胰岛 PP 细胞数量较少，主要存在于胰岛的________，可分泌________，具有抑制________、________及________的作用。

9．胰腺腺泡上皮细胞与基膜之间无________细胞，而腔内可见扁平或立方形的________，它是________延伸到腺泡腔内形成。

10．肝小叶是肝的基本结构单位。其由________、________、________和________组成。

11．肝细胞有 3 种不同的功能面，分别是________、________和________。

12．窦周隙位于________和________之间，其内含有________、________和

__________成分，而肝细胞面的__________浸入其中。

13．贮脂细胞分布于__________内，细胞内有大量的__________，其内可贮存__________。此外窦周隙中的__________纤维是由它产生的。

14．胆小管是由相邻的__________细胞膜局部凹陷形成，其正常结构遭到破坏后，胆汁首先溢入__________，继而入血，导致__________。

15．胆汁是由__________分泌的，依次流经__________、__________、__________和__________出肝。

16．肝细胞的血窦面有大量的微绒毛伸入__________内，浸于__________中，有利于肝细胞与血液间进行__________交换的功能。

17．相邻肝小叶之间的结缔组织内可见3种伴行的管道，即__________、__________、__________，称为__________。

三、选择题

A型题

1．胰腺腺泡的泡心细胞是由下列哪一种细胞形成

A．腺泡上皮细胞

B．闰管上皮细胞

C．胰岛细胞

D．毛细血管内皮细胞

E．结缔组织细胞

2．关于胰腺外分泌部的描述，哪一项错误

A．闰管长，纹状管短

B．浆液性复管泡状腺

C．腺泡腔有泡心细胞

D．腺泡无肌上皮细胞

E．腺细胞顶部含嗜酸性的酶原颗粒

3．胰腺与腮腺的主要区别是

A．胰腺有纹状管无胰岛

B．胰腺无肌上皮细胞和泡心细胞

C．胰腺有肌上皮细胞而无泡心细胞

D．胰腺有肌上皮细胞和泡心细胞

E．胰腺有胰岛而无纹状管

4.3 对大唾液腺的共同结构是

A．闰管和纹状管

B．黏液性和混合性腺泡

C．半月和混合性腺泡

D．浆液性腺泡和纹状管

E．闰管和小叶间导管

5．下列哪一种激素不是胰岛细胞的分泌物

A．生长抑素

B．胰高血糖素

C．胰岛素

D．胰多肽

E．胰蛋白酶

6．胰岛

A．仅存于胰腺的尾部

B．分散于胰腺外分泌部

C．是大小形状规则的细胞团索

D．是大小、形状规则的浆液性腺泡

E．仅存于胰腺的体部

7．肝的基本结构单位是

A．肝细胞

B．肝板

C．肝血窦

D．肝小叶

E．胆小管

8．窦周隙位于

A．肝巨噬细胞与内皮细胞之间

B．相邻两肝细胞之间

C．肝细胞与血窦内皮的基膜之间

D．贮脂细胞与血窦内皮细胞之间

E．肝细胞与血窦内皮之间

9．胆小管的管壁是

A．肝细胞膜围成

B．单层立方上皮
C．单层柱状上皮
D．血窦内皮细胞围成
E．单层扁平上皮

10．胆小管位于
A．肝细胞与血窦内皮间
B．肝板间
C．肝板与血窦间
D．肝板内肝细胞间
E．肝细胞与窦周隙间

11．肝细胞具有解毒功能的细胞器是
A．粗面内质网
B．高尔基复合体
C．线粒体
D．滑面内质网
E．溶酶体

12．分泌胆汁的结构是
A．肝细胞
B．小叶间胆管
C．肝血窦
D．肝贮脂细胞
E．肝库普弗细胞

13．肝内属于单核吞噬细胞系统的细胞是
A．贮脂细胞
B．肝库普弗细胞
C．NK 细胞
D．肝细胞
E．肝血窦内皮细胞

14．下列对肝贮脂细胞的描述，正确的是
A．有产生纤维和基质的功能
B．细胞质内储存维生素 D
C．位于胆小管附近
D．HE 染色切片中容易辨认
E．异常增殖可导致脂肪肝

15．肝血窦的特征是
A．内皮细胞有孔无基膜
B．内皮细胞有孔和基膜
C．内皮细胞无孔有基膜
D．内皮细胞的孔上有隔膜
E．内皮细胞无孔和基膜

16．产生糖尿病的主要原因是
A．D 细胞分泌的生长抑素不足
B．A 细胞分泌的胰岛素不足
C．A 细胞分泌的胰高血糖素不足
D．B 细胞分泌的胰岛素不足
E．B 细胞分泌的胰高血糖素不足

17．肝内胆汁排出的途径依次是
A．闰管、胆小管、小叶间胆管、左右肝管
B．胆小管、小叶间胆管、左右肝管
C．胆小管、闰管、小叶间胆管、左右肝管
D．闰管、胆小管、小叶间胆管
E．胆小管、小叶间胆管、闰管、左右肝管

B 型题

备选答案（第 18 ～ 22 题）
A．纹状管
B．闰管
C．总导管
D．小叶内导管
E．小叶间导管

18．直接开口于口腔的是
19．形成胰腺泡心细胞的管道
20．唾液腺内无
21．调节唾液内电解质含量的管道
22．唾液腺内由纹状管汇合形成的管道

备选答案（第 23 ～ 29 题）
A．肝血窦
B．窦周隙
C．胆小管
D．中央静脉
E．小叶间静脉

23．肝巨噬细胞位于
24．肝贮脂细胞位于

25．管壁有血窦开口的结构是
26．肝细胞与血窦内皮之间的间隙是
27．位于肝门管区的结构是
28．肝细胞分泌的胆汁先进入的管道是
29．肝细胞与血液进行物质交换的部位是

备选答案（第 30 ～ 32 题）
A．粗面内质网
B．滑面内质网
C．高尔基复合体
D．线粒体
E．溶酶体
30．肝细胞进行解毒的主要细胞器是
31．肝细胞合成白蛋白、纤维蛋白原的细胞器是
32．肝细胞合成胆汁的细胞器是

备选答案（第 33 ～ 40 题）
A．胰蛋白酶
B．胰多肽
C．生长抑素
D．胰岛素
E．胰高血糖素
33．胰岛 D 细胞分泌
34．胰岛 PP 细胞分泌
35．胰岛 B 细胞分泌
36．胰岛 A 细胞分泌
37．胰腺腺泡细胞分泌
38．抑制胰岛 A、B 细胞分泌的激素是
39．使血糖降低的激素是
40．使血糖升高的激素是

备选答案（第 41 ～ 43 题）
A．贮脂细胞
B．泡心细胞
C．肝巨噬细胞
D．肝细胞
E．NK 细胞
41．贮存维生素 A 并产生网状纤维的细胞是
42．位于胰腺腺泡腔内的细胞是
43．分泌胆汁的细胞是

备选答案（第 44 ～ 46 题）
A．微绒毛
B．纤毛
C．紧密连接
D．半桥粒
E．伪足样突起
44．肝细胞的血窦面和胆小管面有
45．肝细胞的邻接面有
46．肝巨噬细胞表面可有

X 型题

47．胰腺外分泌部特点是
A．属浆液性腺
B．可见半月
C．腺泡无肌上皮细胞
D．腺泡腔内有泡心细胞
E．分泌多种消化酶
48．关于胰岛描述正确的是
A．分泌胰蛋白酶抑制因子
B．由内分泌细胞组成的细胞团
C．大小不一，分布不均
D．内含丰富的窦状毛细血管
E．分泌多种激素
49．关于肝小叶描述正确的是
A．单层肝细胞排列成肝板
B．胆小管位于肝板与血窦之间
C．肝板以中央静脉为中心呈放射状排列
D．相邻肝板之间为肝血窦
E．肝细胞有三种不同的邻接面
50．肝门管区存在下列哪些管道
A．中央静脉
B．小叶间胆管
C．小叶下静脉
D．小叶间静脉
E．小叶间动脉
51．肝细胞的功能是

A．生物转化
B．清除抗原
C．贮存维生素 A
D．合成胆汁
E．合成多种血浆蛋白

52．关于肝细胞的结构描述正确的是
A．呈多面体形
B．有 3 种类型的功能面
C．肝细胞的外表面均有微绒毛
D．细胞质中含丰富的粗面内质网和滑面内质网
E．细胞质富含溶酶体、微体及线粒体

53．窦周隙内可见以下哪些成分
A．网状纤维
B．肝巨噬细胞
C．贮脂细胞
D．肝细胞微绒毛
E．胆汁

54．在肝内下列哪两种管道直接相通
A．胆小管与小叶间胆管
B．胆小管与窦周隙
C．肝血窦与胆小管
D．中央静脉和小叶下静脉
E．肝血窦和中央静脉

四、问答题

1．试述胰腺外分泌部的光电镜结构特点。
2．试述肝小叶的定义、组成和光电镜结构特点。
3．试述肝细胞的光电镜结构。

参考答案及难题解析

一、名词解释

1．pancreas acinus（composition，structure characteristic of light and electron microscopy）

答：胰腺泡。是由浆液性腺细胞组成的腺泡。HE 染色下，基部细胞质呈嗜碱性，顶部细胞质含有嗜酸性的分泌颗粒。电镜下，基部细胞质内有大量粗面内质网。胰腺泡无肌上皮细胞，腺泡腔内有闰管插入形成的泡心细胞。

2．striated duct（structure characteristic of light and electron microscopy）

答：纹状管。与闰管相连，管壁为单层柱状上皮，细胞核圆形，位于细胞顶部。基部细胞质呈嗜酸性，并有明显的纵纹结构，电镜下为质膜内褶和其间的纵行线粒体。

3．pancreas islet（distribution，the composition of cell，structure characteristic）

答：胰岛。分布于胰腺泡之间，是由内分泌细胞组成的细胞团，大小不等，多分布于胰尾。由 A、B、D、PP、D_1 5 种细胞组成，细胞呈团索状排列，其间有丰富的有孔毛细血管。

4．hepatic sinusoid（location，structure characteristic of light and electron microscopy）

答：肝血窦。是位于肝板之间的空隙，腔大不规则，相互吻合成网。血窦内皮细胞有许多大小不等的孔，其上无隔膜。内皮细胞间隙大，外无基膜，但有少量的网状纤维。血窦腔内除血细胞外，还有肝巨噬细胞和 NK 细胞。

5．perisinusoidal space（location，structure characteristic of light and electron microscopy）

答：窦周隙。是位于肝血窦内皮细胞与肝细胞之间的狭窄间隙。窦周隙内充满血浆，肝细胞的血窦面有大量的微绒毛，浸泡于血浆中，有利于肝细胞的物质交换。窦周隙内还有散在的网状纤维和贮脂细胞。

6．bile canaliculi（location，structure characteristic of electron microscopy）

答：胆小管。是相邻肝细胞之间局部细胞膜凹陷围成的微细管道，在肝板内连接成网。电镜下胆小管腔面有肝细胞膜形成的微绒毛伸入腔内，胆小管周围的肝细胞膜形成紧密连接、桥粒，起封闭胆小管的作用。

7．fat-storing cell（location，structure characteristic of electron microscopy and function）

答：贮脂细胞。位于肝窦周隙内，形状不规则。在电镜下细胞质内有许多脂滴、粗面内质网和高尔基复合体。贮脂细胞有贮存维生素 A 和产生网状纤维的功能。

8．portal area（location，composition，formation）

答：肝门管区。位于肝小叶间的结缔组织中，内有小叶间静脉、小叶间动脉和小叶间胆管。小叶间动脉是肝动脉的分支；小叶间静脉是门静脉的分支；小叶间胆管是肝管的属支。

二、填空题

1．浆液性腺泡，黏液性腺泡，混合性腺泡
2．分泌管，单层高柱状，纵纹，重吸收，转运水和电解质
3．纯浆液性，混合性，浆液性，黏液性
4．外分泌部，内分泌部，胰岛，A 细胞，B 细胞，D 细胞，PP 细胞，D_1 细胞
5．周边，大，胰高血糖素，升高血糖
6．小，中央，胰岛素，降低血糖，糖尿
7．生长抑素，缝隙连接，旁分泌，抑制
8．周边部，胰多肽，胃肠运动，胰液分泌，胆囊收缩
9．肌上皮，泡心细胞，闰管上皮细胞
10．中央静脉，肝板（肝索），肝血窦，胆小管
11．肝细胞连接面，血窦面，胆小管面
12．肝细胞，血窦内皮细胞，血浆，贮脂细胞，网状纤维，微绒毛
13．窦周隙，脂滴，维生素 A，网状
14．肝细胞，窦周隙，黄疸
15．肝细胞，胆小管，闰管，小叶间胆管，左右肝管
16．窦周隙，血浆，物质
17．小叶间动脉，小叶间静脉，小叶间胆管，门管区

三、选择题

A 型题

1．B　胰腺泡与闰管上皮的连接方式是闰管插入到腺泡腔内，因此泡心细胞是由闰管上皮细胞形成。

2．A　胰腺外分泌部的导管中，无纹状管。

3．E　参见 **A 型题**第 2 题题解。

4．D　3 对唾液腺都含有浆液性腺泡和纹状管。

5．E　胰蛋白酶是胰腺泡细胞的分泌物，不是胰岛细胞的分泌物。

6．B　胰岛分布于胰腺泡之间，是由内分泌细胞组成的细胞团，大小不等，多分布于胰腺尾部。

7. D　肝的基本结构单位是肝小叶,正确答案是 D,其他备选答案是肝小叶的构成成分。

8．E　肝血窦内皮外无基膜，窦周隙位于肝细胞与血窦内皮之间的间隙。

9．A　胆小管是相邻肝细胞膜局部凹陷形成的细管，不是由其他的上皮细胞形成。

10．D　胆小管管壁是肝细胞膜围成，所以位于肝细胞之间。

11．D　肝细胞内的滑面内质网具有多种功能，其中包括解毒作用。

12．A　分泌胆汁的结构为肝细胞。

13．B　肝库普弗细胞也称为肝巨噬细胞，是由单核细胞分化形成。

14．A　贮脂细胞可产生纤维并合成细胞外基质，其位于窦周隙内，HE 染色不易辨认，异常增殖可导致肝纤维化。

15．A　肝血窦内皮细胞有孔，但孔上无隔膜，内皮外无基膜。

16．D　胰岛 B 细胞分泌的胰岛素，使血糖降低。当胰岛素分泌不足时，血糖升高，从尿中排出而形成糖尿病。

17．C　肝细胞分泌的胆汁是从肝小叶中心流向周边，依次经过胆小管、闰管、小叶间胆管、左右肝管。

B 型题

18．C　总导管是由小叶间导管汇合而成，最后直接开口于口腔。

19．B　胰腺腺泡泡心细胞为闰管上皮细胞形成。

20．D　唾液腺无小叶内导管。

21．A　纹状管能主动吸收分泌物中的 Na^+ 排出 K^+，从而调节唾液的电解质含量。

22．E　唾液腺内由纹状管汇合形成的管道是小叶间导管。

23．A　肝巨噬细胞位于肝血窦内。

24．B　肝贮脂细胞位于窦周隙内。

25．D　肝血窦开口于中央静脉壁。

26．B　肝细胞与血窦内皮之间的间隙是窦周隙。

27．E　肝门管区内的结缔组织内含有小叶间动脉、小叶间静脉和小叶间胆管。

28．C　肝细胞分泌的胆汁首先进入胆小管。

29．B　窦周隙内充满了血浆，肝细胞的微绒毛伸入到窦周隙内，与血液进行物质交换。

30．B　滑面内质网上有多种酶系，可以对代谢过程中产生的有毒物质及从肠道吸收的有毒物质进行分解和转化，从而起到解毒的功能。

31．A　粗面内质网可以合成白蛋白、纤维蛋白原等。

32．B　肝细胞中的高尔基复合体参与肝细胞的胆汁分泌。

33．C　胰岛 D 细胞分泌生长抑素。

34．B　胰岛 PP 细胞分泌胰多肽。

35．D　胰岛 B 细胞分泌胰岛素。

36．E　胰岛A细胞分泌胰高血糖素。

37．A　胰腺腺泡细胞分泌胰蛋白酶。

38．C　抑制胰岛A、B细胞分泌的激素是生长抑素。

39．D　使血糖降低的激素是胰岛素。

40．E　使血糖升高的激素是胰高血糖素。

41．A　贮脂细胞可贮存维生素A并产生网状纤维。

42．B　位于胰腺腺泡腔内的细胞是泡心细胞。

43．D　肝细胞可分泌胆汁。

44．A　肝细胞的血窦面和胆小管面有微绒毛，利于肝细胞进行物质交换。

45．C　肝细胞的邻接面有紧密连接，封闭细胞间隙，防止胆汁流入到窦周隙。

46．E　肝巨噬细胞表面可有伪足样突起，使巨噬细胞附着在肝血窦内皮细胞上。

X型题

47．ACDE　胰腺腺泡属于纯浆液性腺，腺泡无肌上皮细胞，腺泡腔内有泡心细胞，其功能是分泌多种消化酶。而浆半月仅见于混合性腺泡。

48．BCE　胰蛋白酶抑制因子是由胰腺腺泡合成的，分布于胰岛细胞之间为有孔毛细血管。

49．ACDE　胆小管是由相邻肝细胞膜围成，而不是位于肝板与肝血窦之间。

50．BDE　中央静脉位于肝小叶的中央，而小叶下静脉存在于肝小叶之间的非门管区的结缔组织内。

51．ADE　肝细胞能够合成胆汁与血浆蛋白并具有生物转化功能，贮脂细胞可贮存维生素A，肝巨噬细胞具有清除抗原的作用。

52．ABDE　肝细胞在血窦面与胆小管面有发达的微绒毛，而在肝细胞连接面无微绒毛形成。

53．ACD　肝巨噬细胞定居于肝血窦内，胆汁由肝细胞分泌入胆小管，生理情况下不会进入窦周隙。

54．DE　肝内血液循环，是从小叶周边流向中央，即小叶间动脉和小叶间静脉的血液流向肝血窦，肝血窦的血液汇入中央静脉，中央静脉汇聚形成小叶下静脉。肝细胞分泌的胆汁是从肝小叶中心流向周边，依次经过胆小管、闰管、小叶间胆管、左右肝管，生理情况下不会进入窦周隙和肝血窦。

四、问答题

1．试述胰腺外分泌部的光电镜结构特点。

答：胰腺外分泌部由浆液性腺泡和导管组成。基膜与腺细胞间无肌上皮细胞。腺泡腔内有扁平或立方形的泡心细胞，是闰管上皮细胞延伸到腺泡腔内形成。腺泡细胞呈锥体形，细胞核圆位于细胞底部，基部细胞质呈嗜碱性，顶部细胞质有嗜酸性分泌颗粒。电镜下，细胞质基部有大量的粗面内质网和核糖体，细胞核上区有发达的高尔基复合体。胰腺的导管依次由闰管、小叶内导管、小叶间导管和主导管组成，但无纹状管。胰腺的闰管较长，腔小，为单层扁平或立方上皮。小叶内导管为单层立方上皮，小叶间导管为单层柱状上皮，主导管为单层高柱状上皮，并含有杯状细胞。

2．试述肝小叶的定义、组成和光电镜结构特点。

答：肝小叶是肝的基本结构单位，由肝板（肝索）、肝血窦、中央静脉、胆小管和窦周隙（Disse 间隙）组成。肝板由肝细胞单行排列成板状，以中央静脉为中心呈放射状排列，肝板上有孔。肝细胞体积大，呈多面体形。HE 染色的切片中，肝细胞呈多边形，细胞质多呈嗜酸性，当蛋白质合成功能旺盛时，出现散在的嗜碱性颗粒。细胞核大而圆，1 ～ 2 个，位于细胞中央，细胞核染色浅，核仁清楚。电镜下，肝细胞内有丰富粗面内质网和核糖体、大量的滑面内质网、发达的高尔基复合体、许多线粒体、溶酶体和过氧化物酶体。另外还可见糖原、脂滴、色素等内涵物。肝板之间为血窦，腔大而不规则。血窦内皮细胞有孔，内皮细胞间隙大，内皮外无基膜。血窦腔内还含有肝巨噬细胞和 NK 细胞。窦周隙位于肝细胞与血窦内皮之间，血浆透过血窦内皮进入窦周隙，肝细胞的血窦面有大量的微绒毛，伸入窦周隙，浸于血浆中。窦周隙内有散在的网状纤维和贮脂细胞。贮脂细胞形态不规则有突起，电镜下贮脂细胞的细胞质内有许多脂滴，发达的粗面内质网和高尔基复合体。中央静脉位于肝小叶中央，管壁由内皮和少量结缔组织构成，但无平滑肌，管壁上有许多血窦开口。胆小管是肝板内相邻肝细胞之间局部胞膜凹陷围成的微细管道。电镜下，胆小管腔面有肝细胞膜形成的微绒毛伸入腔内，胆小管周围的肝细胞膜形成紧密连接和桥粒。

3．试述肝细胞的光电镜结构。

答：(1) 光镜结构：肝细胞呈多面体形，细胞核大而圆，居中，可有 1 ～ 2 个核，常染色质丰富，核仁一至数个。细胞质多呈嗜酸性，含有多种细胞器。

（2）电镜结构：

1）粗面内质网：成群分布于核周围、线粒体和肝血窦附近，形成细胞质内的嗜碱性团块，能合成多种重要的血浆蛋白，如白蛋白、纤维蛋白原、凝血酶原、脂蛋白、补体等。

2）滑面内质网：为许多散在分布的小管和小泡，膜上有多种酶系规律地分布，如氧化还原酶、水解酶、合成酶和转移酶等。这些酶对细胞摄取的有机物进行连续的合成、分解、结合和转化等反应，因此具有多种功能，如胆汁的合成，脂类、糖类和激素代谢，以及对从肠道吸收的药物、腐败产物等有机异物的生物转化（即解毒）等。

3）高尔基复合体：粗面内质网合成的蛋白质和脂蛋白中，一部分转移至高尔基复合体，经加工后再以分泌小泡的形式由血窦面排出。近胆小管处的高尔基复合体特别发达，与胆汁的分泌有关。

4）线粒体：遍布细胞质内，每个肝细胞内约有 2000 个，为肝细胞的功能活动提供能量。

5）溶酶体：数量和种类均较多，大小不等，多见于胆小管、高尔基复合体附近，参与肝细胞的代谢和细胞器的更新过程，也参与胆红素的转运及铁的贮存。

6）过氧化物酶体：为大小不等的圆形小体，呈均质状，主要含过氧化氢酶和过氧化物酶，它们将细胞代谢中产生的过氧化氢还原为水，从而消除其对细胞的毒性作用。

（3）此外，肝细胞中还有多种包涵物，如糖原、脂滴和色素等，它们的含量因机体的生理和病理状况的不同而异。糖原是血糖的贮备形式，受胰岛素和高血糖素的调节，进食后增多，饥饿时减少；正常时脂滴较少，而在肝病时可致肝细胞内脂肪堆积过多，即脂肪肝；脂褐素随着年龄增高而增多。

（孙丽慧 张 萌）

第十六章　呼吸系统

一、名词解释

1．pulmonary lobule（definition and structural composition）
2．alveolar septum（definition and structural composition）
3．alveolar pore（definition，function）
4．pulmonary macrophage（definition，functions）
5．type Ⅱ alveolar cell（distribution，structure and function）
6．blood-air barrier（definition，structural composition and function）

二、填空题

1．鼻腔黏膜根据结构、功能和分布位置不同，分为________、________和________。

2．嗅黏膜上皮为________上皮，由 3 类细胞组成：________、________和________。

3．气管壁由内向外依次可分为__________、__________和__________3 层，腔面衬以__________上皮。

4．气管和支气管的黏膜上皮由 5 种细胞组成：__________、__________、__________、__________和__________。

5．气管和支气管上皮与固有层之间光镜下可见明显的条带样膜性结构即__________。固有层中的__________和上皮细胞联合分泌 sIgA，释放入管腔内，发挥免疫防御作用。

6．肺小叶是指一个__________连同它的各级分支和__________。

7．肺叶支气管以下的导气部包括__________、__________、__________和__________；肺的呼吸部包括__________、__________、__________和__________。

8．终末细支气管的管壁结构特点是：上皮为_________，无_________，无_________，无__________，__________平滑肌形成。

9．肺泡上皮由两类细胞__________和__________组成，肺泡表面大部分由__________型上皮细胞覆盖。

10．肺泡隔是指相邻肺泡之间的__________组织，其中含有丰富的__________血管和__________纤维。

11．肺巨噬细胞进入肺泡腔又称为__________，吞噬了尘埃颗粒后可称为__________。

12．肺的实质即是肺内支气管的逐级__________及其终端的__________；而肺间质为肺内的__________及其中包含的__________、__________和__________等。

13．__________是支气管树的终末部分，是肺进行__________的主要部位，可以开口于__________、__________或__________3 段部位。

14．Ⅱ型肺泡上皮细胞在电镜下最典型的特征是含有________，其分泌物为________，具有__________的作用。Ⅱ型肺泡上皮细胞还具有__________的作用。

15．气 - 血屏障由__________、__________、__________、__________组成。

16. 肺的血液供应有两个来源，即__________和__________；其中，__________是肺的功能血管，__________是肺的营养血管。

三、选择题

A 型题

1. 嗅上皮的细胞组成是
   A. 支持细胞、杯状细胞、嗅细胞
   B. 基细胞、杯状细胞、嗅细胞
   C. 支持细胞、纤毛细胞、嗅细胞
   D. 刷细胞、基细胞、嗅细胞
   E. 支持细胞、基细胞、嗅细胞
2. 鼻腔内对空气起温湿作用的结构是
   A. 嗅部固有层内的嗅腺
   B. 前庭部的皮脂腺和汗腺
   C. 呼吸部的上皮
   D. 呼吸部固有层内丰富的静脉丛
   E. 呼吸部固有层内的混合腺
3. 下列关于气管上皮的特点，错误的是
   A. 由多种细胞构成
   B. 细胞表面均有纤毛
   C. 所有细胞都附着在基膜上
   D. 属于单层上皮
   E. 具有分泌保护功能
4. 关于气管壁结构描述，错误的是
   A. 分为黏膜、黏膜下层和外膜 3 层
   B. 上皮为假复层纤毛柱状
   C. 基膜较厚
   D. 固有层内常见淋巴组织
   E. 黏膜下层中的气管腺为黏液性腺体
5. 关于呼吸道上皮中基细胞的结构特征，错误的是
   A. 位于上皮深部
   B. 细胞较小
   C. 呈锥体形
   D. 顶部达到上皮游离面
   E. 可增殖分化为其他类型细胞
6. 肺叶支气管到小支气管管壁主要结构变化，错误的是
   A. 上皮逐渐由假复层纤毛柱状变为单层纤毛柱状
   B. 杯状细胞逐渐减少
   C. 固有层内平滑肌逐渐增多
   D. 黏膜下层内的腺体逐渐减少
   E. 外膜中的透明软骨片逐渐减少
7. 肺的导气部是从肺内叶支气管到
   A. 细支气管
   B. 终末细支气管
   C. 小支气管
   D. 呼吸性细支气管
   E. 肺泡管
8. 肺小叶是指
   A. 小支气管及其各级分支和肺泡
   B. 细支气管及其各级分支和肺泡
   C. 终末细支气管及其分支和肺泡
   D. 呼吸性细支气管及其分支和肺泡
   E. 肺泡管及其各级分支和肺泡
9. 下列哪一项不属于肺呼吸部
   A. 终末细支气管
   B. 肺泡管
   C. 肺泡
   D. 肺泡囊
   E. 呼吸性细支气管
10. 关于终末细支气管管壁结构的描述，错误的是
    A. 上皮为假复层纤毛柱状上皮
    B. 无杯状细胞
    C. 无腺体和软骨片
    D. 出现完整的环行平滑肌
    E. 上皮中有较多的 Clara 细胞
11. 支气管哮喘时，发生平滑肌痉挛的部位是
    A. 支气管
    B. 小支气管
    C. 细支气管和终末细支气管
    D. 呼吸性细支气管

E．肺泡管

12．使肺泡具有良好弹性的组织结构是

A．肺泡上皮

B．表面活性物质

C．肺巨噬细胞

D．肺泡隔内的胶原纤维

E．肺间质中的弹性纤维

13．关于呼吸性细支气管的结构，错误的是

A．表面被覆单层立方或单层扁平上皮

B．上皮下有少量结缔组织和平滑肌

C．管壁上有肺泡的开口

D．无气体交换功能

E．分支形成肺泡管

14．与终末细支气管相比，呼吸性细支气管管壁的主要特征为

A．平滑肌多

B．弹性纤维增多

C．管壁上出现肺泡开口

D．管径较大

E．上皮变为单层

15．关于肺泡的描述，错误的是

A．是进行气体交换的场所

B．衬有Ⅰ型肺泡细胞和Ⅱ型肺泡细胞

C．相邻肺泡间的结缔组织为肺泡隔

D．肺泡隔富含弹性纤维和毛细血管

E．Ⅱ型肺泡细胞参与构成气血屏障

16．关于肺泡巨噬细胞，错误的是

A．由血液中的单核细胞分化而来

B．由淋巴细胞分化而来

C．吞噬功能活跃

D．吞噬尘埃颗粒后称为尘细胞

E．属单核吞噬细胞系统

17．关于Ⅰ型肺泡细胞，错误的是

A．细胞扁平，含细胞核部分略厚

B．损伤后可增殖再生

C．细胞内吞饮小泡多

D．可将吸入的微尘运至肺间质

E．参与构成气血屏障

18．关于Ⅱ型肺泡细胞的描述，错误的是

A．细胞圆形或立方形

B．细胞表面有少量微绒毛

C．细胞质内粗面内质网丰富、高尔基复合体发达

D．含有电子密度低的黏液颗粒

E．分泌表面活性物质

19．分泌表面活性物质的细胞是

A．Ⅰ型肺泡细胞

B．Ⅱ型肺泡细胞

C．肺巨噬细胞

D．杯状细胞

E．Clara 细胞

20．气 - 血屏障的结构组成是

A．Ⅱ型肺泡细胞与基膜、薄层结缔组织、毛细血管基膜与内皮

B．肺泡表面液体层、Ⅰ型肺泡细胞、薄层结缔组织

C．肺泡表面液体层、Ⅰ型肺泡细胞与基膜、薄层结缔组织、毛细血管基膜与内皮

D．肺泡表面液体层、Ⅱ型肺泡细胞与基膜、毛细血管基膜与内皮

E．Ⅰ型肺泡细胞、薄层结缔组织、毛细血管内皮

21．关于肺内血管，错误的是

A．肺内有两套血液循环管道

B．肺动脉是功能性血管，支气管动脉是营养性血管

C．肺动脉分支与支气管树伴行

D．分布于肺泡隔的毛细血管主要来自支气管动脉

E．分布于肺泡隔的毛细血管主要

来自肺动脉

22．关于肺泡隔，哪一项错误

A．属于肺实质

B．为相邻肺泡之间的薄层结缔组织

C．毛细血管丰富

D．弹性纤维丰富

E．含成纤维细胞、神经纤维、毛细淋巴管等

23．关于肺泡孔描述，错误的是

A．指肺泡和肺间隔之间的孔隙

B．是相邻肺泡之间相通的小孔

C．是相邻肺泡之间的气体通路

D．能平衡相邻肺泡间气压，防止肺泡萎缩

E．可以使炎症扩散

B 型题

备选答案（第 24 ～ 28 题）

A．纤毛细胞

B．杯状细胞

C．基细胞

D．刷细胞

E．小颗粒细胞

24．可增殖分化为其他类型细胞的是

25．能分泌黏液，参与形成黏液屏障的细胞是

26．可能具有感受刺激作用的细胞是

27．在气管上皮中数量最多的细胞是

28．具有内分泌功能的细胞是

备选答案（第 29 ～ 33 题）

A．呼吸系统导气部

B．呼吸系统呼吸部

C．肺实质

D．肺泡

E．肺间质

29．肺内支气管各级分支及终端的肺泡属于

30．从肺内呼吸性细支气管至肺泡属于

31．是有血管、淋巴管和神经走行的结缔组织

32．是气体交换的主要场所

33．从鼻腔至肺内的终末细支气管属于

备选答案（第 34 ～ 38 题）

A．相邻肺泡间的结缔组织

B．多个肺泡的共同开口处

C．肺内结缔组织、血管、淋巴管和神经等

D．管壁上开始出现肺泡，上皮为单层立方上皮

E．相邻肺泡之间气体流通的小孔

34．肺泡囊是

35．呼吸性细支气管

36．肺间质包括

37．肺泡隔是

38．肺泡孔是

备选答案（第 39 ～ 43 题）

A．Ⅰ型肺泡细胞

B．Ⅱ型肺泡细胞

C．纤毛细胞

D．刷细胞

E．基细胞

39．细胞质内有嗜锇性板层小体

40．细胞扁平，吞饮小泡较多

41．细胞锥体形，位于上皮深部，具分裂增殖功能

42．分泌表面活性物质

43．是气管上皮中数量最多的细胞

备选答案（第 44 ～ 48 题）

A．呼吸功能

B．导气功能

C．肺小叶

D．平衡肺泡间气压

E．吞噬尘粒后称为尘细胞

44．是指一个细支气管及其各级分支和肺泡

45．终末细支气管具有

46．呼吸性细支气管具有
47．肺泡孔
48．肺巨噬细胞

备选答案（第 49 ~ 53 题）
A．肺泡隔内弹性纤维
B．Ⅱ型肺泡细胞
C．浆细胞
D．肺泡
E．肺巨噬细胞

49．分泌表面活性物质
50．合成 IgA
51．来源于血液中单核细胞
52．使肺具有良好弹性
53．气体交换的主要场所

X 型题

54．呼吸道黏液性分泌物来自
A．气管腺
B．纤毛细胞
C．杯状细胞
D．小颗粒细胞
E．刷细胞

55．气管黏膜的结构特征是
A．上皮为假复层纤毛柱状上皮
B．上皮内有许多杯状细胞，可分泌 sIgA
C．固有层内含有淋巴组织
D．固有层内的弹性纤维较多
E．上皮与固有层之间有明显的基膜

56．肺泡隔中有
A．毛细血管
B．弹性纤维
C．巨噬细胞、成纤维细胞
D．表面活性物质
E．淋巴管和神经纤维

57．肺表面活性物质
A．由Ⅰ型肺泡细胞分泌
B．由Ⅱ型肺泡细胞分泌
C．由肺泡巨噬细胞分泌
D．主要成分为磷脂
E．能降低肺泡表面张力，稳定肺泡大小

58．Ⅰ型肺泡细胞的功能是
A．分泌表面活性物质
B．具有弹性，有利于肺泡回缩
C．参与构成气 - 血屏障
D．含有吞饮小泡较多，有转运作用
E．能分裂增殖，补充Ⅱ型上皮细胞

59．Ⅱ型肺泡细胞的功能是
A．吞噬尘粒及细菌
B．能分裂增殖，补充Ⅰ型肺泡细胞
C．分泌表面活性物质
D．覆盖肺泡表面大部分
E．分泌物是痰液的主要成分

60．关于肺间质的描述正确的是
A．是指肺内结缔组织及其中的血管、淋巴管和神经等
B．是指肺内支气管树及其末端的肺泡
C．含有较多的弹性纤维
D．相邻肺泡之间的结缔组织即为肺泡隔，属于肺间质
E．含有较多的巨噬细胞

四、问答题

1．简述气管管壁的结构与功能特点。
2．简述肺内导气部管壁结构的变化规律。
3．简述气 - 血屏障的组织构成和气体交换过程。
4．简述肺泡上皮的组织结构、分类及功能。

参考答案及难题解析

一、名词解释

1．pulmonary lobule（definition and structural composition）

答：肺小叶。每个细支气管连同它的各级分支和肺泡，组成一个肺小叶。每叶肺有 50 ～ 80 个肺小叶，是肺的结构单位，临床上小叶性肺炎是指肺小叶的炎症。

2．alveolar septum（definition and structural composition）

答：肺泡隔。是相邻两肺泡之间的薄层结缔组织，内含丰富的连续毛细血管和弹性纤维，少量胶原纤维和网状纤维，成纤维细胞、巨噬细胞、浆细胞、肥大细胞及淋巴管和神经纤维等。毛细血管网有利于血液与肺泡间的气体交换，弹性纤维使肺具有弹性。

3．alveolar pore（definition and function）

答：肺泡孔。相邻肺泡之间有相通的小孔，直径 10 ～ 15 μm，一个肺泡可有一个或多个肺泡孔。可平衡肺泡间的气压。在病理情况下，也可成为炎症扩散的通道。

4．pulmonary macrophage（definition，structure and function）

答：肺巨噬细胞。由单核细胞分化而来，广泛分布于肺间质内，具有十分活跃的吞噬、免疫等功能。在吞噬了吸入的尘埃颗粒后，称为尘细胞。

5．type Ⅱ alveolar cell（distribution，structure and function）

答：Ⅱ型肺泡细胞。光镜下细胞圆形或立方形，镶嵌在Ⅰ型肺泡细胞之间，凸向肺泡腔，细胞核圆形，细胞质着色浅。电镜下，可见细胞游离面有短小微绒毛，细胞质内含丰富的粗面内质网，发达的高尔基复合体，还有许多嗜锇性板层小体。Ⅱ型肺泡细胞的功能是分泌表面活性物质，并具有分裂增殖转化为Ⅰ型肺泡细胞的潜能。

6．blood-air barrier（definition and structural composition）

答：气 - 血屏障。是指肺泡腔内的 O_2 与肺泡隔毛细血管内血液携带的 CO_2 之间进行交换所通过的结构。包括肺泡表面液体层、Ⅰ型肺泡细胞与基膜、薄层结缔组织、毛细血管基膜与内皮。功能是完成肺泡的气血交换。

二、填空题

1．前庭部，呼吸部，嗅部

2．假复层柱状，嗅细胞，支持细胞，基细胞

3．黏膜，黏膜下层，外膜，假复层纤毛柱状

4．纤毛细胞，杯状细胞，基细胞，刷细胞，小颗粒细胞

5．基膜，浆细胞

6．细支气管，肺泡

7．段支气管，小支气管，细支气管，终末细支气管，呼吸性细支气管，肺泡管，肺泡囊，肺泡

8．单层纤毛柱状，杯状细胞，混合腺体，软骨片，完整的环行层

9．Ⅰ型肺泡细胞，Ⅱ型肺泡细胞，Ⅰ型肺泡细胞

10．薄层结缔组织，毛细血管，弹性纤维

11．肺泡巨噬细胞，尘细胞

12．分支，肺泡，结缔组织，血管，淋巴管，神经

13．肺泡，气体交换，呼吸性细支气管，肺泡管，肺泡囊

14．（嗜锇性）板层小体，表面活性物质，降低肺泡表面张力，增殖分化为Ⅰ型细胞

15．肺泡表面液体层，Ⅰ型肺泡细胞与基膜，薄层结缔组织，毛细血管基膜与连续内皮

16．肺动脉，支气管动脉，肺动脉，支气管动脉

三、选择题

A 型题

1．E 嗅黏膜上皮为假复层柱状上皮，无杯状细胞，由支持细胞、基细胞和嗅细胞组成。

2．D 鼻腔呼吸部黏膜固有层内有大量的静脉丛，其他备选答案均不正确。

3．B 气管上皮为假复层纤毛柱状上皮，由纤毛细胞、杯状细胞、基细胞、刷细胞和小颗粒细胞组成，只有纤毛细胞游离缘有纤毛。

4．E 在气管壁黏膜下层结缔组织中不仅含有黏液腺，还有浆液腺，所以气管腺为混合性气管腺。

5．D 呼吸道上皮的纤毛细胞、刷细胞和杯状细胞顶部达到上皮游离面，基细胞和内分泌细胞位于基膜，但其顶部未及游离面。

6．A 叶支气管到小支气管上皮均为假复层纤毛柱状上皮。

7．B 肺的导气部从肺内叶支气管起到终末细支气管为止。

8．B

9．A 肺的呼吸部包括呼吸性细支气管、肺泡管、肺泡囊和肺泡。

10．A 上皮为单层纤毛柱状上皮。

11．C 细支气管和终末细支气管平滑肌的收缩和舒张，可以控制进入肺泡内的气流量。病理情况下，平滑肌发生痉挛性收缩，引起呼吸困难，称为支气管哮喘。

12．E

13．D 因为呼吸性细支气管管壁上开始出现肺泡，可进行气体交换。故属肺的呼吸部。

14．C 呼吸性细支气管是终末细支气管的分支，二者管壁结构相似，但呼吸性细支气管管壁上连着少量肺泡，属于肺的呼吸部。

15．E Ⅰ型肺泡细胞参与构成气血屏障，Ⅱ型肺泡细胞的主要功能是分泌表面活性物质，故E是错误的。

16．B 肺巨噬细胞由血液中单核细胞分化而来，广泛分布于肺间质内，以肺泡隔中最多。

17．B Ⅰ型肺泡细胞无分裂能力，损伤后由Ⅱ型肺泡细胞增殖分化补充。

18．D Ⅱ型肺泡细胞质内含有许多嗜锇性板层小体，不是黏液颗粒。

19．B

20．C 肺泡与血液之间进行气体交换，至少要经过肺泡表面液体层、Ⅰ型肺泡细胞与基膜、薄层结缔组织、毛细血管基膜与内皮等，这些结构称为气 - 血屏障。

21．D 分布于肺泡周围的毛细血管主要来自肺动脉，有利于气体交换。而支气管动脉

主要在肺导气部形成毛细血管，是营养性血管。

22．A　肺泡隔是相邻肺泡之间的薄层结缔组织，属于肺间质，含有丰富的毛细血管和弹性纤维，还有成纤维细胞、巨噬细胞、淋巴管和神经纤维等。

23．A　肺泡孔是相邻肺泡之间相通的小孔，不是肺泡和肺间隔之间的孔隙。

B 型题

24．C　在呼吸道上皮中，可增殖分化为其他类型细胞的是基细胞。

25．B　在假复层纤毛柱状上皮内的杯状细胞可以分泌黏液，参与形成黏液屏障。

26．D　在呼吸道上皮中，具有感受刺激作用的细胞是刷细胞。

27．A　纤毛细胞是气管假复层纤毛柱状上皮中，数量最多的细胞。

28．E　呼吸道具有内分泌功能的细胞是小颗粒细胞。

29．C　肺实质是肺内支气管各级分支及终端的肺泡。

30．B　从肺内呼吸性细支气管至肺泡属于肺的呼吸部。

31．E　肺间质的结缔组织内分布着血管、淋巴管和神经。

32．D　肺泡是肺气体交换的主要场所。

33．A　从鼻腔至肺内的终末细支气管为呼吸系统的导气部。

34．B　肺泡囊是多个肺泡的共同开口处。

35．D　呼吸性细支气管管壁上开始出现肺泡，上皮为单层立方上皮，具有一定的气体交换的功能。

36．C　参见第 31 题题解。

37．A　肺泡隔是相邻肺泡间的结缔组织，内含连续毛细血管。

38．E　肺泡孔是相邻肺泡之间气体流通的小孔，可平衡肺泡间的气压。

39．B　Ⅱ型肺泡细胞数量多，但覆盖肺泡的表面积小，其细胞质内含有嗜锇性板层小体，是分泌表面活性物质的结构基础。

40．A　Ⅰ型肺泡细胞数量少，但覆盖肺泡的表面积大，细胞呈扁平状，吞饮小泡较多。

41．E　呼吸管道的假复层纤毛柱状上皮细胞中，纤毛细胞最多，呈锥体形，位于上皮深部，具分裂增殖功能。

42．B　参见第 39 题题解。

43．C　参见第 41 题题解。

44．C　一个细支气管及其各级分支和肺泡构成肺小叶。

45．B　肺内的终末细支气管具有导气功能。

46．A　参见第 35 题题解。

47．D　参见第 38 题题解。

48．E　肺巨噬细胞吞噬尘粒后称为尘细胞。

49．B　参见第 39 题题解。

50．C　在呼吸管壁的浆细胞可以合成 IgA。

51．E　肺巨噬细胞来源于血液中单核细胞，属于单核吞噬细胞系统的成员之一。

52．A　肺泡隔内弹性纤维使肺具有良好弹性。

53．D　参见第 32 题题解。

X 型题

54．AC　气管壁中的混合性腺体和杯状细胞的分泌物共同组成较厚的黏液层，覆盖在气管黏膜表面。纤毛细胞和刷细胞无分泌功能，小颗粒细胞是一种内分泌细胞。

55．ACDE　气管上皮中的杯状细胞分泌黏液，覆盖在黏膜表面，参与构成黏液屏障。sIgA 则由固有层中的浆细胞和上皮细胞联合分泌。

56．ABCE　表面活性物质铺展于肺泡上皮表面。

57．BDE　表面活性物质由Ⅱ型肺泡细胞分泌，主要成分为磷脂，以二棕榈酰卵磷脂为主，具有降低肺泡表面张力、稳定肺泡大小的作用。

58．CD　Ⅰ型肺泡细胞覆盖肺泡表面积的大部分，参与构成气 - 血屏障。细胞质中含较多吞饮小泡，小泡内含有吞入的表面活性物质和微小尘粒，细胞可将这些物质转运到肺泡隔内清除。Ⅰ型肺泡细胞无增殖能力，损伤后由Ⅱ型肺泡细胞分化补充。

59．BC　Ⅱ型肺泡细胞能分泌表面活性物质，覆盖在肺泡表面，能降低肺泡表面张力，同时参与构成气 - 血屏障。Ⅱ型肺泡细胞还能分裂、增殖和分化为Ⅰ型肺泡细胞。

60．ACDE　肺内支气管树及其末端的肺泡构成肺实质，肺内结缔组织及其中的血管、淋巴管和神经构成肺间质。肺间质中含较多的弹性纤维和巨噬细胞。

四、问答题

1．简述气管管壁的结构与功能特点。

答：气管的管壁由黏膜、黏膜下层和外膜 3 层构成。①黏膜：由上皮和固有层构成，上皮为假复层纤毛柱状上皮，由纤毛细胞、杯状细胞、基细胞、刷细胞和小颗粒细胞构成。上皮基膜较厚，固有层结缔组织中富含纵行的弹性纤维、弥散淋巴组织和浆细胞。②黏膜下层：由疏松结缔组织构成，含血管、淋巴管、神经和较多的混合腺。③外膜：由 16 ～ 20 个“C”形透明软骨环和结缔组织构成。软骨环之间由弹性纤维构成的韧带相连接；软骨环缺口处还有平滑肌束。

功能：上皮游离面的纤毛可向咽侧呈规律而快速地摆动，纤毛表面由杯状细胞和混合腺分泌的黏液构成的黏液屏障，可黏附吸入气体中的异物、细菌等而净化气体。基膜、淋巴组织及浆细胞也是防御装置的组成部分。外膜中的软骨环或片则是气管的支架；软骨间的韧带使气道保持通畅而具有弹性；缺口处的弹性纤维、平滑肌束与其相邻食管的结构和功能协调有关。

2．简述肺内导气部管壁结构的变化规律。

答：肺导气部包括叶支气管、段支气管、小支气管、细支气管和终末细支气管。随着管道的分支，管径渐细，管壁变薄。①黏膜：导气部起始端为假复层纤毛柱状上皮，含有杯状细胞，至终末细支气管时变为单层纤毛柱状上皮，杯状细胞消失。固有层逐渐变薄，在其深面的平滑肌从分散排列逐渐增多，至终末细支气管形成完整的环形平滑肌层。②黏膜下层：随管径变细，黏膜下层渐变薄，混合腺体逐渐减少，至终末细支气管腺体完全消失。③外膜：软骨片逐渐减少，至终末细支气管完全消失。

3．简述气 - 血屏障的组织构成和气体交换过程

答：气 - 屏障是肺泡内气体与血液内气体进行交换所通过的结构，包括肺泡表面液体层、Ⅰ型肺泡细胞与基膜、薄层结缔组织、毛细血管基膜与内皮。有的部位无结缔组织，两层基膜直接相贴而融合。进行气体交换时，肺泡内 O_2 压力比较高，肺泡隔中毛细血管 CO_2 压力高，O_2 依次经过肺泡表面液体层、Ⅰ型肺泡细胞与基膜、薄层结缔组织，到达毛细血管，与红细胞结合，同时红细胞释放出 CO_2，经过和 O_2 相反的方向达到肺泡，随着呼

吸运动而排出，从而完成气体交换。

4．简述肺泡上皮的组织结构、分类及功能。

答：肺泡上皮细胞依其形态和功能的不同，分为Ⅰ型肺泡细胞和Ⅱ型肺泡细胞。Ⅰ型肺泡细胞为扁平薄片状，核扁平较小，不含核部分非常薄，细胞器含量少，在光镜下较难辨清，近胞膜处有较多的吞饮小泡。Ⅰ型肺泡细胞约占肺泡细胞总数的 25%，但其覆盖约 97% 的肺泡表面，是肺与血液进行气血交换的主要结构成分。Ⅰ型肺泡细胞高度分化，无分裂增生和自我修复能力，细胞损伤后，主要通过Ⅱ型肺泡细胞的增生进行修补。Ⅱ型肺泡细胞为立方形或圆形，细胞核大而圆，细胞质内含有板层小体，具有嗜锇性，主要成分是磷脂、蛋白质和多糖，有降低肺泡表面张力的作用。数量占肺泡细胞总数的 74%，但是仅仅覆盖 3% 的肺泡表面。当Ⅰ型肺泡细胞受伤后，Ⅱ型肺泡细胞可以加快分裂增殖，并分化为Ⅰ型肺泡细胞，重建肺泡上皮的完整性，但是如果大量替换时就影响了换气功能。

（高俊玲）

第十七章　泌尿系统

一、名词解释

1．nephron（definition，composition，classification）

2．mesangium（location，characteristic of structure and function）

3．filtration membrane（composition and function）

二、填空题

1．肾实质是由外周的__________和深部的__________组成，每条__________及其周围的___________组成一个肾小叶。一个肾叶由一个___________与其相连的皮质组成，位于__________之间的皮质称为肾柱。

2．肾小管由__________、__________和__________3部分组成。

3．髓袢为由__________、__________和__________组成的“U”字形袢状结构，位于__________和__________内。

4．肾的结构和功能单位为__________。

5．肾小体有两个极，其中肾小囊与近端小管相连接的一端称为__________，血管球与微动脉相连接的一端称为__________。

6．血管球由__________分支并相互吻合成毛细血管袢形成。毛细血管属于__________毛细血管，其汇合成一条__________，从血管极处离开肾小体。

7．位于血管球毛细血管袢之间的结缔组织构成__________，其内含有形态不规则、有突起的__________细胞。

8．肾小囊分壁层、肾小囊腔和脏层3部分，脏层由__________细胞构成，其次级突起间的孔隙称为__________；肾小囊壁层为__________上皮，在__________极处与__________相连，在__________极处返折与__________相连。

9．滤过膜又称为__________，由__________、__________和__________3层组成。

10．肾小管中最长、最粗的一段为__________。

11．近端小管分__________和__________两段，前者管壁上皮细胞为__________形或__________形。光镜下，细胞分界__________，细胞质嗜__________性，细胞游离面有__________，为电镜下大量密集的__________；细胞基底部有__________，为电镜下的__________及其间的纵向排列的__________。

12．原尿重吸收的主要场所为__________。

13．细段位于__________和__________内，管壁为__________上皮，由于上皮薄，有利于__________通透。

14．远端小管直部位于__________和__________内，管壁为__________上皮。上皮细胞特点为细胞质弱嗜__________性，细胞核呈__________形，位于细胞__________。细胞游离面无__________，基底部__________明显。

15．远端小管曲部是__________交换的重要部位，其管壁细胞具有吸收__________和__________及排出__________、__________和__________的功能，对维持体液的__________平衡起重要作用。

16．集合小管的功能为重吸收__________和__________交换。

17．肾小球旁器由__________、__________和__________组成。

18．球旁细胞由近肾小体血管极处的入球微动脉管壁中膜的__________细胞转变为__________样细胞，其细胞质中富含分泌颗粒，可分泌__________。

19．球外系膜细胞又称为__________，与__________相延续。

20．致密斑为靠近肾小体侧的__________上皮细胞增高、变窄形成的椭圆形斑，其为一种__________感受器，能感受滤液内__________的浓度变化。

三、选择题

A 型题

1．皮质迷路是指
　A．相邻两肾锥体之间的皮质
　B．从肾锥体底部呈辐射状伸入皮质的条纹
　C．髓放线之间的皮质
　D．肾小体所在部位
　E．近曲小管所在部位

2．下列哪一项结构不分布在皮质迷路内
　A．入球微动脉和出球微动脉
　B．球旁复合体
　C．细段
　D．致密斑
　E．弓形集合小管

3．一个肾小叶的组成是
　A．两条髓放线之间的皮质迷路
　B．一个肾锥体与其相连的皮质
　C．相邻肾锥体之间的皮质
　D．一条髓放线及其周围的皮质迷路
　E．一个肾锥体

4．肾柱位于
　A．髓放线之间
　B．肾小叶之间
　C．肾锥体之间
　D．肾大盏之间
　E．肾小盏之间

5．肾小体组成
　A．肾小囊和血管球
　B．肾小囊和肾小球
　C．由肾小管末端膨大而成
　D．血管球和肾小管
　E．肾小囊及其与近端小管的连接

6．肾小体位于
　A．肾小叶
　B．皮质迷路、髓放线
　C．皮质迷路、肾柱
　D．肾锥体
　E．肾柱、肾锥体

7．肾小管包括
　A．近端小管曲部、髓袢、远端小管曲部
　B．近端小管直部、细段、远端小管直部
　C．近端小管曲部、细段、远端小管曲部
　D．近端小管、远端小管、髓袢。
　E．近端小管、细段、远端小管曲部

8．髓袢位于
　A．皮质迷路、髓放线
　B．髓放线、肾锥体
　C．肾小叶
　D．肾柱、肾锥体
　E．皮质迷路、肾柱

9．髓质集合小管位于
　A．肾锥体、肾柱
　B．肾锥体底部

C．髓放线、肾锥体
D．肾锥体
E．皮质与髓质交界处

10．下列关于肾单位的描述，哪一项错误
A．为肾的结构和功能单位
B．由肾小体和肾小管组成
C．可分为浅表（皮质）肾单位和髓旁肾单位
D．每个肾所含肾单位多达100万个以上
E．肾单位仅位于皮质

11．关于肾单位所含结构，哪一项错误
A．肾小体
B．集合小管系
C．细段
D．近端小管
E．远端小管

12．髓旁肾单位的特点之一为
A．数量多
B．细段短
C．肾小体较小
D．髓袢长
E．位于皮质浅部

13．关于肾小体血管球的描述，哪一项错误
A．为入球微动脉分支形成的袢状毛细血管
B．为有孔型毛细血管
C．汇合成一条出球微动脉离开肾小体
D．出球微动脉较入球微动脉粗
E．毛细血管之间有血管系膜

14．关于肾小体血管球基膜的描述，哪一项错误
A．分3层，中层较厚而致密
B．基膜内形成以Ⅲ型胶原蛋白为骨架的分子筛
C．含蛋白多糖和层粘连蛋白
D．含带负电荷的硫酸肝素
E．PAS反应阳性

15．关于肾小囊的描述，哪一项错误
A．为肾小管起始部膨大并凹陷而成的双层杯状囊
B．血管球滤过形成的滤液（即原尿）首先进入肾小囊腔
C．壁层为单层立方上皮
D．肾小囊与近端小管相连的一端为肾小体的尿极
E．在血管极处肾小囊壁层返折与脏层相连

16．下列关于足细胞的描述，哪一项错误
A．为肾小囊脏层细胞
B．形态特殊，有许多突起
C．细胞体较大，凸向肾小囊腔，从细胞体发出数个较大的初级突起
D．每个初级突起均发出许多次级突起，相互穿插成栅栏状，紧贴于毛细血管基膜外面
E．突起间的孔隙称为裂孔，裂孔上无膜覆盖

17．滤过膜的组成
A．内皮、基膜
B．有孔内皮、基膜、血管系膜
C．足细胞裂孔膜、有孔内皮、血管系膜
D．有孔内皮、基膜、足细胞裂孔膜
E．血管系膜、有孔内皮、基膜、足细胞裂孔膜

18．下列关于球内系膜细胞的功能描述，哪一项错误
A．合成基膜和系膜基质
B．分泌肾素和酶
C．维持基膜通透性
D．可调节毛细血管管径
E．重吸收

19．关于近端小管曲部的特点，哪一项错误

A．细胞质弱嗜酸性，染色较浅
B．细胞为锥体形或立方形
C．细胞分界不清
D．核圆，位于细胞基底部
E．细胞游离面有刷状缘，基底面有纵纹

20．近端小管不具有的功能为
A．重吸收滤液中的水
B．重吸收滤液中的营养物质，如葡萄糖、蛋白质、氨基酸等
C．重吸收 Na^+，排出 K^+
D．排泄 H^+、氨、肌酐、马尿酸等
E．排出青霉素等药物

21．与近端小管相比较，远端小管特点是
A．管壁为单层柱状上皮
B．上皮细胞核圆形，位于近细胞基底部
C．上皮细胞的细胞质染色较深
D．上皮细胞分界不清
E．上皮细胞游离面无刷状缘

22．关于集合小管系的描述，哪一项错误
A．由弓形集合小管、皮质集合小管和髓质集合小管组成
B．弓形集合小管位于皮质迷路
C．皮质集合小管位于髓放线和肾锥体
D．上皮细胞分界不清
E．可重吸收水和交换离子

23．球旁复合体包括
A．足细胞、球旁细胞、球外系膜细胞
B．球旁细胞、球外系膜细胞、球内系膜细胞
C．球旁细胞、球外系膜细胞、远曲小管细胞
D．致密斑、球旁细胞、球内系膜细胞
E．球旁细胞、致密斑、球外系膜细胞

24．球旁细胞是
A．由出球微动脉近血管极处的管壁平滑肌细胞特化而来
B．由出球微动脉近血管极处的管壁内皮细胞特化而来
C．由入球微动脉近血管极处的管壁内皮细胞特化而来
D．由入球微动脉近血管极处的管壁平滑肌细胞特化而来
E．由远曲小管近血管极处的管壁上皮细胞特化而来

25．肾内能分泌肾素的细胞是
A．近曲小管上皮细胞
B．致密斑细胞
C．足细胞
D．球旁细胞
E．球外系膜细胞

26．致密斑是由
A．近端小管上皮细胞分化而来
B．远端小管上皮细胞分化而来
C．细段上皮细胞分化而来
D．集合小管上皮细胞分化而来
E．入球微动脉管壁平滑肌细胞分来化而

27．肾球后毛细血管是哪一个血管的分支
A．入球微动脉
B．出球微动脉
C．弓形动脉
D．小叶间动脉
E．叶间动脉

B 型题

备选答案（第 28 ～ 32 题）
A．泌尿小管
B．肾单位
C．肾小管
D．肾小体
E．髓袢

28. 由肾小体和肾小管组成
29. 由近端小管直部、细段和远端小管直部组成
30. 由肾单位和集合小管系组成
31. 由近端小管、细段和远端小管组成
32. 由血管球和肾小囊组成

备选答案（第 33 ~ 37 题）
A. 皮质迷路、肾柱
B. 髓放线、肾锥体
C. 肾锥体
D. 皮质迷路
E. 髓放线

33. 肾小体位于
34. 近端小管曲部位于
35. 远端小管直部位于
36. 髓袢位于
37. 髓质集合小管位于

备选答案（第 38 ~ 42 题）
A. 多孔、无隔膜覆盖的内皮细胞
B. 足细胞
C. 单层扁平细胞
D. 单层立方或锥体形细胞
E. 单层高柱状细胞

38. 近端小管管壁细胞为
39. 乳头管管壁细胞为
40. 肾小囊脏层细胞为
41. 肾小体血管球毛细血管细胞为
42. 肾小囊壁层细胞为

备选答案（第 43 ~ 47 题）
A. 近端小管
B. 细段
C. 远端小管
D. 集合小管
E. 髓袢

43. 细胞界限不清，细胞质嗜酸性，细胞核位于细胞近基部，细胞基底部有纵纹
44. 细胞质弱嗜酸性，细胞核位于细胞中央或近腔面，细胞基底部纵纹明显
45. 细胞由立方形至高柱状，细胞界限清楚，细胞核圆形，位于细胞中央
46. 为滤液（即原尿）重吸收的主要场所
47. 末端开口于肾小盏

X 型题

48. 组成肾单位的结构是
A. 肾小球
B. 肾小囊
C. 髓袢
D. 泌尿小管
E. 弓形集合小管

49. 组成肾小管的结构是
A. 细段
B. 皮质集合小管
C. 远端小管
D. 泌尿小管
E. 近端小管

50. 位于皮质迷路的结构有
A. 皮质集合小管
B. 髓袢
C. 肾小囊
D. 肾小球
E. 弓形集合小管

51. 肾内能分泌肾素的细胞有
A. 球内系膜细胞
B. 致密斑细胞
C. 足细胞
D. 球旁细胞
E. 球外系膜细胞

52. 近曲小管的特点有
A. 细胞质弱嗜酸性，染色较浅
B. 细胞为锥体形或立方形
C. 细胞分界清楚
D. 细胞核圆形，位于细胞基底部
E. 细胞游离面有刷状缘，基底面有纵纹

53．正常情况下可通过滤过膜的物质
A．血细胞
B．葡萄糖、氨基酸
C．大分子蛋白质
D．水、离子
E．尿素
54．近端小管上皮细胞可向管腔内排泌
A．马尿酸
B．肌酐
C．氨
D．氢离子
E．氨基酸
55．组成滤过屏障的结构是
A．肾小囊壁层
B．足细胞裂孔膜
C．血管球基膜
D．毛细血管有孔内皮
E．血管系膜基质
56．组成集合小管系的结构是
A．乳头管
B．髓质集合小管
C．弓形集合小管
D．皮质集合小管
E．肾小盏
57．组成球旁复合体的细胞或结构是
A．球旁细胞
B．致密斑
C．球外系膜细胞
D．球内系膜细胞
E．间质细胞
58．肾血液循环特点是
A．肾动脉直接起于腹主动脉
B．入球微动脉管径比出球微动脉细
C．肾内血管通路中出现两次毛细血管
D．髓质内直小血管袢与髓袢伴行
E．皮质血流量小，髓质血流量大

四、问答题

1．试述肾小体血管球的形态结构及功能。
2．试述肾小囊的结构和足细胞的光电镜结构及功能。
3．比较近端小管、远端小管的光电镜结构特点及功能。
4．试述球旁复合体的组成、结构及功能。

参考答案及难题解析

一、名词解释

1．nephron（definition，composition，classification）

答：肾单位是肾形成尿液的结构和功能单位，由肾小体和肾小管组成。可分为浅表肾单位和髓旁肾单位，前者位于皮质浅部，后者位于皮质深部。

2．mesangium（location，characteristic of structure and function）

答：球内系膜。位于肾小体血管球毛细血管内皮细胞之间。由系膜细胞和系膜基质组成，其中系膜细胞形状不规则，有突起，能合成血管球基膜和系膜基质；维持基膜的通透性，参与基膜的更新和修复；调节毛细血管管径以影响血管球内血流量；此外，还分泌肾素和酶等生物活性物质。

3．filtration membrane（composition and function）

答：滤过膜。又称为滤过屏障。由血管球毛细血管的有孔内皮、基膜和足细胞裂孔膜 3 层结构组成。可滤过血液形成滤液（即原尿）。滤过膜对血浆成分有选择性通透作用。

二、填空题

1．皮质，髓质，髓放线，皮质迷路，肾锥体，肾锥体

2．近端小管，细段，远端小管

3．近端小管直部，细段，远端小管直部，髓放线，肾锥体

4．肾单位

5．尿极，血管极

6．入球微动脉，有孔，出球微动脉

7．血管系膜（或称为球内系膜），系膜

8．足，裂孔，单层扁平，尿，近端小管，血管，肾小囊脏层

9．滤过屏障，有孔内皮，基膜，足细胞裂孔膜

10．近端小管

11．近端小管曲部，近端小管直部，立方，锥体，不清，酸，刷状缘，微绒毛，纵纹，质膜内褶，线粒体

12．近端小管

13．髓放线，肾锥体，单层扁平，水和离子

14．肾锥体，髓放线，单层立方，酸，圆，中央，刷状缘，纵纹

15．离子，水，Na^+，K^+，H^+，NH_3，酸碱

16．水，离子

17．球旁细胞，致密斑，球外系膜细胞

18．平滑肌，上皮，肾素

19．极垫细胞，球内系膜

20．远端小管，离子，Na^+

三、选择题

A 型题

1．C

2．C　细段位于髓放线、肾锥体。

3．D

4．C

5．A

6．C

7．A　肾小管由近端小管、细段和远端小管组成，其中近端小管和远端小管又都分为曲部和直部；髓袢由近端小管直部、细段和远端小管直部组成。因此，肾小管包括了近端小管曲部、髓袢和远端小管曲部。

8．B

9．D

10．E　肾单位由肾小体和肾小管组成。肾小体均位于皮质，肾小管则有的部分位于皮质，有的部分位于肾锥体。因此不能说肾单位仅位于皮质，而应说位于皮质和肾锥体。

11．B　集合小管系不属于肾单位，它与肾单位共同构成泌尿小管。

12．D

13．D　肾小体血管球出球微动脉较入球微动脉细。

14．B　肾小体血管球基膜内的分子筛以Ⅳ型胶原蛋白为骨架，不是Ⅲ型胶原蛋白。

15．C　肾小囊壁层为单层扁平上皮。

16．E　裂孔上有一层薄膜覆盖，称为裂孔膜。

17．D

18．E　球内系膜细胞不具有重吸收功能。

19．A　近端小管曲部细胞的细胞质嗜酸性较强，染色较深。

20．C　近端小管不具有重吸收 Na^+ 和排出 K^+ 的功能。此功能为远端小管曲部的功能。

21．E　远端小管管壁为单层立方上皮，细胞核圆形，位于中央，细胞质染色较浅，细胞分界较清楚，游离面无刷状缘，基底部纵纹较明显。

22．D　集合小管上皮细胞分界清楚。

23．E

24．D

25．D　肾内能分泌肾素的细胞包括球旁细胞和球内系膜细胞。

26．B

27．B

B 型题

28．B　肾单位由肾小体和肾小管组成。

29．E　髓袢由近端小管直部、细段和远端小管直部组成。

30．A　泌尿小管由肾单位和集合小管系组成。

31．C　肾小管由近端小管、细段和远端小管组成。

32．D　肾小体由血管球和肾小囊组成。

33．A　肾小体和近端小管曲部位于皮质迷路、肾柱内。

34．A　参见第 33 题题解。

35．B　髓袢和远端小管直部位于髓放线、肾锥体。

36．B　髓袢和远端小管直部位于髓放线、肾锥体。

37．C　髓质集合小管位于肾锥体。

38．D　近端小管管壁细胞为单层立方形或锥体形细胞。

39．E　乳头管管壁上皮细胞为单层高柱状细胞。

40．B　肾小囊脏层细胞为足细胞，壁层细胞为单层扁平细胞。

41．A　肾小体血管球毛细血管细胞为多孔、无隔膜覆盖的内皮细胞。

42．C　肾小囊脏层细胞为足细胞，壁层细胞为单层扁平细胞。

43．A　近端小管细胞界限不清，细胞质嗜酸性，细胞核位于细胞近基部，细胞基底部有纵纹。

44．C　远端小管细胞质弱嗜酸性，细胞核位于细胞中央或近腔面，细胞基底部纵纹明显。

45．D　集合小管细胞由立方形逐渐增高至高柱状，细胞界限清楚，细胞核圆形，位于细胞中央。

46．A　近端小管为滤液（即原尿）重吸收的主要场所。

47．D　髓质集合小管末端开口于肾小盏。

X 型题

48．ABC　泌尿小管由肾单位和集合小管系组成，弓形集合小管是集合小管系组成之一，它们都不属于肾单位的结构。

49．ACE　肾小管由近端小管、细段、远端小管组成，皮质集合小管和泌尿小管不属于肾小管的结构。

50．CDE　皮质集合小管、髓袢位于髓放线和肾锥体部位。

51．AD　致密斑为一种离子感受器，它和足细胞、球外系膜细胞三者均无分泌肾素的功能。

52．BDE　近曲小管细胞质嗜酸性强，细胞分界不清楚。

53．BDE　正常情况下，滤过膜可阻挡血细胞及大分子蛋白质等物质。

54．ABCD　近端小管上皮细胞可吸收原尿中的氨基酸，但不向管腔内排泌氨基酸。

55．BCD　血管系膜基质为血管系膜的组成成分，它和肾小囊壁层不参与滤过屏障的组成。

56．ABCD　肾小盏为肾乳头的开口部位，它不属于集合小管系的结构。

57．ABC　球内系膜细胞为血管系膜的组成成分，间质细胞为肾间质的组成成分。

58．ACD　入球微动脉管径比出球微动脉粗，皮质血流量大，流速快，髓质血流量小，流速也慢。

四、问答题

1．试述肾小体血管球的形态结构及功能。

答：肾小体血管球为一团盘曲的毛细血管，位于肾小囊内。来自小叶间动脉的入球微动脉从肾小体血管极处进入肾小囊，分支并相互吻合成网状毛细血管袢，再汇合成一条出球微动脉从血管极处离开肾小囊。电镜下，血管球毛细血管为有孔型毛细血管，孔上大都无隔膜。血管球的毛细血管内皮、基膜和肾小囊的足细胞裂孔膜一起构成滤过屏障，滤过血液形成原尿。

2．试述肾小囊的结构和足细胞的光电镜结构及功能。

答：肾小囊又称为 Bowman's 囊，是肾小管起始部膨大凹陷而成的双层囊，呈杯状，囊内含有血管球。肾小囊外层（或称为肾小囊壁层）为单层扁平上皮，在肾小体尿极处与近端小管上皮相连续，在血管极处返折为肾小囊内层（或称为肾小囊脏层），两层上皮之间的狭窄腔隙称为肾小囊腔，与近曲小管腔相通。肾小囊内层由足细胞构成。足细胞光镜下不易与内皮细胞和系膜细胞相区分，电镜下呈多突状，细胞体积较大，细胞体凸向肾小囊腔，可见从细胞体伸出几个大的初级突起，后者又分出许多指状的次级突起。相邻次级突起相互呈指状穿插，呈栅栏状，紧贴于毛细血管基膜外。突起之间的裂隙称为裂孔，裂孔上覆盖有薄膜，称为裂孔膜。突起内含较多微丝，其收缩可使突起活动而改变裂孔的宽度。足细胞裂孔膜参与滤过屏障构成，滤过血液形成原尿。

3．比较近端小管、远端小管的光电镜结构特点及功能。

	近端小管		远端小管	
	光镜	电镜	光镜	电镜
管径	较粗		较细	
管腔	较小，不规则		较大，规则	
上皮类型	单层锥体形或单层立方上皮		单层立方上皮	
细胞分界	不清楚	较多侧突	较清楚	较少侧突
细胞质	嗜酸性，着色较深		弱嗜酸性，着色较浅	
细胞核	圆形，位于细胞近基底部		圆形，位于细胞中央或近顶端	
刷状缘	有	大量密集微绒毛	无	少量短小微绒毛
基底纵纹	有	发达的质膜内褶	较明显	更发达的质膜内褶
功能	对滤液重吸收，排泌某些代谢产物和药物		重吸收水分，进行离子交换	

4．试述球旁复合体的组成、结构及功能。

答：球旁复合体又称为肾小球旁器，由球旁细胞、致密斑和球外系膜细胞组成。球旁细胞：是入球微动脉近血管极处的管壁平滑肌细胞转变成上皮样细胞，细胞体积较大，呈立方形，细胞质内含丰富的分泌颗粒。球旁细胞可分泌肾素。致密斑：远端小管靠近肾小体血管极侧的管壁上皮细胞增高、变窄形成一个椭圆形的斑，称为致密斑。其组成细胞呈高柱状，细胞核椭圆形，排列紧密，位于近细胞顶部。致密斑是离子感受器，可感受远端小管内尿液的 Na^{+}浓度变化。球外系膜细胞：又称为极垫细胞。细胞形态结构与球内系膜细胞相似，并与之相连。功能不详。

（祁丽花）

第十八章　男性生殖系统

一、名词解释

1．spermatogenesis（definition and process）
2．spermiogenesis（definition）
3．blood-testis barrier（definition，structure and function）
4．spermatogenic cell（characteristic and constitute）
5．acrosome（formation，characteristic and function）
6．sustentacular cell（characteristic of structure）

二、填空题

1．生精上皮有两种细胞，一种是__________，另外一种是__________。
2．生精细胞包括__________、__________、__________、__________和__________。
3．从精原细胞到形成精子的过程称为________。精子细胞的染色体核型为________。
4．精子尾部分为__________、__________、__________和__________4 部分。
5．精子顶体内含有__________、__________和__________等多种水解酶。
6．支持细胞呈__________形，基底附于__________上。
7．血 - 睾屏障由__________、__________、__________和__________组成。
8．支持细胞具有参与__________构成、支持和营养__________、吞噬和消化精子形成过程中脱落下来的__________及合成和分泌__________等多种功能。
9．睾丸间质是指睾丸生精小管之间的__________，除含有血管和淋巴管外，还含有一种__________细胞。细胞体较大，呈__________形或多边形。细胞核呈__________形，细胞质呈嗜__________性。为具有分泌__________激素细胞特点的细胞，可分泌__________。
10．直精小管管壁为__________上皮。睾丸网壁为__________ 上皮。
11．输出小管构成附睾的大部分，__________为从__________发出的 8 ～ 12 根弯曲小管。管壁上皮细胞为__________状纤毛细胞和__________状无纤毛细胞。
12．附睾管管壁为__________上皮，含有__________细胞和__________细胞。
13．输精管的管壁由__________、__________和外膜组成。前者表面为__________上皮。肌层由__________、__________和__________3 层平滑肌组成。
14．前列腺位于__________，其腺实质主要由 30 ～ 50 个__________组成，按腺的分布位置，分为 3 组，分别称为__________、__________和__________。腺腔内可见嗜酸性的__________，其可钙化形成__________。

三、选择题

A 型题

1．生精小管变为直精小管的部位是
   A．睾丸锥形小叶的底部
   B．锥形小叶的中部
   C．近睾丸纵隔处
   D．睾丸纵隔内
   E．睾丸间质内

2．成人生精小管管壁的生精上皮由以下细胞组成
   A．支持细胞和间质细胞
   B．支持细胞和生精细胞
   C．间质细胞和生精细胞
   D．支持细胞和精原细胞
   E．间质细胞和精原细胞

3．关于生精小管的描述中，哪一项错误
   A．位于睾丸实质的锥形小叶内
   B．为细长而弯曲的小管
   C．为产生精子的场所
   D．进入睾丸纵隔，互相吻合成睾丸网
   E．管壁上皮外有基膜

4．关于精子发生的描述中，哪一项错误
   A．在人类精子发生约需 60 天
   B．精子发生是在脑垂体前叶嗜碱性细胞分泌的促性腺激素的作用下发生的
   C．青春期前生精小管无管腔或管腔很小，管壁只含有支持细胞和精原细胞
   D．精原细胞不断分裂增生，最后全部分化为初级精母细胞
   E．精母细胞经历了两次减数分裂

5．不再进行分裂而只有形态变化的生精细胞是
   A．精原细胞
   B．初级精母细胞
   C．次级精母细胞
   D．精子细胞
   E．精子

6．细胞核染色质常呈丝球状的细胞为
   A．精原细胞
   B．初级精母细胞
   C．次级精母细胞
   D．间质细胞
   E．支持细胞

7．关于精原细胞的描述中，哪一项错误
   A．紧贴生精上皮基膜
   B．为最幼稚的生精细胞
   C．染色体核型为 46，XY
   D．为青春期前生精小管内唯一的生精细胞
   E．可进行减数分裂

8．下列描述中，哪一项正确
   A．初级精母细胞的染色体核型为 23，X 或 23，Y
   B．初级精母细胞体积较小
   C．初级精母细胞在进行第一次减数分裂前已进行了 DNA 的复制
   D．次级精母细胞在进行第二次减数分裂时，于分裂中期停留较长时间
   E．次级精母细胞体积较小，染色较浅

9．关于精子细胞的描述中，哪一项错误
   A．由次级精母细胞分裂分化而成
   B．经有丝分裂形成精子
   C．染色体核型为 23，X 或 23，Y
   D．体积小，圆形；细胞核圆，染色深
   E．细胞内含线粒体、高尔基复合体和中心粒等

10．关于精子形成的描述中，哪一项错误
   A．细胞核染色质高度浓缩和变长，并移向细胞一侧形成精子头
   B．高尔基复合体形成顶体覆盖在

细胞核的前 2/3
C. 中心粒移到细胞核的尾侧，并发出轴丝
D. 线粒体汇聚于轴丝中部的周围，形成线粒体鞘
E. 残余细胞质脱落

11. 顶体中不含有
A. 碱性磷酸酶
B. 顶体蛋白酶
C. 糖蛋白
D. 酸性磷酸酶
E. 透明质酸酶

12. 以下关于精子的描述中，哪一项错误
A. 由精子细胞变态形成
B. 精子一旦形成，便具有了运动能力
C. 精子头侧面观呈梨形
D. 精子镶嵌于支持细胞的腔面
E. 精子是处于发育最后阶段的生精细胞
E. 6 亿～8 亿个

13. 关于精子尾部的描述中，哪一项错误
A. 是精子的运动装置
B. 颈段很短，主要为中心粒
C. 中段短，主要由轴丝和线粒体鞘构成
D. 主段长，主要由轴丝、线粒体鞘和纤维鞘构成
E. 末段只有轴丝

14. 关于支持细胞的描述中，哪一项错误
A. 为生精上皮的组成细胞之一
B. 光镜下细胞轮廓不清
C. 细胞侧面及腔面镶嵌着各级生精细胞
D. 细胞顶部不到达腔面
E. 细胞核位于细胞基底部

15. 精液的组成是
A. 生精小管分泌物
B. 精子和附属腺的分泌物
C. 精子和附睾液
D. 精子、生殖管道和附属腺的分泌物
E. 附睾液和前列腺分泌物

16. 关于支持细胞功能描述，哪一项错误
A. 支持、营养各级生精细胞
B. 能合成和分泌睾酮（雄激素）
C. 吞噬精子形成过程中脱落下来的残余细胞质
D. 合成和分泌雄激素结合蛋白
E. 参与构成血 - 睾屏障

17. 血 - 睾屏障的组成中不含有
A. 生精上皮基膜外侧的结缔组织
B. 生精上皮基膜
C. 支持细胞基底面细胞膜
D. 血管内皮及其基膜
E. 支持细胞间的紧密连接

18. 关于睾丸间质细胞的描述中，哪一项错误
A. 位于睾丸纵隔内
B. 常成群分布
C. 具有分泌类固醇激素细胞的超微结构特点
D. 体积较大，圆形或多边形
E. 细胞质嗜酸性

19. 关于直精小管的描述中，哪一项错误
A. 位于睾丸近睾丸纵隔处
B. 细而短
C. 由生精小管移行而来
D. 进入睾丸纵隔后互相吻合成睾丸网
E. 管壁上皮为单层扁平上皮

20. 以下关于附睾的描述中，哪一项错误
A. 位于睾丸的后外侧
B. 将睾丸产生的精子输送到输精管

C．可使精子进一步成熟
D．其分泌物不参与构成精液
E．由头、体、尾 3 部分组成

21．附睾管管壁上皮为
A．单层柱状上皮
B．假复层柱状上皮
C．复层柱状上皮
D．单层立方上皮
E．复层扁平上皮

22．睾丸的功能为
A．只产生精子
B．只分泌雄激素
C．产生精子和分泌雄激素
D．产生、储存和运输精子
E．只合成雄激素蛋白结合

23．由一个精原细胞分裂形成生精细胞间存在
A．细胞质桥
B．桥粒
C．中间连接
D．细胞
E．缝隙连接

24．精子排出体外不经过哪一结构
A．附睾
B．输精管壶腹
C．精囊腺
D．尿道前列腺部
E．尿道球部

25．HE 染色的生精小管切片中，下列哪种细胞不易看到
A．精原细胞
B．初级精母细胞
C．次级精母细胞
D．精子细胞
E．精子

26．人精子尾部最短和最长的节段是
A．颈段和中段
B．颈段和主段
C．颈段和末段
D．中段和主段
E．主段和末段

27．体积最大的生精细胞是
A．支持细胞
B．A 型精原细胞
C．B 型精原细胞
D．初级精母细胞
E．次级精母细胞

28．生精上皮的基底室内有
A．精原细胞
B．初级精母细胞
C．次级精母细胞
D．精子细胞
E．支持细胞

29．精子获得功能上成熟的部位是
A．生精小管
B．直精小管
C．睾丸网
D．输出小管
E．附睾管

30.1 个 B 型精原细胞最终可形成多少精子
A．4 个
B．6 个
C．8 个
D．12 个
E．无数个

31．每个睾丸小叶含有多少生精小管
A．1 ~ 4 条
B．4 ~ 8 条
C．8 ~ 16 条
D．16 ~ 32 条
E．32 条以上

32．连通生精小管和睾丸网的是
A．输出小管
B．附睾管
C．直精小管
D．输精管
E．输出小管和直精小管

33．青春期前生精小管除了支持细胞外，还有

A．生精细胞
B．精原细胞
C．精原细胞和初级精母细胞
D．精原细胞、初级和次级精母细胞
E．精原细胞、初级和次级精母细胞、精子细胞

34．生精上皮内，DNA 含量为单倍体的细胞是
A．精子细胞
B．精原细胞
C．初级精母细胞
D．次级精母细胞
E．支持细胞

35．从精原细胞发育为精子约需
A．7 天
B．14 天
C．28 天
D．46 天
E．64 天

36．关于 A 型精原细胞的叙述，下列哪项是错误的
A．是干细胞
B．紧贴生精小管的基膜
C．经数次分裂后，才分化为初级精母细胞
D．除核糖体外，其他细胞器不发达
E．染色体核型为 46，XY

37．关于睾丸鞘膜的叙述，下列哪项是错误的
A．只包睾丸
B．来源于腹膜
C．分脏、壁两层
D．脏、壁层相互返折、移行，形成鞘膜腔
E．壁层外贴精索内筋膜

38．关于由一个精原细胞分裂形成精子细胞现象的叙述，下列哪项是错误的
A．形成多个精子细胞
B．细胞核完全分开
C．细胞质未完全分开
D．可相互传递信息
E．生精小管各段发育同步

39．前列腺腺泡的上皮细胞是
A．单层扁平上皮
B．单层柱状上皮
C．假复层柱状上皮
D．单层立方上皮、单层柱状上皮和假复层柱状上皮
E．单层立方上皮和假复层纤毛柱状上皮

B 型题

备选答案（第 40 ~ 45 题）
A．睾丸
B．直精小管
C．睾丸网
D．生精小管
E．输精管

40．不仅产生生殖细胞，也具有内分泌功能
41．管壁由黏膜、肌层、外膜 3 层组成
42．上皮为假复层柱状
43．上皮为单层矮柱状
44．上皮为单层立方
45．位于睾丸纵隔

备选答案（第 46 ~ 50 题）
A．支持细胞
B．肌样细胞
C．精原细胞
D．间质细胞
E．精母细胞

46．位于生精小管基膜外，具有收缩功能
47．位于生精小管之间的结缔组织
48．紧贴生精小管基膜管腔侧
49．经历两次减数分裂
50．分泌物可结合雄激素

备选答案（第 51 ～ 55 题）
A．最先成为含 23 条染色体的生精细胞
B．含有多种酶的生精细胞
C．染色质常呈丝球状的生精细胞
D．不再进行分裂的圆形生精细胞
E．最幼稚的生精细胞

51．精原细胞
52．初级精母细胞
53．次级精母细胞
54．精子细胞
55．精子

备选答案（第 56 ～ 62 题）
A．轴丝
B．线粒体鞘
C．中心粒
D．纤维鞘
E．顶体

56．只位于精子尾部颈段
57．只位于精子尾部主段
58．来源于高尔基复合体
59．由 9+2 组微管组成
60．贯穿精子尾部中段、主段、末段
61．为精子运动提供能量
62．内含物可溶解卵母细胞周围的放射冠及透明带

备选答案（第 63 ～ 68 题）
A．血 - 睾屏障
B．间质细胞
C．输出小管
D．附睾管
E．前列腺

63．可分泌雄激素
64．可阻止某些物质进出生精小管
65．管壁上皮含有高柱状的、游离面有静纤毛的细胞
66．管腔面呈波状起伏，不平整
67．由黏膜腺、黏膜下腺和主腺组成
68．可使精子进一步成熟的管道

X 型题

69．初级精母细胞
A．由精原细胞分化而成
B．是生精细胞中体积最大的细胞
C．染色体核型为 46，XY
D．初级精母细胞经有丝分裂形成次级精母细胞
E．进行第一次成熟分裂

70．精子
A．头部有细胞核与顶体，无其他细胞器
B．细胞核内染色质高度浓缩
C．顶体是由高尔基复合体演变而来
D．后部颈段内有大量线粒体
E．尾部末段内仅有轴丝

71．生精上皮内的支持细胞结构特点是
A．高大锥体形
B．光镜下，难分辨其细胞核
C．细胞质内含细胞器少
D．各级生精细胞嵌其侧面和腔面
E．紧密连接形成于细胞近基部侧面

72．睾丸间质细胞
A．含有丰富的滑面内质网
B．线粒体多，嵴呈管状
C．无分泌颗粒
D．细胞质嗜酸性
E．成群分布于生精小管之间

73．哪些因素可影响生精过程
A．射线照射
B．某些化学物质如棉酚
C．高于人体阴囊的温度
D．营养不良
E．生精小管内雄激素的水平

74．生精小管内支持细胞的功能有
A．营养各级生精细胞
B．参与血 - 睾屏障的形成
C．分泌雄激素结合蛋白
D．产生雄激素

E．产生雌激素

75．构成生精上皮的细胞是

A．间质细胞

B．支持细胞

C．成纤维细胞

D．生精细胞

E．类肌细胞

76．关于生精小管的描述，正确的是

A．主要由生精细胞和支持细胞构成

B．支持细胞为单层排列的高锥体形

C．从胚胎时期起生精细胞即开始分裂

D．支持细胞可以分泌雄激素结合蛋白

E．支持细胞具有吞噬功能

77．精子细胞变态为精子时的结构变化是

A．细胞核浓缩构成精子头部

B．顶体由线粒体形成

C．中心粒消失

D．多余的细胞质形成精子的尾部

E．精子细胞是单倍体，不再进行分裂

四、问答题

1．试述初级精母细胞和次级精母细胞的形态结构。

2．试述精子的光、电镜结构。

3．试述睾丸支持细胞的光、电镜结构及其功能。

4．试述睾丸间质细胞的光、电镜结构及其功能。

5．试述成人生精小管管壁的结构。

参考答案及难题解析

一、名词解释

1．spermatogenesis（definition and process）

答：精子发生。是指从精原细胞发育成为精子的过程。精子发生包括 3 个阶段：①精原细胞分裂增殖，形成精母细胞；②精母细胞减数分裂，形成单倍体的精子细胞；③精子细胞变态形成精子。

2．spermiogenesis（definition）

答：精子形成。精子细胞经过复杂的形态变化，由圆形变为蝌蚪形精子的过程。

3．blood-testis barrier（definition，structure and function）

答：血 - 睾屏障。是由毛细血管内皮及基膜、结缔组织、生精上皮基膜和支持细胞紧密连接组成的屏障。其作用是阻止某些物质进出生精上皮，并阻止雄激素结合蛋白及其所结合的雄激素外逸，形成利于精子发生的微环境；还可阻止精子抗原物质逸出，避免引起自身免疫反应。

4．spermatogenic cell（characteristic and constitute）

答：生精细胞。与支持细胞共同组成生精上皮。青春期前生精上皮内只有精原细胞；青春期开始后，精原细胞增殖分化为不同发育阶段的各级生精细胞，并镶嵌于支持细胞上，从基底部至腔面依次为：精原细胞、初级精母细胞、次级精母细胞、精子细胞和精子。

5．acrosome（formation，characteristic and function）

答：顶体。由高尔基复合体形成，位于精子头部2/3处。顶体内含多种水解酶，如顶体蛋白酶、透明质酸酶和酸性磷酸酶等。水解酶释放，可溶解卵细胞的放射冠、透明带和卵细胞膜，使精子与卵子结合，形成受精卵。

6．sustentacular cell（characteristic of structure）

答：支持细胞。生精上皮的一种细胞，在光镜下轮廓不清楚，细胞质染色浅，细胞核呈椭圆形或不规则形，核仁明显。电镜下，相邻支持细胞侧面的细胞膜形成紧密连接，将生精上皮分为基底室和近腔室两部分。基底室位于上皮基膜和支持细胞的紧密连接之间，内有精原细胞。近腔室位于紧密连接上方，与生精小管管腔互相通连，内有其他各级生精细胞。

二、填空题

1．生精细胞，支持细胞

2．精原细胞，初级精母细胞，次级精母细胞，精子细胞，精子

3．精子发生，23，X 或 23，Y

4．颈段，中段，主段，末段

5．顶体蛋白酶，透明质酸酶，酸性磷酸酶

6．不规则的高锥体，基膜

7．毛细血管内皮及基膜，结缔组织，生精上皮基膜，支持细胞的紧密连接

8．血 - 睾屏障，生精细胞，残余细胞质，雄激素结合蛋白

9．疏松结缔组织，间质，圆，圆，酸，类固醇，雄激素

10．单层矮柱状，单层立方

11．头，睾丸网，高柱，低柱

12．假复层柱状，高柱状，基

13．黏膜，肌层，假复层柱状，内纵，中环，外纵

14．尿道起始部，复管泡状腺，黏膜腺，黏膜下腺，主腺，前列腺凝固体，前列腺结石

三、选择题

A 型题

1．C　生精小管在近睾丸纵隔处变为直精小管，然后进入睾丸纵隔。

2．B　成人生精小管管壁生精上皮中的生精细胞已不止精原细胞一种。除精原细胞外，还有初级精母细胞、次级精母细胞、精子细胞和精子。

3．D

4．D　精原细胞不断地分裂增殖，一部分作为干细胞继续分裂和产生精原细胞；另外一部分经过数次分裂后，分化为初级精母细胞。

5．D

6．B　由于初级精母细胞在进行第一次减数分裂时，在分裂前期停留时间较长，因此常可见到处于分裂状态的初级精母细胞，此时其细胞核染色质呈丝球状。

7．E 精原细胞只进行有丝分裂，分裂后形成的子细胞的染色体数目及DNA含量不变。

8．C

9．B 精子细胞不是经过分裂，而是经过复杂的形态变化形成精子。

10．D 线粒体汇聚于轴丝近段的周围，形成线粒体鞘。

11．A

12．B 精子刚形成时，并无运动能力，要在附睾内停留一段时间，并经历一系列成熟变化后，才能获得运动能力。

13．D 精子尾部主段无线粒体鞘，由轴丝和纤维鞘构成。

14．D 支持细胞顶部伸达生精小管腔面。

15．D

16．B 支持细胞能将孕烯雌酮和黄体酮转化为睾酮，还能使睾酮转化为雌二醇，但不分泌睾酮。

17．C

18．A 睾丸间质细胞位于睾丸生精小管之间的疏松结缔组织，即睾丸间质内，因而称为间质细胞。

19．E 直精小管管壁上皮为单层矮柱状上皮。

20．D 生殖管道和附属腺的分泌物与精子共同构成精液。附睾属于生殖管道中很重要的一部分，因此其分泌物参与构成精液。

21．B

22．C

23．A 精原细胞增殖分化所产生的各级生精细胞，有胞质桥相连。胞质桥的存在有利于细胞间信息传递，保证同源生精细胞同步发育。

24．C

25．C 由于次级精母细胞存在时间短暂，故在生精小管切面中不易见到。

26．B

27．D

28．A 基底室位于生精上皮基膜和支持细胞紧密连接之间，内有精原细胞。

29．E 附睾管高柱状细胞可分泌促进精子成熟的物质，精子在附睾中进一步成熟，并获得主动运动的能力。

30．E 一个B型精原细胞经过数次分裂后，分化为初级精母细胞。

31．A

32．C 生精小管在接近睾丸纵隔处，变为短而直的直精小管，它们进入睾丸纵隔，相互吻合形成睾丸网。

33．B

34．A 精子细胞不再分裂，经过复杂的变态，由圆形细胞转变为蝌蚪状的精子。

35．E

36．C 精原细胞分A、B两型，A型精原细胞是生精细胞中的干细胞，不断地分裂增殖，一部分继续作为干细胞，一部分分化为B型精原细胞。

37．A

38．E 精子发生是不同步的，不同区域的生精小管生精细胞组合不同。

39．D

B 型题

40．A　睾丸是产生精子和分泌雄性激素的器官。

41．E　输精管是壁厚腔小的肌性管道，管壁由黏膜、肌层和外模组成。

42．E　输精管黏膜表面为较薄的假复层柱状上皮。

43．B　直精小管管壁上皮为单层矮柱状，无生精细胞。

44．C　睾丸网由单层立方上皮组成，管腔大而不规则。

45．C　直精小管进入睾丸纵隔内分支吻合成网状管道，为睾丸网。

46．B　上皮基膜外侧有梭形的肌样细胞，其收缩有助于精子排出。

47．D　位于生精小管之间，疏松结缔组织中有睾丸间质细胞。

48．C　精原细胞紧贴基膜。

49．E　初级精母细胞进行第一次减数分裂，形成次级精母细胞；次级精母细胞迅速进行第二次减数分裂，形成精子细胞。

50．A　支持细胞在卵泡刺激素和雄激素的作用下，合成和分泌雄激素蛋白，这种蛋白可与雄激素结合。

51．E　精子发生过程经历 3 个阶段：精原细胞增殖、精母细胞减数分裂和精子形成，因此精原细胞是最幼稚的生精细胞

52．C

53．A

54．D　精子细胞不再分裂，经过复杂的变态逐渐转变为精子。

55．B　精子头前 2/3 被顶体覆盖，顶体内含多种水解酶，在受精过程中发挥重要作用。

56．C

57．D

58．E

59．A　轴丝由 9+2 排列的微管组成。

60．A　构成尾部全长的轴心是轴丝，是精子运动的主要装置。

61．B　中段的外侧包有线粒体鞘，是精子的能量供应中心。

62．E　顶体内含多种水解酶，在受精过程中发挥重要作用。

63．B　从青春期开始，睾丸间质细胞在黄体生成素刺激下，可分泌雄激素。

64．A

65．D　附睾管上皮为假复层纤毛柱状，由高柱状细胞和基细胞组成。细胞表面有成簇排列的粗而长的静纤毛，细胞有分泌和吸收功能。

66．C　输出小管上皮有高柱状纤毛细胞及低柱状细胞相间排列构成，故管腔不规则。

67．E　前列腺实质可分为黏膜腺、黏膜下腺和主腺。

68．D

X 型题

69．ABCE　初级精母细胞经第一次成熟分裂形成次级精母细胞。

70．ABCE　精子尾中段（不是颈段）轴丝外有大量线粒体。

71．ADE　生精上皮内的支持细胞在光镜下易分辨其细胞核，且细胞质内含丰富的细胞器。

72．ABCDE 睾丸间质细胞含有丰富的滑面内质网，线粒体多，嵴呈管状，无分泌颗粒，细胞质嗜酸性，成群分布于生精小管之间。

73．ABCE 目前尚未发现，营养不良影响生精过程。

74．ABC 目前发现，生精小管内支持细胞的功能有营养生精细胞，参与血 - 睾屏障的形成及分泌雄激素结合蛋白。

75．BD 构成生精上皮的细胞是支持细胞和生精细胞。

76．ABDE 目前发现，青春期后生精小管内的生精细胞开始分裂。

77．AE 在精子细胞变态为精子时，顶体由高尔基复合体形成；中心粒不但不消失而且还发出轴丝；多余的细胞质形成残余体。

四、问答题

1．试述初级精母细胞和次级精母细胞的形态结构。

答：初级精母细胞由精原细胞分裂、分化而来。初级精母细胞位于精原细胞近腔侧，体积较大，细胞核大，呈丝球状，染色体核型为 46，XY。初级精母细胞经过第一次成熟分裂，形成 2 个次级精母细胞。次级精母细胞位置靠近管腔，细胞圆形，细胞核圆形，染色较深，染色体核型为 23，X 或 23，Y（每条染色体由两条染色单体组成）。次级精母细胞很快进行第二次成熟分裂，形成 2 个精子细胞。

2．试述精子的光、电镜结构。

答：精子呈蝌蚪形，分头、尾两部分。头部正面观呈卵圆形，侧面观呈梨形，主要为高度浓缩的细胞核。细胞核的前 2/3 有顶体覆盖，内含多种水解酶，如顶体蛋白酶、透明质酸酶和酸性磷酸酶等。精子尾部又称为鞭毛，为精子的运动装置，分为颈段、中段、主段和末段 4 部分。颈段短，主要是中心粒，由中心粒发出 9 对周围微管和 2 根中央微管行向尾端，构成尾部中心的轴丝；在中段，轴丝外侧有纵行的外周致密纤维，其外侧再包裹一圈线粒体鞘，为精子尾部的摆动提供能量；主段最长，轴丝外无线粒体鞘，有纤维鞘。末端短，仅有轴丝。

3．试述睾丸支持细胞的光、电镜结构及其功能。

答：支持细胞又称为 Sertoli 细胞。光镜下，细胞轮廓不清楚，细胞质染色浅；细胞核呈椭圆形或不规则形，核仁明显。电镜下，细胞呈不规则高锥体形，基底面宽大，附于基膜，顶部直达管腔，侧面和管腔面镶嵌着各级生精细胞。细胞质中含丰富的滑面内质网和一些粗面内质网、大量线粒体和溶酶体、发达的高尔基复合体、微丝、微管和糖原颗粒等。相邻支持细胞侧面近基部的细胞膜还有紧密连接，可将生精上皮分为基底室和近腔室，为精子发生提供了有利的微环境。功能：①对生精细胞起支持、营养和保护作用；②微丝、微管收缩，可促进精子释放入管腔；③支持细胞的紧密连接参与形成血 - 睾屏障；④吞噬、消化精子形成过程中脱落下来的残余细胞质；⑤合成和分泌多种蛋白、生长因子等，促进精子发生；⑥可分泌抑制素和激动素，刺激或抑制 FSH 的合成和分泌；⑦能将孕烯雌酮和黄体酮转化为睾酮，还能使睾酮转化为雌二醇。

4．试述睾丸间质细胞的光、电镜结构及其功能。

答：睾丸间质细胞又称为 Leydig 细胞，位于睾丸生精小管之间的疏松结缔组织内，即睾丸间质内。常成群分布，体积较大，呈圆形或多边形；细胞核圆形，常偏位，染色浅，核仁明显。细胞质嗜酸性较强。电镜下，睾丸间质细胞具有分泌类固醇激素细胞的特点，即：

细胞质内含有丰富的滑面内质网、管泡状嵴线粒体和较多的脂滴。功能：合成和分泌雄激素，在胚胎期主要刺激男性生殖管道的发育和分化，在青春期和成年期主要是启动和维持精子发生，促进男性生殖器官的发育和分化以及激发和维持男性第二性征和性功能等作用。

5．试述成人生精小管管壁的结构。

答：生精小管管壁主要由特殊的复层生精上皮构成，基膜明显。生精上皮由生精细胞和支持细胞组成。生精细胞包括精原细胞、初级精母细胞、次级精母细胞、精子细胞和精子。它们在管壁中，从基底到腔面作多层排列，镶嵌在支持细胞之间，代表着男性生殖细胞分化过程的不同发育阶段。支持细胞为不规则高锥体形，基底面宽大，附于基膜上，顶端至管腔，侧面及顶面嵌有各级生精细胞，故细胞轮廓不清。基膜外侧有胶原纤维和一些梭形的肌样细胞。肌样细胞收缩时有助于精子排出。

（徐　路　徐　冶）

第十九章　女性生殖系统

一、名词解释

1．ovulation（definition）
2．zona pellucida（definition，derived and function）
3．theca folliculi（definition and differentiation）
4．cumulus oophorus（definition）
5．menstrual cycle（definition）

二、填空题

1．卵巢表面覆盖着一层__________或__________上皮，上皮下方为薄层致密结缔组织构成的__________，实质分为外周的__________及中央的__________。

2．卵巢既可产生__________，又可分泌__________、__________、__________和__________等性激素。

3．原始卵泡由一个__________细胞和一层扁平形的__________细胞组成。原始卵泡数量最多，体积最小，位于__________。

4．初级卵泡由一个__________细胞和单层或多层的立方形或__________状的__________细胞组成。

5．透明带位于__________和__________之间，为一层富含__________的嗜酸性膜，由__________和__________共同分泌而成。

6．卵泡膜开始出现于__________卵泡时期，由卵泡周围结缔组织内的__________细胞密集形成。

7．卵泡发育到__________卵泡阶段，随着卵泡腔的扩大和卵泡液的增多，__________和周围的部分__________被挤到卵泡的一侧，并凸向卵泡腔内而形成了一个丘状隆起，称为__________。

8．从________卵泡时期开始，卵泡膜分为内、外两层，分别称为________和________。其中内层的结构特点为__________多、__________多，细胞具有分泌类固醇激素细胞的特点；外层的结构特点为__________少、__________少、__________多。

9．初级卵母细胞由胚胎时期的__________分裂分化而来，并长期停留在第__________次成熟分裂__________期，直至排卵前 36 ~ 48 小时，才完成该次分裂而形成一个__________卵母细胞和一个__________。

10．排卵时随卵母细胞一起排出卵巢的还有卵母细胞周围的__________、__________以及卵泡液。

11．成年女性的卵巢，一般为每__________天排卵一次。

12．排卵时的卵母细胞是正停留在第__________次成熟分裂__________期的__________卵母细胞，其排出卵巢后，若受精，则完成__________分裂而形成一个__________和一个

________。

13．黄体主要由________细胞和________细胞组成。这两种细胞分别由卵泡壁的________细胞和卵泡膜的________细胞在促黄体素的作用下分化而来。其中________细胞体积较大，数量较多，染色较浅，分布于黄体的中央部。

14．黄体分为________黄体和________黄体，它们在卵巢内的维持时间分别为________和________，两种黄体最后均退化为________。

15．晚期次级卵泡退化时，________细胞一度变得肥大，形似黄体细胞，并被结缔组织和血管分隔成不规则的细胞团或索，称为________。

16．子宫肌层很厚，由大量的平滑肌纤维和结缔组织组成，由内向外分为3层，分别称为________、________和________。

17．子宫内膜由________上皮和固有层组成，上皮含________细胞和________细胞。上皮向固有层内凹陷形成________。

18．子宫内膜分为浅层的________和深层的________。前者较厚，自青春期开始便产生周期性剥脱和出血，称为________。

19．月经期为月经周期的第1～4天。此时卵巢中黄体退化，造成血液中________和________含量骤然下降。月经期一般持续3～5天。

20．增生期为月经周期的第5～14天。此时卵巢内若干卵泡开始增长并分泌________，故此期又称为________。至增生晚期，子宫内膜厚度可达2 mm～4 mm。

21．分泌期为月经周期的第15～28天。此时卵巢内黄体已经形成并分泌________和________，故此期又称为________。至分泌晚期，子宫内膜厚度可达5 mm～7 mm。

三、选择题

A型题

1．下列关于卵巢的描述中，哪一项正确

A．新生儿卵巢中无卵泡

B．青春期卵巢中开始出现卵泡

C．卵巢中所有卵泡均经原始卵泡、生长卵泡和成熟卵泡3个发育阶段

D．女子一生双侧卵巢共排卵400～500个

E．绝经期后卵巢偶尔排卵

2．下列关于原始卵泡的描述中，哪一项正确

A．中央含一个初级卵母细胞

B．含一个卵原细胞

C．含一个扁平的卵泡细胞

D．数量多，体积较大

E．位于皮质深部

3．关于透明带的描述中，哪一项正确

A．由卵母细胞分泌形成

B．为一层嗜碱性的膜

C．包绕在卵泡细胞外

D．卵母细胞表面的微绒毛和卵泡细胞的突起在透明带内密切接触，可形成缝隙连接

E．从原始卵泡开始出现

4．膜细胞位于

A．卵泡细胞与基膜之间

B．卵泡细胞内侧的基膜与周围结缔组织之间

C．原始卵泡周围的结缔组织内

D．初级卵泡的卵泡膜内膜层

E．次级卵泡和成熟卵泡的卵泡膜内膜层

5．以下关于初级卵母细胞的描述中，哪一项错误

A．体积较大，圆形

B．细胞核大而圆，染色质细疏，着色浅，核仁明显
C．皮质颗粒是一种溶酶体，内容物释放与受精时透明带的结构变化有关
D．由青春期卵原细胞分裂分化而来
E．排卵前才完成第一次成熟分裂

6．关于次级卵泡的描述，哪一项错误
A．卵母细胞为次级卵母细胞
B．卵泡膜分化为内、外两层
C．当卵泡细胞增至6～12层时，在卵泡细胞之间开始出现大小不等的腔隙
D．出现卵丘
E．出现放射冠

7．在卵泡中，颗粒层细胞是指
A．紧靠透明带的卵泡细胞
B．与卵母细胞共同构成卵丘的卵泡细胞
C．构成卵泡壁的卵泡细胞
D．紧靠卵泡腔的一层卵泡细胞
E．卵泡周围的结缔组织细胞

8．卵泡液由
A．卵泡细胞分泌而来
B．卵母细胞分泌而来
C．放射冠分泌而来
D．卵母细胞和卵泡细胞分泌而来
E．卵泡细胞分泌和卵泡膜血管内液体渗透而来

9．放射冠是指
A．紧靠透明带的一层高柱状卵泡细胞
B．紧靠卵泡腔的一层卵泡细胞
C．紧靠透明带的一层立方形卵泡细胞
D．卵泡膜内层的结缔组织细胞
E．卵泡壁最外层的卵泡细胞

10．初级卵母细胞完成第一次成熟分裂的时间是
A．胚胎期
B．出生时
C．排卵前24～36小时
D．排卵前36～48小时
E．排卵后

11．关于成熟卵泡的描述，哪一项错误
A．与次级卵泡合称为生长卵泡
B．与具有大卵泡腔的次级卵泡合称为囊状卵泡
C．为卵泡发育的最后阶段
D．直径可达2 cm
E．所含卵母细胞有可能是次级卵母细胞

12．第二次成熟分裂于
A．排卵时完成
B．排卵后立即完成
C．次级卵母细胞形成后立即开始
D．次级卵母细胞形成后立即完成
E．卵泡液迅速增多，卵泡直径达2 cm时完成

13．排卵时，从卵巢表面排出
A．卵细胞和卵泡液
B．次级卵母细胞、透明带和卵泡液
C．卵细胞和透明带
D．卵细胞、透明带、放射冠和卵泡液
E．次级卵母细胞，透明带、放射冠和卵泡液

14．成熟的卵细胞的细胞核含有
A．23条染色体，其中包括一条X性染色体，22条常染色体
B．23条染色体，其中包括一条X或Y性染色体，22条常染色体
C．23条常染色体
D．46条染色体，其中包括一条X性染色体、一条Y性染色体和44条常染色体
E．23对染色体

15．卵巢门细胞的描述，哪项错误
A．位于卵巢门近系膜处

B．圆形或卵圆形，结构类睾丸间质细胞
C．妊娠及停经后数量增多
D．增生或发生肿瘤时，患者常伴有男性化症状
E．可分泌雌激素

16．颗粒黄体细胞主要分泌
A．松弛素
B．孕激素和松弛素
C．雌激素
D．促黄体素
E．松弛素和雌激素

17．考尔 - 爱克斯诺小体（Call-Exner body）的描述，哪项错误
A．初级卵泡的卵泡细胞间开始出现
B．圆形囊状结构
C．腔面为紧密排列的卵泡细胞
D．腔内含卵泡细胞的分泌物
E．颗粒细胞肿瘤与该小体的分化有关

18．间质腺细胞由
A．退化的初级卵泡的颗粒层细胞分化而成
B．退化的次级卵泡的颗粒层细胞分化而成
C．退化的早期次级卵泡的颗粒层细胞和膜细胞分化而成
D．退化的晚期次级卵泡的颗粒层细胞和膜细胞分化而成
E．退化的晚期次级卵泡的膜细胞分化而成

19．输卵管黏膜皱襞最发达处为
A．峡部与壶腹部
B．漏斗部
C．壶腹部
D．峡部
E．子宫部

20．子宫肌层的中间层平滑肌束的走行是
A．纵行
B．内环行和外斜行
C．环行
D．内斜行和外纵行
E．内纵行和外环行

21．非妊娠期的子宫肌纤维长约
A．100 μm
B．50 μm
C．200 μm
D．10 μm
E．150 μm

22．关于子宫内膜基质细胞的描述中，哪一项错误
A．可合成和分泌胶原蛋白
B．位于子宫内膜固有层
C．是扁平形上皮细胞
D．具有周期性的变化
E．分化程度较低

23．关于子宫内膜的描述中，哪一项错误
A．由功能层和基底层组成
B．内膜固有层内有子宫腺，腺上皮与内膜表面上皮相连
C．功能层为妊娠期胚泡种植和发育的部位
D．基底层细胞增生能力很强
E．功能层和基底层都发生周期性剥脱和出血

24．在月经期，卵巢发生的变化是
A．若干原始卵泡已开始生长发育
B．黄体已形成
C．黄体已退化
D．开始大量分泌雌激素
E．新的成熟卵泡开始排卵

25．关于子宫内膜增生期的描述，哪一项错误
A．为月经周期的第 5 ～ 14 天
B．子宫腺上皮迅速增生
C．子宫腺腔较窄，弯曲度很大
D．内膜增厚至 1 mm ～ 3 mm

E．又称为卵泡期

26．关于子宫螺旋动脉的描述，哪项错误

A．来自子宫动脉分支

B．在子宫内膜浅层形成毛细血管网

C．在月经期发生痉挛性收缩

D．在增生期很长，很弯曲

E．随卵巢激素变化而发生周期性变化

27．关于子宫内膜分泌期的描述，哪一项错误

A．在此期卵巢排卵

B．又称为黄体期

C．固有层呈生理性水肿

D．子宫腺腔增大，腔内可见分泌物

E．螺旋动脉伸至子宫内膜浅层

28．对子宫内膜周期性变化无调节作用的激素是

A．促卵泡素

B．促黄体素

C．促性腺激素释放激素

D．雌激素和孕激素

E．雄激素和松弛素

B 型题

备选答案（第 29 ~ 34 题）

A．卵原细胞

B．初级卵母细胞

C．次级卵母细胞

D．成熟的卵细胞

E．初级卵母细胞或次级卵母细胞

29．原始卵泡含有

30．初级卵泡含有

31．次级卵泡含有

32．成熟卵泡含有

33．排卵时排出的是

34．卵子受精后分裂分化为

备选答案（第 35 ~ 40 题）

A．原始卵泡

B．初级卵泡

C．次级卵泡

D．成熟卵泡

E．间质腺

35．开始出现卵泡腔

36．开始出现卵泡膜

37．卵泡膜开始分为内、外两层

38．数量最多，体积最小

39．由晚期次级卵泡闭锁形成

40．为卵泡发育的最后阶段

备选答案（第 41 ~ 48 题）

A．透明带

B．卵泡液

C．放射冠

D．颗粒层

E．黄体

41．为紧靠透明带的一层呈放射状排列的卵泡细胞

42．为构成卵泡壁的数层卵泡细胞

43．由卵母细胞和卵泡细胞分泌而成

44．由卵泡细胞分泌物和卵泡膜血管渗出物组成

45．由颗粒黄体细胞和膜黄体细胞组成，富含血管

46．富含糖蛋白，嗜酸性

47．含透明质酸和雌激素

48．可分泌孕激素和雌激素

备选答案（第 49 ~ 53 题）

A．具有分泌类固醇激素细胞的特征

B．为单倍体细胞

C．可合成和分泌胶原蛋白

D．500 μm ~ 600 μm 长

E．于排卵前 36 ~ 48 小时形成

49．子宫内膜基质细胞

50．膜细胞

51．卵细胞

52. 次级卵母细胞
53. 妊娠时子宫平滑肌纤维可达

备选答案（第 54 ~ 60 题）
A. 单层扁平上皮或单层立方上皮
B. 单层柱状上皮
C. 单层立方上皮或单层柱状上皮
D. 复层扁平上皮
E. 复层柱状上皮

54. 阴道黏膜上皮是
55. 子宫黏膜上皮是
56. 卵巢表面上皮是
57. 乳腺腺泡上皮是
58. 乳腺小叶间导管上皮是
59. 乳腺总导管上皮是
60. 输卵管黏膜上皮是

X 型题

61. 卵巢分泌的激素包括
A. 雌激素
B. 孕激素
C. 雄激素
D. 促卵泡素
E. 促黄体素

62. 原始卵泡的特点是
A. 数量最少
B. 体积最小
C. 卵母细胞周围有多层扁平的卵泡细胞
D. 卵泡细胞呈扁平形，胞体较小
E. 卵泡细胞和卵母细胞之间有较多的紧密连接

63. 初级卵泡的特点是
A. 卵泡细胞均呈柱状
B. 卵母细胞为初级卵母细胞
C. 卵母细胞的细胞质中的粗面内质网、线粒体和游离核糖体增多
D. 卵母细胞与卵泡细胞之间出现透明带
E. 透明带富含水解酶

64. 次级卵泡的特点是
A. 出现卵泡腔
B. 卵泡腔内含有由颗粒层细胞分泌的糖胺多糖和血浆渗入而成的卵泡液
C. 卵母细胞周围有由一层立方形的卵泡细胞组成的放射冠
D. 卵泡膜细胞呈梭形，具有分泌含氮激素细胞的结构特点
E. 卵泡膜分为内、外两层

65. 排卵时
A. 排出的有卵母细胞、透明带、放射冠和卵泡液
B. 排出的卵母细胞为次级卵母细胞
C. 一般生殖期妇女每隔 30 天左右排卵一次
D. 正常排卵发生在月经周期的第 14 天左右
E. 卵母细胞排出后停留于成熟分裂的前期

66. 黄体的特点是
A. 主要由颗粒黄体细胞和膜黄体细胞组成
B. 颗粒黄体细胞来源于颗粒层卵泡细胞
C. 膜黄体细胞来源于膜细胞
D. 膜黄体细胞染色较浅，数量较多
E. 膜黄体细胞主要分泌孕激素

67. 闭锁卵泡指
A. 退化的卵泡
B. 原始卵泡和初级卵泡退化时，卵泡细胞小而分散，最后消失
C. 次级卵泡和成熟卵泡闭锁时，卵泡常破裂，卵丘被排出卵泡
D. 成熟卵泡闭锁时，可形成间质腺
E. 晚期次级卵泡闭锁时，膜细胞

一度增大，形成多边形的上皮样细胞

68．输卵管的组织结构是
A．管壁由黏膜、黏膜下层、肌层和浆膜组成
B．黏膜层形成许多纵行而分支的皱襞
C．黏膜上皮为单层柱状，由纤毛细胞和分泌细胞组成
D．肌层为内纵、外环两层平滑肌
E．输卵管峡部最厚，漏斗部最薄

69．子宫肌层的组织结构是
A．在子宫肌层的结缔组织中富含未分化的间充质细胞
B．平滑肌细胞在妊娠时可增长至500 μm ~ 600 μm
C．中间层的平滑肌呈纵行和斜行走向
D．黏膜下层的平滑肌主要呈纵行走向
E．浆膜下层的平滑肌主要呈环行走向

70．子宫内膜的组织结构是
A．子宫上皮为单层立方上皮
B．固有层中含有丰富的血管及大量的基质细胞
C．内膜分为功能层和基底层
D．基底层随月经周期而周期性地发生剥落和增生
E．子宫腺一般为单管状腺，但近肌层的腺有分支

71．对子宫内膜增生期的叙述正确的是
A．增生期指月经周期的第5 ~ 14天
B．此期又称为卵泡期
C．子宫腺很长、很弯
D．此期内膜中的基质细胞分裂增生迅速
E．内膜厚度可增厚至5 mm ~ 7 mm

72．对子宫内膜分泌期的叙述正确的是
A．分泌期指月经周期的第15 ~ 28天
B．此期又称为黄体期
C．固有层多呈水肿状态
D．子宫腺腔内充满含有类固醇激素等的稀薄液体
E．在此期的晚期，部分梭形细胞可变为蜕膜细胞

73．对子宫内膜月经期的叙述正确的是
A．月经期指月经周期的第1 ~ 4天
B．此期的子宫腺分泌停止，功能层萎缩
C．此期功能层的螺旋动脉继续增长，可伸达内膜浅层
D．在此期结束之后内膜基底层的子宫腺上皮才开始增生
E．经血来自内膜基底层的血管

74．对子宫颈的叙述正确的是
A．宫颈外膜为浆膜
B．黏膜上皮为单层柱状，分泌细胞分泌黏液
C．宫颈外口处上皮由单层柱状移行为复层扁平，是宫颈癌好发部位
D．黏膜有周期性剥脱
E．黏液的性质随卵巢周期性活动而改变

75．对乳腺的叙述正确的是
A．由15 ~ 25个叶组成，每个叶又分为若干小叶
B．腺泡上皮为单层扁平上皮
C．导管包括小叶内导管、小叶间导管和总导管
D．妊娠期在雌激素和孕激素的作用下，乳腺迅速增生
E．妊娠后期的腺泡腔中可见初乳，其内所含的中性粒细胞又称为初乳小体

四、问答题

1．试述初级卵泡和次级卵泡的主要结构特点。
2．试比较子宫内膜增生期和分泌期的形态结构。
3．试述黄体的形成、结构、转归和功能。

参考答案及难题解析

一、名词解释

1．ovulation（definition）

答：排卵。在大量促黄体素（LH）的作用下，成熟卵泡向卵巢表面突出，卵泡壁、白膜和表面上皮变薄并局部缺血，形成卵泡小斑。在胶原酶和透明质酸酶等作用下，卵泡小斑破裂，次级卵母细胞、透明带及放射冠随卵泡液从卵巢排出，此过程称为排卵。排卵一般发生在月经周期的第 14 天。

2．zona pellucida（definition，derived and function）

答：透明带。是位于卵母细胞和卵泡细胞之间一层富含糖蛋白的嗜酸性膜，由卵母细胞和卵泡细胞共同分泌形成，对受精时精子和卵细胞识别及特异性结合有重要意义。

3．theca folliculi（definition and differentiation）

答：卵泡膜。卵泡周围的结缔组织梭形细胞密集形成，在初级卵泡出现，到次级卵泡时逐渐分化为内、外两层。内膜层膜细胞多，毛细血管丰富，外膜层细胞和血管少，胶原纤维多。

4．cumulus oophorus（definition）

答：卵丘。随着卵泡腔的扩大和卵泡液的增多，卵母细胞、透明带和其周围的卵泡细胞被挤到卵泡的一侧，并凸向卵泡腔内而形成一个丘状隆起，称为卵丘。

5．menstrual cycle（definition）

答：月经周期。自青春期起，在卵巢分泌的雌激素和孕激素的周期性作用下，子宫底和子宫体的内膜功能层出现周期性变化，即每 28 天左右发生一次内膜功能层的剥脱、出血、修复和增生，称为月经周期。

二、填空题

1．单层扁平，单层立方，白膜，皮质，髓质
2．卵子，雌激素，孕激素，雄激素，松弛素
3．初级卵母，卵泡，皮质浅层
4．初级卵母，柱，卵泡
5．卵母细胞，卵泡细胞，糖蛋白，卵母细胞，卵泡细胞
6．初级，梭形
7．次级，初级卵母细胞，卵泡细胞，卵丘
8．次级，内膜层，外膜层，细胞，毛细血管，细胞，毛细血管，胶原纤维
9．卵原细胞，一，前，次级，第一极体

10．透明带，放射冠

11．28

12．二，中，次级，第二次成熟，卵细胞，第二极体

13．颗粒黄体，膜黄体，颗粒，膜，颗粒黄体

14．月经，妊娠，2 周，6 个月，白体

15．膜，间质腺

16．黏膜下层，中间层（或者血管层），浆膜下层

17．单层柱状，分泌，纤毛，子宫腺

18．功能层，基底层，月经

19．孕激素，雌激素

20．雌激素，卵泡期

21．孕激素，雌激素，黄体期

三、选择题

A 型题

1．D　新生儿双侧卵巢有 70 万～200 万个原始卵泡，到青春期约有 4 万个原始卵泡。女子一生双侧卵巢共排卵 400～500 个，其余卵泡于不同发育阶段退化为闭锁卵泡。绝经期后卵巢不再排卵。

2．A　原始卵泡由中央的一个初级卵母细胞和周围的一层卵泡细胞组成。体积最小，位于皮质浅层。

3．D　透明带是位于卵母细胞和卵泡细胞之间的富含糖蛋白的一层嗜酸性膜，由卵母细胞和卵泡细胞共同分泌形成，从初级卵泡开始出现。

4．E　次级卵泡和成熟卵泡的卵泡膜分为内、外两层，分别称为内膜层和外膜层。内膜层细胞较多，体积较大，细胞呈多边形或梭形，称为膜细胞。卵泡膜与卵泡细胞之间隔以基膜。

5．D　初级卵母细胞在胚胎期由卵原细胞分裂分化而来。

6．A　次级卵泡的卵母细胞为初级卵母细胞。

7．C　次级卵泡发育过程中，随着卵泡液的增多和卵泡腔的扩大，卵泡细胞一部分位于卵母细胞周围，另一部分分布于卵泡腔的周边构成卵泡壁，称为颗粒层，含多层细胞而非一层细胞。

8．E　卵泡液由卵泡细胞分泌的糖胺多糖和卵泡膜血管渗出的血浆组成，内含血浆蛋白、透明质酸、垂体和卵巢分泌的一些激素等。

9．A　紧靠透明带的一层高柱状卵泡细胞，呈放射状排列，故称为放射冠。

10．D　初级卵母细胞在胚胎期便已由卵原细胞分裂分化而成，随即进入第一次成熟分裂，但长期停留在分裂前期，直到排卵前 36～48 小时才完成第一次成熟分裂。

11．A　初级卵泡和次级卵泡合称为生长卵泡，而不是次级卵泡和成熟卵泡合称为生长卵泡。成熟卵泡在排卵前 36～48 小时之前含初级卵母细胞，排卵前 36～48 小时初级卵母细胞完成第一次成熟分裂，产生一个次级卵母细胞和一个第一极体，故成熟卵泡可能含初级卵母细胞或次级卵母细胞。

12．C　次级卵母细胞形成后立即进行第二次成熟分裂，但停止在分裂中期，直至受精

后才完成。

13．E　排卵时，次级卵母细胞处于第二次成熟分裂中期，尚未完成分裂形成卵细胞。因此，排卵时排出的为次级卵母细胞。随同次级卵母细胞一起排出的还有透明带、放射冠和卵泡液。

14．A　卵母细胞经过两次成熟分裂后形成卵细胞，卵细胞染色体数目减半，从二倍体细胞（46，XY）变为单倍体细胞（23，X）。

15．E　卵巢门细胞分泌雄激素。

16．B　孕激素由颗粒黄体细胞分泌，妊娠黄体的颗粒黄体细胞还分泌松弛素，雌激素由膜黄体细胞和颗粒黄体细胞协同分泌。

17．C　考尔 - 爱克斯诺小体腔面为基膜。

18．E　间质腺细胞来源于闭锁的晚期次级卵泡的膜细胞，膜细胞一度增大，形成多边形上皮样细胞，形似黄体细胞。成人卵巢的间质腺细胞数量少，散在分布于基质中，主要分泌雌激素。

19．C　输卵管黏膜形成许多纵行皱襞，壶腹部最发达，至子宫部逐渐减少。

20．B　子宫肌层厚，自内向外分为黏膜下层、中间层和浆膜下层，黏膜下层和浆膜下层主要为纵行平滑肌束，中间层厚，分为内环行和外斜行肌束。

21．B　子宫平滑肌纤维在非妊娠期长 30 μm ～ 50 μm，妊娠期可达 500 μm ～ 600 μm。

22．C　基质细胞为梭形或星形的结缔组织细胞，不是扁平形的上皮细胞。

23．E　子宫内膜功能层具有周期性变化，即每月发生一次剥脱和出血，而基底层则无此周期性变化，其作用为在功能层发生剥脱和出血后，对功能层进行修复。

24．C　卵巢黄体退化，雌孕激素水平下降，子宫内膜功能层剥脱进入月经期。

25．C　增生期的子宫腺腺腔较窄，腺体出现弯曲，但弯曲度不大。

26．D　子宫螺旋动脉在增生期增长、弯曲，但长度和弯曲度均不如分泌期，还不是很长、很弯。

27．A　在增生期末卵巢排卵。

28．E　子宫内膜周期性变化受下丘脑释放的促性腺激素释放激素、腺垂体分泌的促卵泡素和促黄体素以及卵巢分泌的雌、孕激素的调节，雄激素和松弛素对子宫内膜周期性变化无调节作用。

B 型题

29．B　原始卵泡、初级卵泡和次级卵泡中都含初级卵母细胞，且处于分裂前期。

30．B　参见第 29 题题解。

31．B　参见第 29 题题解。

32．E　参见第 11 题题解。

33．C　排卵前形成的次级卵母细胞一直持续到受精才完成第二次成熟分裂，故排卵时排出的仍为次级卵母细胞。

34．D　精子进入卵子后刺激卵子完成第二次成熟分裂，形成成熟卵细胞。

35．C　卵泡腔出现，卵泡膜分化成内、外两层均属次级卵泡的结构特点。

36．B　开始出现卵泡膜是初级卵泡的结构特点之一。

37．C　参见第 35 题题解。

38．A　卵巢中原始卵泡数量最多，体积最小。新生儿两侧卵巢有 70 万～ 200 万个，卵泡发育过程中体积不断增大，不同阶段都有卵泡退化闭锁，女子一生中最终只有 400 ~ 500 个卵泡发育成熟并排卵。

39．E　绝大多数卵泡不能发育成熟而在不同阶段退化闭锁，只有晚期次级卵泡闭锁后变化较特殊，形成间质腺。

40．D　卵泡发育可经历原始卵泡、生长卵泡（包括初级卵泡和次级卵泡）和成熟卵泡 3 个阶段，成熟卵泡为最后阶段。

41．C　随着卵泡腔的出现和不断增大，卵泡细胞一部分形成卵泡壁的颗粒层，另一部分包绕在卵母细胞及透明带外，呈放射状排列，称为放射冠。

42．D　参见第 41 题题解。

43．A　参见第 3 题题解。

44．B　参见第 8 题题解。

45．E　排卵后，卵泡壁塌陷，卵泡膜的结缔组织和血管长入颗粒层，其中膜细胞分化为膜黄体细胞，颗粒细胞分化为颗粒黄体细胞，形成富含血管的内分泌细胞团即黄体。

46．A　参见第 3 题题解。

47．B　参见第 8 题题解。

48．E　参见第 16 题题解。

49．C　子宫内膜基质细胞可分泌胶原蛋白，有周期性变化，到分泌期可分化为前蜕膜细胞和内膜颗粒细胞。

50．A　膜细胞的细胞质中滑面内质网及管状嵴线粒体丰富，脂滴散在分布。

51．B　卵细胞为单倍体细胞（23，X）。

52．E　参见第 11 题题解。

53．D　参见第 21 题题解。

54．D　阴道黏膜上皮为非角化的复层扁平上皮。

55．B　子宫黏膜上皮为单层柱状上皮，由纤毛细胞和分泌细胞组成。

56．A　卵巢表面覆有单层扁平或立方上皮，与腹膜相连续，排卵时局部破损，2 ~ 4 天修复。

57．C　乳腺腺泡上皮为单层立方或柱状。

58．E　乳腺小叶内导管上皮多为单层立方或柱状，小叶间导管上皮为复层柱状。

59．D　乳腺总导管管壁覆有复层扁平上皮，与乳头表皮相续。

60．B　输卵管黏膜上皮为单层柱状。

X 型题

61．ABC　促卵泡素和促黄体素是腺垂体分泌的激素，不是卵巢分泌的激素。

62．BD　在原始卵泡，卵母细胞周围的卵泡细胞为单层排列，不是多层。卵母细胞和卵泡细胞之间有较多的缝隙连接，不是紧密连接。

63．BCD　在初级卵泡中，卵母细胞周围的卵泡细胞可以是立方形，可以是柱状。透明带富含糖蛋白，不是富含水解酶。

64．ABE　放射冠由一层呈高柱状、呈放射状排列的卵泡细胞组成，不是由一层立方形的卵泡细胞组成。卵泡膜细胞具有分泌类固醇激素细胞的结构特点，不是具有分泌含氮激素细胞的结构特点。

65．ABD　生殖期妇女每隔 28 天左右排卵一次。卵母细胞排出后迅速进行第二次成熟分裂，并停留在分裂的中期，不是前期。

66．ABC　膜黄体细胞染色较深，数量较少。膜黄体细胞主要分泌雌激素，颗粒黄体细胞主要分泌孕激素和松弛素。

67．ABE　次级卵泡和成熟卵泡闭锁时，卵泡不破裂或者破而不排卵。晚期次级卵泡闭锁时，可形成间质腺。

68．BCE　输卵管管壁由黏膜、肌层和浆膜组成，没有黏膜下层。肌层为内环、外纵两层平滑肌，不是内纵、外环。

69．ABD　中间层的平滑肌呈环行和斜行走向。浆膜下层的平滑肌同黏膜下层的平滑肌一样，主要呈纵行走向。

70．BCE　子宫上皮为单层柱状上皮。随月经周期而周期性地发生剥落和增生的是子宫内膜的功能层，而不是基底层。

71．ABD　增生期的子宫腺开始增长、变弯，但不是很长、很弯。此期的内膜厚度可由 1 mm 增厚至 2 mm ～ 4 mm，不是 5 mm ～ 7 mm。

72．ABC　分泌期的子宫腺腔内充满含有糖原等营养物质的黏稠液体，不是充满含有类固醇激素等的稀薄液体。此期的晚期，部分梭形细胞可分化为前蜕膜细胞。

73．AB　是分泌期、而不是月经期的功能层螺旋动脉继续增长，并可伸达内膜浅层。在月经期结束之前，内膜基底层的子宫腺上皮便已经开始增生，而不是等到月经期结束之后。经血来自内膜功能层的血管，不是来自基底层的血管。

74．BCE　子宫颈外膜为纤维膜，而子宫底部和体部的外膜为浆膜。宫颈黏膜无周期性剥脱，但分泌的黏液的性质却随着卵巢活动的周期性变化而改变。

75．ACD　乳腺的腺泡上皮为单层立方或单层柱状上皮。初乳小体是指吞噬了脂肪颗粒的巨噬细胞，而不是中性粒细胞。

四、问答题

1．试述初级卵泡和次级卵泡的主要结构特点。

答：凡是卵泡细胞间未出现液腔的生长卵泡，称为初级卵泡。主要结构特点：①初级卵泡中央的初级卵母细胞体积增大。②周围的卵泡细胞由扁平变为复层立方或柱状，由单层变为多层。③透明带出现，在卵母细胞和卵泡细胞之间，富含糖蛋白，嗜酸性，由卵母细胞和卵泡细胞共同分泌而成。④卵泡膜形成，由卵泡周围结缔组织梭形细胞密集排列形成。

出现液腔的生长卵泡为次级卵泡。其结构特点是：①卵泡腔出现，当卵泡细胞增至 8 ～ 12 层时，细胞之间出现一些大小不等的腔隙，继而逐渐合并为一个较大的卵泡腔，腔内充满由卵泡细胞分泌的糖胺多糖和卵泡膜血管渗出物组成的卵泡液，内含性激素和透明质酸酶等。②卵丘形成，随着卵泡液的增多和卵泡腔的扩大，初级卵母细胞及其周围的卵泡细胞被挤到卵泡的一侧，形成一个凸向卵泡腔的丘状隆起，称为卵丘。紧靠透明带的一层柱状卵泡细胞呈放射状排列，称为放射冠。③分布在卵泡腔周边的卵泡细胞构成卵泡壁，称为颗粒层，颗粒层的细胞称为颗粒细胞。④初级卵母细胞的体积已达到最大，以后不再长大。⑤卵泡膜逐渐分化为内、外两层：内膜层含有较多的多边形或梭形的膜细胞和丰富的毛细血管，膜细胞具有分泌类固醇激素细胞的结构特征。外膜层细胞较少，血管也较少，胶原纤维较多，并含有少量平滑肌纤维。

2．试比较子宫内膜增生期和分泌期的形态结构。

	增生期（卵泡期）	分泌期（黄体期）
时间	5 ～ 14 天	15 ～ 28 天
子宫腺	早期：短、直、少 晚期：增长、弯曲、多	更加弯曲，腺腔扩大，内含大量嗜酸性分泌物
螺旋动脉	增长、弯曲	更长、更弯曲，并伸达内膜表层
基质细胞	增殖旺盛，不断合成胶原	继续增殖，并分化为前蜕膜细胞和内膜颗粒细胞
内膜厚度	晚期可达 2 mm ～ 4 mm	晚期可达 5 mm ～ 7 mm

3．试述黄体的形成、结构、转归和功能。

答：黄体的形成：成熟卵泡排卵后，残留的卵泡壁向内塌陷形成皱襞，卵泡膜的结缔组织和血管也随之陷入，在黄体生成素的作用下，发育成一个体积较大并富含血管的内分泌细胞团，新鲜时呈黄色，称为黄体。黄体的结构：颗粒层细胞分化为颗粒黄体细胞，体积较大，呈多角形，染色浅，数量多，位于黄体的中央；膜细胞分化为膜黄体细胞，体积较小，呈圆形或多角形，染色深，数量少，位于黄体的周边。两种细胞均具有分泌类固醇激素细胞的结构特点。转归：黄体存在时间依是否受精而定，若卵子未受精，黄体维持 2 周即退化，称为月经黄体，若受精，则黄体在胎盘分泌的人绒毛膜促性腺激素的作用下继续发育长大，称为妊娠黄体，可维持 6 个月，无论是月经黄体还是妊娠黄体，最终被结缔组织替代，称为白体。功能：颗粒黄体细胞主要分泌孕激素，并与膜黄体细胞协同分泌雌激素。

（冯雅琴）

第二十章 眼和耳

一、名词解释

1. corneal limbus（location，characteristic of structure）
2. membranous disc（formation，characteristic of structure and function）
3. ciliary body（location，characteristic of structure and composition）
4. scleral spur（location，characteristic of structure and function）
5. stria vascularis（characteristic of structure and function）
6. crista ampullaris（definition，characteristic of structure and function）
7. macula acoustica（definition，characteristic of structure and function）
8. macula lutea（location，characteristic of structure and function）
9. papilla of optic nerve，optic papilla（location，characteristic of structure）
10. spiral organ of Corti（location，composition and function）

二、填空题

1. 眼球壁自外向内依次分为__________、__________和__________3 层。

2. 角膜的组织结构自前向后分为__________、__________、__________、__________和__________5 层。

3. 角膜由多层结构组成，但其内无__________分布，而且__________、__________、__________等具有独特的组织结构特性，使角膜仍然保持透明。角膜的营养靠__________和角膜外侧部的血管渗透供给。角膜内含有丰富的__________，感觉灵敏。

4. 巩膜由__________组织构成，坚韧不透明，对眼球有__________作用。在巩膜与角膜交界处，巩膜形成环行嵴突，称为__________，是__________和__________附着处。

5. 角膜缘为__________和角膜交界的移行区，外表面有__________的起始部附着，内侧部有__________和__________分布。

6. 巩膜静脉窦为一环行小管，管壁由__________、不连续的__________和薄层__________构成，腔内流动着__________。

7. 小梁网位于巩膜静脉窦的内侧，起于__________，止于__________，由__________和__________组成。房水从前房角注入__________，进而汇入外侧的__________。

8. 血管膜又称为__________，由富含血管和__________细胞的结缔组织构成。自前向后分为__________、__________和__________3 部分。

9. 虹膜的组织结构自前向后分为__________、__________、__________3 层。

10. 睫状体的组织结构自外向内分为 3 层：__________、__________、__________。

11. 视网膜盲部是指视网膜__________部和__________部。

12. 虹膜中央有一孔称为__________，其大小受__________和__________收缩影响；上述平滑肌由__________分化而成。

13．睫状体在矢状切面上呈__________形，其内有较多平滑肌，与调节__________有关，此功能是通过__________的松弛或拉紧来完成的。

14．视网膜视部是高度特化的__________，自外向内依次由 4 层细胞构成：__________、__________、__________、__________；在眼球壁的后部有__________和__________两个特殊区域分布。

15．感光细胞又称为__________，是一种高度分化的__________神经元，能将光的刺激转换成神经冲动，分为__________细胞和__________细胞两种。

16．视杆细胞的视杆外节含许多平行排列的__________，是由__________内陷并反复折叠形成，其上含有感光物质，称为__________，能感受__________。

17．视锥细胞的视锥外节的膜盘与细胞膜__________，也__________。视锥细胞的膜盘上嵌有__________。人类有 3 种视锥细胞，分别含有感受__________、__________、__________色的视色素。如果缺少一种或多种类型的视锥细胞，则形成相应颜色的__________。

18．在黄斑的中央有一浅凹，称为__________，该处视网膜最薄，只有__________细胞和__________细胞。

19．节细胞为__________神经元，其树突与__________细胞的轴突形成突触，其轴突向视盘集中，形成__________。

20．视盘又称为__________，是__________、__________和__________穿过处。由于该处无__________细胞，无__________功能，又称为__________。

21．房水由__________血管渗透和__________细胞分泌产生，产生后首先进入__________，再经__________流入__________，继而经__________注入__________，最后汇入__________，由__________静脉导出。

22．房水具有营养__________和__________的作用。房水的生成和排出保持动态平衡，使__________维持正常。如果房水产生过多，或排出通路受阻，则内压增高，导致__________。

23．晶状体与__________、__________和__________组成眼的屈光系统。晶状体营养来源于__________。晶状体弹性减弱引起__________，晶状体混浊引起__________。

24．骨迷路是包括__________、__________和__________的骨性隧道，膜迷路是由__________、__________和__________、__________组成的膜性囊管。膜迷路内充满的液体称为__________，膜迷路与骨迷路间充满了__________。

25．膜迷路中某些部位的黏膜增厚特化为位置觉感受器和__________感受器，经__________神经和__________神经传至中枢，感受位置觉和__________。

26．椭圆囊斑和球囊斑统称为__________，其表面上皮由__________细胞和__________细胞组成，斑表面覆盖有__________，其中碳酸钙结晶为__________。

27．膜蜗管的顶壁为__________，外侧壁为__________，底壁由内侧的__________和外侧的__________构成。

28．耳蜗前庭阶和鼓室阶内的体液是__________，两者经__________处的__________相沟通；前庭阶底部藉__________与鼓室相关，鼓室阶底部藉__________与鼓室相关。

29．外耳由__________、__________和__________构成，中耳由__________和__________组成，内耳由__________和__________组成。

30．内耳位觉感受器包括__________、__________和__________，听觉感受器是指__________。

三、选择题

A 型题

1．与屈光作用无关的结构是
A．房水
B．角膜
C．虹膜
D．晶状体
E．玻璃体

2．角膜缘处所没有的结构是
A．巩膜距
B．巩膜
C．小梁网
D．睫状小带
E．巩膜静脉窦

3．下列属于血管膜的是
A．房水
B．角膜
C．虹膜
D．晶状体
E．玻璃体

4．角膜上皮属于
A．复层扁平上皮
B．复层柱状上皮
C．单层柱状上皮
D．假复层柱状上皮
E．单层扁平上皮

5．小梁网滤过
A．动脉
B．静脉
C．外淋巴液
D．房水
E．内淋巴液

6．对睫状体结构的叙述不正确的是
A．位于脉络膜前内方
B．富含血管和色素细胞
C．前部有较多突起，后部较平坦
D．由外向内依次为睫状上皮层、基质和睫状肌层
E．是血管膜中最厚的部分

7．关于巩膜的描述中，哪一项错误
A．由致密结缔组织组成
B．是纤维膜的主要组成部分
C．外观为无色透明
D．视神经从其后方穿过
E．含少量血管、神经、成纤维细胞和色素细胞

8．关于血管膜的描述中，哪一项错误
A．主要由疏松结缔组织构成
B．含丰富血管
C．含丰富色素细胞
D．含丰富感光细胞
E．光线强弱会引起部分结构变化

9．关于角膜的特征，哪一项错误
A．角膜上皮为未角化复层扁平上皮
B．角膜基质的胶原原纤维排列规律
C．前、后界膜均为均质透明的膜状结构
D．角膜内含丰富的感觉神经末梢
E．角膜内含丰富的毛细血管

10．视神经由下列哪一种细胞的突起构成
A．视细胞
B．双极细胞
C．水平细胞
D．节细胞
E．色素上皮细胞

11．有关视杆细胞的叙述中，错误的是
A．树突呈细长杆状，分内、外两节
B．外节的细胞膜凹陷折叠形成膜盘
C．内节富含线粒体、粗面内质网和高尔基复合体
D．膜盘上嵌有视紫红质
E．轴突参与组成视神经

12．关于房水功能的描述，错误的是
A．维持眼压
B．营养角膜

C．营养虹膜
D．营养晶状体
E．营养玻璃体
13．有关晶状体的叙述中，哪一项错误
A．是有一定弹性的双凸透镜样结构
B．富含血管、神经
C．通过睫状小带连接于睫状体上
D．由晶状体囊、晶状体上皮和晶状体纤维组成
E．浅层的晶状体纤维内可见有细胞核
14．下列哪一项不是色素上皮细胞的特点
A．含很多黑色素颗粒
B．有许多细长突起伸入视细胞间
C．可吞噬视细胞的代谢产物
D．可储存维生素 A
E．能感受弱光刺激
15．下列哪一项不是视锥细胞的特点
A．树突呈圆锥形，分内外两节
B．外节膜盘上镶嵌有视色素
C．膜盘上不断脱落，由内节产生补充
D．轴突与双极细胞相连
E．视锥细胞可位于中央凹处
16．节细胞不具备的特点
A．多极神经元
B．位于视网膜最内层
C．树突与双极细胞形成突触
D．轴突参与组成视神经
E．先于视网膜上其他细胞感受光刺激
17．中央凹处有
A．色素上皮细胞、视锥细胞、节细胞
B．色素上色细胞、视锥细胞
C．视锥细胞、节细胞
D．视锥细胞、双极细胞
E．视杆细胞、视锥细胞
18．下列哪一项不是血管纹的特点
A．复层柱状上皮
B．含有血管
C．位于椭圆囊外侧壁
D．覆盖于螺旋韧带表面
E．能分泌产生内淋巴
19．有关膜蜗管的描述，错误的是
A．属于膜迷路
B．其上方为前庭阶，下方为鼓室阶
C．下壁为基底膜和骨螺旋板外侧部
D．内有螺旋器
E．是与房水循环有关的结构
20．听觉感受器是
A．壶腹嵴
B．椭圆囊斑
C．球囊斑
D．耳石膜
E．螺旋器
21．以下对眼睑的描述，正确的是
A．皮肤内的皮脂腺又叫 Zeis 腺
B．皮下组织为致密结缔组织
C．肌层主要由平滑机构成
D．睑板由致密结缔组织构成
E．睑结膜为含血管的复层柱状上皮
22．睑板腺实质是
A．汗腺
B．皮脂腺
C．浆液性腺
D．黏液性腺
E．混合性腺
23．有关螺旋器的描述，错误的是
A．位于膜蜗管下壁
B．位于基底膜上
C．由支持细胞和毛细胞组成
D．内毛细胞排列成 3 ~ 4 列，外毛细胞排成 1 列
E．毛细胞游离面有规则排列的静纤毛

24．下列哪一项不是听弦的特点
A．是一些胶原样细丝束
B．位于前庭膜内
C．由蜗底到蜗顶，其长度逐渐增加
D．可感受声波传导，产生共振
E．听弦长短与感受声波频率有关

25．以下哪一项不是黄斑和中央凹的特点
A．黄斑也叫视神经乳头
B．中央凹是位于黄斑中央处的一浅凹
C．中央凹处只有色素上皮细胞和视锥细胞
D．中央凹是视觉最敏锐部位
E．黄斑是位于视网膜后极的一浅黄色区域

26．视觉最敏锐处是
A．玻璃膜
B．视盘
C．膜盘
D．中央凹
E．角膜

27．感受颜色和强光的细胞是
A．色素上皮细胞
B．视锥细胞
C．视杆细胞
D．双极细胞
E．节细胞

28．感受听觉与下列哪一项有关
A．内、外淋巴相通
B．盖膜与螺旋器毛细胞的静纤毛接触
C．毛细胞的纤毛弯曲
D．壶腹嵴倾斜
E．耳石膜表面分布有碳酸钙结晶

29．与声波传导直接有关的是
A．螺旋韧带
B．血管纹
C．骨螺旋板
D．基底膜
E．耳石膜

30．感受旋转运动的结构是
A．壶腹嵴
B．球囊斑
C．螺旋器
D．椭圆囊斑
E．内淋巴囊

31．以下有关耳蜗的描述，错误的是
A．蜗轴呈锥体形，为骨性结构
B．蜗轴内含螺旋神经节
C．蜗轴外有骨蜗管呈螺旋形盘绕
D．骨蜗管中，膜蜗管上部为鼓室阶，下部为前庭阶
E．前庭阶与鼓室阶可相互通连

32．眼球壁内不含色素的结构是
A．角膜
B．巩膜
C．睫状体
D．虹膜
E．视网膜

33．视细胞的膜盘是
A．高尔基复合体分化形成
B．粗面内质网排列而成
C．滑面内质网排列而成
D．线粒体分化形成
E．视细胞膜折叠而成

34．老花眼形成的原因是
A．角膜变厚
B．晶状体弹性减弱
C．玻璃体混浊
D．房水混浊
E．睫状肌变性

35．视近物晶状体曲率增大时
A．睫状肌收缩，睫状小带紧张
B．睫状肌收缩，睫状小带松弛
C．睫状肌舒张，睫状小带紧张
D．睫状肌舒张，睫状小带松弛
E．睫状肌收缩，睫状小带不变

36．视网膜剥离的好发部位在

A．视网膜与脉络膜之间
B．视细胞与双极细胞之间
C．双极细胞与节细胞之间
D．视细胞与色素上皮细胞之间
E．视杆细胞与视锥细胞之间

37．产生内淋巴的结构是
A．内淋巴囊
B．球囊斑
C．椭圆囊斑
D．血管纹
E．壶腹嵴

38．玻璃体的主要成分是
A．水
B．玻璃蛋白
C．透明质酸
D．胶原原纤维
E．弹性纤维

39．螺旋器中感受听觉的细胞是
A．毛细胞
B．内指细胞
C．外指细胞
D．内柱细胞
E．外柱细胞

B 型题

备选答案（第 40 ～ 45 题）
A．视锥细胞
B．视杆细胞
C．双极细胞
D．节细胞
E．Müller 细胞

40．神经胶质细胞
41．中间神经元
42．可感受强光
43．轴突构成视神经
44．某种类型缺少时导致色盲
45．感受弱光

备选答案（第 46 ～ 50 题）
A．虹膜上皮
B．睫状体上皮
C．角膜内皮
D．角膜
E．视网膜色素上皮层

46．与房水生成有关
47．与角膜后界膜更新有关
48．含大量黑色素颗粒
49．单层扁平上皮
50．分化出瞳孔开大肌和瞳孔括约肌

备选答案（第 51 ～ 55 题）
A．螺旋韧带
B．指细胞
C．螺旋器的毛细胞
D．柱细胞
E．听弦

51．与前庭神经末梢形成突触
52．形成三角形的内隧道
53．参与构成膜蜗管外侧壁
54．有支持毛细胞的作用
55．膜蜗管基底膜中放射状排列的胶原样细丝束

备选答案（第 56 ～ 59 题）
A．盖膜
B．前庭膜
C．耳石膜
D．膜蜗管基底膜
E．血管纹

56．位于膜蜗管上壁
57．内含有听弦
58．可分泌产生内淋巴
59．与感受头部位置有关

备选答案（第 60 ～ 64 题）
A．前庭
B．椭圆囊斑和球囊斑
C．壶腹嵴
D．膜蜗管
E．螺旋器

60．感受直线变速运动

61．感受头部旋转运动
62．听觉感受器
63．内有外淋巴流动
64．内有内淋巴流动

X 型题

65．骨迷路包括
A．半规管
B．前庭
C．耳蜗
D．鼓室
E．外耳道

66．构成螺旋器的主要细胞有
A．柱细胞
B．指细胞
C．毛细胞
D．节细胞
E．上皮细胞

67．膜蜗管由下列哪些结构围成
A．盖膜
B．螺旋韧带和血管纹
C．骨螺旋板的外侧部
D．基底膜
E．前庭膜

68．视网膜中横向联系的中间神经元是
A．水平细胞
B．双极细胞
C．无长突细胞
D．节细胞
E．视细胞

69．巩膜的特征是
A．具有维持眼球外形的作用
B．白色不透明
C．后端有筛板
D．无血管、神经和色素
E．由致密结缔组织构成

70．角膜的特点
A．无血管
B．无色素
C．感觉神经末梢丰富
D．上皮细胞轻度角化
E．透明

四、问答题

1．简述角膜的组织结构及其透明的特点。
2．比较视杆细胞和视锥细胞的异同点。
3．简述虹膜的组织结构。
4．叙述听觉的产生过程。
5．叙述视觉和色觉的产生过程。

参考答案及难题解析

一、名词解释

1．corneal limbus（location，characteristic of structure）

答：角膜缘。为巩膜和角膜交界的移行区，外表面有球结膜的起始部附着，内侧部有小梁网和巩膜静脉窦分布，角膜缘的血管较丰富，角膜的营养由此处的血管和房水供应。

2．membranous disc（formation，characteristic of structure and function）

答：膜盘。由感光细胞外节的一侧细胞膜内陷折叠形成。视杆细胞的膜盘，除基部少数膜盘与细胞膜相连外，其余大部分成为独立的膜盘，膜盘上含有感光物质视紫红质，能感受弱光。视锥细胞的外节的膜盘与细胞膜不分离，也不脱落，其膜盘上嵌有视色素，能感受颜色。

3．ciliary body（location，characteristic of structure and composition）

答：睫状体。虹膜与脉络膜之间的三角形结构。后部平坦。由睫状肌睫状体基质和睫状体上皮组成。

4．scleral spur（location，characteristic of structure and function）

答：巩膜距。在巩膜与角膜交界处内侧，巩膜向前内侧稍凸起，形成一环形嵴状突起，称为巩膜距，是小梁网和睫状肌的附着部位。

5．stria vascularis（characteristic of structure and function）

答：血管纹。是位于耳蜗膜蜗管外侧壁内含血管的复层柱状上皮，覆盖于螺旋韧带表面，分泌产生内淋巴。

6．crista ampullaris（definition，characteristic of structure and function）

答：壶腹嵴。半规管壶腹部局部黏膜增厚呈嵴状突入壶腹内，称为壶腹嵴。表面为单层高柱状上皮，含支持细胞和毛细胞。支持细胞支持着毛细胞，其分泌物形成壶腹帽。毛细胞顶部有数十根静纤毛和一根动纤毛，均插入壶腹帽内，毛细胞基部与前庭神经末梢形成突触。壶腹嵴能感受头部旋转运动的开始及终止的刺激。

7．macula acoustica（definition，characteristic of structure and function）

答：位觉斑。指椭圆囊斑和球囊斑，是分别由椭圆囊壁和球囊壁的局部黏膜增厚形成的较平坦隆起，表面上皮中含支持细胞和毛细胞。位觉斑的表面覆盖耳石膜，在耳石膜表面附有许多小的碳酸钙结晶，称为耳石。感受直线变速运动以及头部静止时的位置。

8．macula lutea（location，characteristic of structure and function）

答：黄斑。是位于眼球后极正对瞳孔的视网膜视部的一个浅黄色区域，直径3mm ~ 4mm。黄斑中央凹陷称为中央凹，此处视网膜最薄，只有色素上皮细胞和视锥细胞，双极细胞和节细胞在其周围斜向排列，此外视锥细胞与双极细胞和节细胞形成一对一的突触联系，故是视觉最敏锐的区域。

9．papilla of optic nerve，optic papilla（location，characteristic of structure）

答：视神经乳头。又称为视盘。是视网膜视部位于黄斑鼻侧约 3mm 处的一圆形隆起区域，是视神经穿出处，并有视网膜中央动、静脉通过。此处无感光细胞，又称为盲点。

10．spiral organ of Corti（location，composition and function）

答：Corti 螺旋器。又称为 Corti 器。是听觉感受器，位于膜蜗管的基膜上，由膜迷路黏膜增厚特化形成，上皮由支持细胞和毛细胞组成。

二、填空题

1．纤维膜，血管膜，视网膜
2．角膜上皮，前界膜，角膜基质，后界膜，角膜内皮
3．血管，细胞，纤维，基质，房水，神经末稍
4．致密结缔，支持保护，巩膜距，小梁网，睫状肌
5．巩膜，球结膜，小梁网，巩膜静脉窦
6．内皮，基膜，结缔组织，房水
7．后界膜，巩膜距，小梁，小梁间隙，小梁网，巩膜静脉窦

8．色素膜，色素细胞，虹膜，睫状体，脉络膜

9．前缘层，虹膜基质，虹膜上皮层

10．睫状肌层，血管层，睫状上皮层

11．虹膜部，睫状体部

12．瞳孔，瞳孔括约肌，瞳孔开大肌，虹膜上皮细胞

13．三角，晶状体凸度，睫状小带

14．神经组织，色素上皮细胞层，感光细胞层，双极细胞层，节细胞层，黄斑，视神经乳头（视盘）

15．视细胞，感觉，视杆，视锥

16．膜盘，细胞膜，视紫红质，弱光

17．不分离，不脱落，视色素，红，蓝，绿，色盲

18．中央凹，视锥，色素上皮

19．多极，双极细胞，视神经

20．视神经乳头，视神经，视网膜中央动脉，静脉，感光，感光，盲点

21．睫状体，非色素上皮，后房，瞳孔，前房，前房角，小梁间隙，巩膜静脉窦，睫状前

22．角膜，晶状体，眼压，青光眼

23．角膜，房水，玻璃体，房水，老花眼，白内障

24．骨性半规管，前庭，耳蜗，膜性半规管，椭圆囊，球囊，膜蜗管，内淋巴，外淋巴

25．听觉，前庭，耳蜗，听觉

26．位觉斑，支持，毛，耳石膜，耳石

27．前庭膜，血管纹，骨螺旋板，膜螺旋板

28．外淋巴，蜗顶，蜗孔，卵圆窗，圆窗

29．耳廓，外耳道，鼓膜，鼓室，咽鼓管，骨迷路，膜迷路

30．壶腹嵴，椭圆囊斑，球囊斑，螺旋器

三、选择题

A 型题

1．C

2．D　睫状小带位于后房。

3．C

4．A

5．D　小梁网除有胶原原纤维和基质外，还有相互通连的间隙。

6．D　睫状体的结构由外向内依次为睫状肌、基质和睫状上皮层。

7．C　巩膜白色不透明。

8．D　血管膜不含感光细胞。

9．E　角膜内无血管分布。

10．D　节细胞轴突构成视神经。

11．E　只有节细胞的轴突组成视神经。视杆细胞的轴突与其内侧的双极细胞形成突触。

12．C　虹膜本身含丰富的血管。

13．B

14．E　色素上皮细胞不是感光细胞，无感光能力。

15．C　视锥细胞的膜盘不脱落。

16．E　节细胞无感光能力

17．B

18．C　血管纹位于膜蜗管外侧壁。

19．E

20．E

21．D　只有位于睫毛根部的皮脂腺才叫 Zeis 腺；眼睑的皮下组织为疏松结缔组织；肌层主要由骨骼肌组成；睑结膜内无血管。

22．B

23．D　内毛细胞排列成 1 列，外毛细胞排列成 3 ～ 4 列。

24．B　听弦位于膜蜗管的基底膜内。

25．A　视神经乳头即视盘，位于黄斑鼻侧，为视神经传出处，无感光细胞，又称为生理盲点。

26．D　中央凹处视锥细胞与双极细胞、节细胞形成一对一的突触联系，所以视觉最敏锐。

27．B

28．B　声波引起听弦共振，位于基底膜上的毛细胞的毛与盖膜接触，刺激毛细胞并传给螺旋神经节，进而出入听觉中枢。

29．D

30．A

31．D　骨蜗管自上而下分为前庭阶、膜蜗管和鼓室阶。

32．A

33．E　视细胞包括视杆细胞和视锥细胞，其膜盘均为细胞膜反复折叠形成，只是视杆细胞的膜盘与细胞膜最终分离、可脱落，视锥细胞的膜盘与细胞膜不分离、不脱落。

34．B　年龄增大，晶状体老化，弹性减弱，屈光能力下降，使得物象不能聚焦于视网膜上。

35．B　睫状肌收缩使睫状体前移，睫状小带松弛，晶状体凸度增大，利于观察近物。

36．D　色素上皮细胞与感光细胞之间缺乏连接结构，是胚胎形成时视杯双层的邻接处，因此成为视网膜剥离的好发部位。

37．D

38．A

39．A

B 型题

40．E　Müller 细胞是特殊的神经胶质细胞，呈放射状，具有支持、保护、营养和绝缘作用。

41．C　双极细胞是连接感光细胞和节细胞的中间神经元

42．A　视锥细胞是感强光细胞的一种，多分布在视网膜黄斑处。

43．D　节细胞为视网膜的第三级神经元，位于视网膜最内层，轴突很长，在视网膜内集中于眼球后极，形成视神经。

44．A　根据视蛋白结构的差异，视锥细胞可分为可以感受红光、绿光和蓝光的 3 种细胞，某种类型缺少时形成相应色盲。

45．B　视杆细胞膜盘上有视紫红质，能感受弱光的视细胞。

46．B　睫状体上皮表层为立方形非色素上皮细胞，具有分泌房水的功能。

47．C　角膜内皮又称为后上皮，能合成分泌蛋白质，参与后界膜的更新。

48．E　视网膜色素上皮的细胞质内有大量黑色素颗粒，具有保护和营养感光细胞、参与感光细胞外节膜盘更新的功能。

49．C　角膜内皮为单层扁平上皮。

50．A　虹膜上皮层分为两层，深层特化为瞳孔括约肌和瞳孔开大肌。

51．C　毛细胞的细胞顶部有许多静纤毛和一根较长的动纤毛，其基底部与前庭神经末梢形成突触连接。

52．D　内、外柱细胞的底部较宽，位于基膜上，中部较细，相互分离形成三角形的内隧道，内有神经通过。

53．A　螺旋韧带参与构成膜蜗管外侧壁。

54．B　指细胞内有大量张力丝，具有承托毛细胞的作用。

55．E　膜蜗管基底膜中放射状排列的胶原样细丝束称为听弦。

56．B　膜蜗管上壁为前庭膜，外侧壁为螺旋韧带，下壁由内侧的骨性螺旋板和外侧的模型螺旋板构成。

57．D　参见第 55 题题解。

58．E　膜蜗管外侧壁表面为复层柱状上皮，上皮内有毛细血管，故称此上皮为血管纹，由它分泌内淋巴。

59．C　耳石膜，又称为“位沙膜”。被覆在位觉斑表面的均质状蛋白样胶质膜，其表面有极小的结晶体，与感受头部位置有关。

60．B　椭圆囊斑和球囊斑可机体感受直线变速运动。

61．C　壶腹嵴可感受机体的头部旋转运动。

62．E　螺旋器为听觉感受器。

63．A　前庭内有外淋巴流动。

64．D　膜蜗管内有内淋巴流动。

X 型题

65．ABC　半规管、前庭和耳蜗构成内耳骨迷路，鼓室属于中耳，外耳道则属于外耳。

66．ABC　螺旋器由支持细胞和毛细胞构成，支持细胞有两种：柱细胞和指细胞。

67．BCDE　盖膜覆盖于螺旋器上方，位于膜蜗管中。

68．ACE　双极细胞是连接视细胞和节细胞的纵向中间神经元，节细胞是形成视神经的神经元。

69．ABCE

70．ABCE　角膜上皮为未角化的复层扁平上皮。

四、问答题

1．简述角膜的组织结构及其透明的特点。

答：角膜为无色透明的圆盘状结构，由前向后分为5层：①角膜上皮：为未角化的复层扁平上皮，细胞规律排列，无色素，上皮基底面平整无乳头；②前界膜：薄层均质透明膜，含基质和胶原原纤维；③角膜基质：厚度占角膜全层的90%，为致密结缔组织，其胶原原纤维粗细均匀，排列成胶原板层，纤维走向规律，相邻板层相互垂直，板层间有少量成纤维细胞；④后界膜：薄层均质透明膜；⑤角膜内皮：为单层扁平或立方上皮，能合成分泌蛋白质，参与后界膜的更新代谢。虽然角膜由多层结构组成，但其内无血管分布，而且细胞、纤维、基质等具有独特的组织结构特性，使角膜仍然保持透明。

2．比较视杆细胞和视锥细胞的异同点。

答：视杆细胞和视锥细胞为感光细胞，均由细胞体、树突和轴突3部分组成。树突由较细的外节和稍膨大的内节组成。内节含丰富线粒体，以及粗面内质网、核糖体和高尔基复合体，是合成感光蛋白和供能的部位。外节为感光部位，其基部一侧细胞膜内陷并反复折叠，形成大量平行排列的扁平状膜盘。

两种细胞的主要区别：视杆细胞树突细长，呈杆状，称为视杆。膜盘与细胞膜分离，游离存在。膜盘由外节基部产生，在顶端不断脱落，被色素上皮细胞吞噬，因此不断更新。膜盘上含有视紫红质，与感受弱光有关。视锥细胞树突呈圆锥形，称为视锥。膜盘大多不与细胞膜分离，也不脱落。不同视锥细胞上分别镶嵌有感受蓝、绿、红3种颜色的视色素，与感受强光和不同颜色有关。

3．简述虹膜的组织结构。

答：虹膜是血管膜最前部的部分，为环形薄膜，中央为瞳孔，根部与睫状体相连，其组织结构从前向后可分为3层：①前缘层：为一层不连续的成纤维细胞，与角膜后上皮相连；②虹膜基质；为疏松结缔组织，含丰富的血管和色素细胞；③上皮层：由两层细胞组成，表层为立方形色素上皮，深层特化为瞳孔开大肌和瞳孔括约肌，收缩时分别使瞳孔扩大或缩小。

4．叙述听觉的产生过程。

答：耳是听觉感受器，由外耳、中耳和内耳组成。外耳、中耳有接收和传导声波的作用，内耳感受位置觉和听觉，外耳由耳廓、外耳道和鼓膜构成。声波经外耳道传至鼓膜，使之振动，经听小骨传至前庭窗，引起前庭阶外淋巴波动，继而使前庭膜和蜗管内淋巴波动。同时，前庭阶外淋巴的波动也经蜗孔传至鼓室阶。使基底膜发生共振，使毛细胞的静纤毛与盖膜接触，刺激毛细胞兴奋，经耳蜗神经传至中枢，产生听觉。

5．叙述视觉和色觉的产生过程。

答：眼是视觉器官，主要由眼球构成，眼球由眼球壁和眼内容物组成。眼球壁分纤维膜、血管膜和视网膜3层。眼内容物包括房水、晶状体、玻璃体，与角膜一起组成眼球的屈光系统。

光线从外界进入人眼后，依次通过眼球的各种屈光介质，使光线汇聚于视网膜，由视网膜的感光细胞将光刺激转化为神经冲动，神经冲动再经突触传给双极细胞和节细胞，最后由节细胞轴突形成的视神经传递至脑。感光细胞分为视杆细胞和视锥细胞。视杆细胞分布在视网膜黄斑以外的周围部，其感光蛋白称为视紫红质，感受弱光；视锥细胞主要集中在黄斑，其感光物质称为视色素，感受强光和颜色。人和绝大多数哺乳动物有能感受红光、绿光和蓝光的 3 种视锥细胞。

（任君旭）

下篇 胚胎学

第二十一章 胚胎学绪论

一、名词解释

1. embryonic period（definition and differentiation）
2. fetal period（definition and differentiation）

二、选择题

A 型题

1. 胚期为
   A. 从第 2 周到第 8 周末
   B. 从受精至第 2 周末
   C. 从第 3 周至第 8 周末
   D. 从受精至第 4 周末
   E. 从受精至第 8 周末
2. 胎期为
   A. 从受精至出生
   B. 从第 2 周至第 8 周末
   C. 从第 8 周至出生
   D. 从第 9 周至出生
   E. 从第 2 周至出生
3. 最早对胚胎发育进行观察的学者是
   A. Aristotle
   B. Harvey
   C. Leeuwenhoek
   D. Remark
   E. Spemann

B 型题

备选答案（第 4 题～第 7 题）
   A. 分子胚胎学
   B. 描述胚胎学
   C. 化学胚胎学
   D. 比较胚胎学
   E. 实验胚胎学

4. 揭示诸多化学物质的质与量的变化
5. 研究基因表达产物的作用
6. 应用形态学的方法观察胚胎发育
7. 比较不同种系动物的胚胎发育

备选答案（第 8 题～第 11 题）
   A. Wolff
   B. Baer
   C. Remark
   D. Spemann
   E. Haeckel

8. 创立了比较胚胎学
9. 奠基了实验胚胎学
10. 提出胚胎发育的三胚层学说
11. 提出了“渐成论”

X 型题

12. 胚胎发育包括
    A. 胚期和围生期
    B. 胚期
    C. 围生期
    D. 胎期
    E. 婴儿期
13. 关于生殖工程学的描述，哪些正确
    A. 是胚胎学中研究的前沿领域

B．通过人工介入以获得新生个体
C．主要技术有体外受精、胚胎移植等
D．试管婴儿是该领域中著名的成就
E．不包括胚胎冻存

三、问答题

1．何谓胚胎学？胚胎学研究的几个分支学科是什么？
2．试述人胚胎发育的分期及其时间？

参考答案及难题解析

一、名词解释

1．embryonic period（definition and differentiation）

答：胚期。人的个体发育从受精卵形成至第 8 周末，称为胚期。在胚期，受精卵由单个细胞经过迅速而复杂的增殖分化，发育为各器官、系统与外形都初具雏形的胎儿。

2．fetal period（definition and differentiation）

答：胎期。人的个体发育从第 9 周至出生，称为胎期。此期主要变化是胎儿逐渐长大，各器官、系统继续发育，多数器官出现不同程度的功能活动。

二、选择题

A 型题

1．B　从受精卵形成至第 8 周末称为胚期，受精卵发育为初具雏形的胎儿。
2．D　从第 9 周到出生称为胎期，胎儿生长，各器官、系统继续发育出现功能活动。
3．A

B 型题

4．C　化学胚胎学应用化学与生物化学技术揭示胚胎发育过程中诸多化学物质的质与量的变化及代谢过程。
5．A　分子胚胎学应用分子生物学的理论和方法探索胚胎发生过程中基因表达的时间顺序、空间分布与调控因素，研究基因表达产物在胚胎发育过程中的作用。
6．B　描述胚胎学应用形态学的方法观察胚胎发育的形态演变过程，包括外形的演变、器官和系统的形成、细胞的增殖、迁移和凋亡等。
7．D　比较胚胎学比较不同种系动物的胚胎发育，探讨生物进化过程及其内在联系。
8．B
9．D
10．C
11．A

X 型题

12．BD
13．ABCD　生殖工程学通过人工介入早期生殖过程，以获得人们预期的新生个体。主要技术有体外受精、早期胚胎培养、胚胎移植、卵质内单精子或细胞核注射，以及配子和胚胎冻存等。试管婴儿是该领域中著名的成就。

三、问答题

1．何谓胚胎学？胚胎学研究的几个分支学科是什么？

胚胎学是研究生物个体发生、生长及其发育机制的一门科学，其研究内容主要包括生殖细胞发生、受精、胚胎发育过程、发育规律、发育机制、胚胎与母体关系和先天畸形等。以人体为研究对象的胚胎学，称为人体胚胎学。胚胎学包括描述胚胎学、比较胚胎学、实验胚胎学、化学胚胎学、分子胚胎学、畸形学和生殖工程学。

2．试述人胚胎发育的分期及其时间。

人的个体发生从受精卵开始，经历38周（约266天）发育为成熟的胎儿。人体胚胎学中，常把此阶段分为2个时期：①从受精卵形成到第8周末，称为胚期。在胚期，受精卵由单个细胞经过迅速而复杂的增殖分化，发育为各器官、系统与外形都初具雏形的胎儿。②从第9周至出生，称为胎期，此期主要变化为胎儿逐渐长大，各器官、系统继续发育，多数器官出现不同程度的功能活动。

（王海萍　唐军民）

第二十二章　人体胚胎学总论

一、名词解释

1．sperm capacitation（definition and process）
2．acrosome reaction（definition and process）
3．fertilization（definition，process and results）
4．zona reaction（definition adn process）
5．cleavage（definition，process and results）
6．morula（formation and structure）
7．blastocyst（formation and structure）
8．implantation（definition，time and condition）
9．placenta praevia（definition and results）
10．decidua reaction（definition and results）
11．embryonic disc（formation and function）
12．extraembryonic mesoderm（formation and results）
13．primitive streak（formation and differentiation）
14．notochord（formation，function and differentiation）
15．embryo axial organs（components and differentiation）
16．neural tube（formation and differentiation）
17．somite（definition and differentiation）
18．yolk sac（definition，constituent and function）
19．placental membrane（definition，components and function）
20．dizygotic twins（formation and features）
21．monozygotic twins（formation，features and reason）

二、填空题

1．射出的精子具有运动能力，但无__________能力。其原因是由于精子头部表面有阻止精子____________释放的糖蛋白。精子在从子宫到输卵管运行过程中，该糖蛋白能被__________分泌物中的酶降解，从而使精子获得__________能力，此过程称为__________。精子释放顶体酶的过程称为__________。

2．精子进入卵子形成__________的过程，称为受精，正常受精部位在__________。若受精，次级卵母细胞则完成__________，放出__________，形成成熟的卵细胞。若未受精，该卵细胞于排卵后__________小时退化。

3．受精的意义在于：①可刺激受精卵进行快速分裂，即__________；②精子与卵子的结合，恢复了__________，维持物种的稳定性；③受精决定__________，带有Y染色体的精子与卵子结合发育为男性，带有X染色体的精子与卵子结合发育为女性；④受精卵的染色体来自父母双方，但新个体具有的性状__________。

4．受精卵的细胞分裂称为__________，分裂形成的子细胞称为__________，后者形成一个 12 ~ 16 个细胞组成的实心胚，称为__________。该实心胚向子宫腔移动过程中，又形成一囊状胚，称为__________。囊状胚外表是一层扁平细胞，称为__________，其中央的腔称为__________，在腔的一端有一团细胞聚集，该团细胞称为__________。

5．胚泡埋入子宫内膜的过程称为__________或__________。其正常部位是在__________或__________。在该过程中滋养层细胞逐渐分化为两层，外层细胞界限消失，称为__________；内层由一层分界明显的立方细胞组成，称为__________。

6．胚泡植入的条件是：①透明带__________；②子宫内膜处于__________；③胚泡适时到达__________。

7．根据蜕膜与胚泡的位置关系，可将蜕膜分为 3 部分：①__________；②__________；③__________。人胚胎发育第 3 个月，__________和__________融合，子宫腔消失。

8．在人胚发育第 2 周胚泡植入过程中，内细胞群细胞增殖分化，逐渐形成两层细胞，邻近滋养层的一层柱状细胞为__________，靠近胚泡腔侧的一层立方细胞为__________，两个胚层紧贴呈圆盘状，称为__________，是人体发生的原基。在立方形细胞的腹侧形成一个囊腔，称为__________，在柱状细胞的背侧形成一个腔并逐渐扩大，称为__________。

9．人胚发育第 3 周初，部分上胚层细胞增殖较快，在中线尾端形成一条增厚的细胞索，称为__________。继而在细胞索上出现一条纵行的浅沟，称为__________。其深部的细胞向周边扩展迁移，形成一层新的细胞，称为__________，即__________。在第 3 周末，三胚层胚盘形成，3 个胚层均起源于__________。

10．原条的头端膨大，称为原结，其中心出现浅凹称为原凹，从原凹向头端增生迁移，在内、外胚层之间形成一条单独的细胞索，称为__________。但在该结构的头端和原条的尾端，各有一个无中胚层的小区，此处内、外胚层直接相贴，头端的小区称为__________，尾端的小区称为__________。

11．脊索诱导其背侧中线的__________细胞增厚呈板状，称为__________；其中央沿胚体长轴凹陷形成__________；凹陷两侧的隆起称为__________，其隆起愈合成管状，称为__________，其头端的孔称为__________，未闭合则形成__________；后端的孔称为__________，未闭合则形成__________或__________。

12．中枢神经系统的原基是__________，来自__________胚层；泌尿、生殖系统的原基是__________，来自__________胚层；消化和呼吸系统的原基是__________，来自__________胚层。

13．胎膜包括__________、__________、__________、__________和__________。

14．人胚发育早期，整个绒毛膜表面的绒毛均匀分布。以后由于__________侧的绒毛血供匮乏，绒毛逐渐退化消失，该侧绒毛膜表面无绒毛，称为__________。人胚发育第 8 周以后，__________侧的绒毛因血供充足和营养丰富而生长茂密，该侧绒毛膜称为__________，它与__________共同构成胎盘。随着胚胎的发育，羊膜腔不断扩大，__________、__________、__________与__________融合，子宫腔消失。

15．人体的__________细胞是来自胚胎时期卵黄囊的胚外中胚层，人体的__________细胞是来自卵黄囊的胚外内胚层。

16．脐带的外表面为__________，内含__________、__________和__________而形成的

索状结构。当__________和__________退化以后，脐带内含__________状的结缔组织以及__________和__________。

17．胎盘由胎儿的__________和母体的__________共同组成，其__________面光滑，表面覆有__________，胎盘的__________面粗糙，可见 15 ~ 30 个__________。

18．胎盘内有母体和胎儿两套血液循环系统，胎儿血与母体血在胎盘内进行物质交换要通过：①__________及其__________，②__________，③__________及__________，④__________，该 4 层结构称为__________或__________。至胎儿发育后期，此结构变薄，只由__________、__________和__________组成，更有利于物质交换。

19．胎盘的功能是__________和__________。胎盘内的__________细胞能分泌数种激素。主要有①__________；②__________；③__________；④__________。

20．单卵孪生的原因：①一个胚泡内出现两个__________，各自发育成一个胚胎，它们共用一个__________和__________，但有各自的__________；②在一个胚盘上形成两个__________和__________，从而发育成两个胚胎，它们共用一个__________、__________和__________，此时如果两个胚胎分离不全，则形成__________；③卵裂球分离为两团细胞，各自发育为一个完整的胚胎。

三、选择题

A 型题

1．刚刚射出的精子
A．为二倍体细胞
B．已有运动能力及受精能力
C．即无运动能力，也无受精能力
D．已有运动能力，但无受精能力
E．能穿过透明带和放射冠

2．次级卵母细胞完成第二次成熟分裂的时间是在
A．出生前
B．青春发育期后
C．排卵前
D．排卵后
E．受精时

3．人体发生开始时间是从
A．排卵时
B．黄体形成时
C．受精时
D．卵裂时
E．胚泡时

4．正常的受精部位应该在
A．子宫体部或底部
B．输卵管峡部
C．输卵管壶腹部
D．输卵管漏斗部
E．腹腔内

5．精子在女性生殖管道内的受精能力大约可维持
A．3 小时
B．6 小时
C．12 小时
D．24 小时
E．48 小时

6．卵子排出后可维持受精能力
A．3 小时
B．6 小时
C．12 小时
D．36 小时
E．48 小时

7．受精卵的细胞分裂是
A．有丝分裂
B．无丝分裂
C．第一次成熟分裂
D．第二次成熟分裂
E．第二次成熟分裂，并停止在中期

8．对受精意义的描述，哪一项错误

A．受精启动合子进行分裂
B．受精后染色体数目恢复为 46 条
C．受精卵带有父母双方遗传特性
D．受精后的新个体与亲代有完全相同的性状
E．受精决定胚胎的性别

9．透明带溶解消失发生在
A．受精时
B．卵裂时
C．8 个细胞期
D．桑椹胚期
E．胚泡期

10．关于胚泡，哪一项错误
A．受精后第 4 天胚泡进入子宫腔
B．表面是一层扁平细胞，称为滋养层
C．胚泡内为含液体的胚泡腔
D．胚泡一端内面的一群细胞称为极端滋养层
E．胚泡一端内面的一群细胞称为内细胞群

11．胚泡植入的正常部位是
A．输卵管壶腹部
B．输卵管峡部
C．输卵管漏斗部
D．子宫体部或底部
E．子宫颈

12．胚泡开始植入的时间大约相当于月经周期的
A．第 6 ~ 7 天
B．第 11 ~ 12 天
C．第 14 天
D．第 20 ~ 21 天
E．第 28 天

13．在胚泡植入过程中
A．透明带分泌蛋白溶解酶，溶解子宫内膜，受精卵逐渐埋入
B．放射冠分泌蛋白溶解酶，溶解子宫内膜，胚泡逐渐埋入
C．桑椹胚分泌蛋白溶解酶，溶解子宫内膜，胚胎逐渐埋入
D．胚泡的极端滋养层分泌蛋白溶解酶，溶解子宫内膜，胚泡逐渐埋入
E．胚泡的内细胞群分泌蛋白溶解酶，溶解子宫内膜，胚泡逐渐埋入

14．植入后的子宫内膜称为
A．胎膜
B．蜕膜
C．基蜕膜
D．基膜
E．黏膜

15．正常植入条件中下列哪项不正确
A．母体性激素须正常分泌
B．子宫内膜必须处在增生期
C．胚必须发育至胚泡
D．胚泡必须准时到达子宫腔
E．透明带按时消失

16．最为常见的宫外孕发生在
A．子宫阔韧带
B．输卵管
C．肠系膜
D．腹腔
E．子宫直肠窝

17．前置胎盘形成原因是
A．胚泡植入子宫前壁
B．胚泡植入子宫后壁
C．胚泡植入子宫底壁
D．胚泡植入子宫角
E．胚泡植入子宫颈部

18．关于合体滋养层的描述中，哪一项错误
A．由胚泡滋养层发育而成
B．细胞界限不清楚
C．能分化形成胚外中胚层
D．合体滋养层的内面有细胞滋养层
E．能产生绒毛膜促性腺激素

19．形成原结的是

A．上胚层细胞
B．中胚层细胞
C．内胚层细胞
D．滋养层细胞
E．胚外中胚层细胞

20．体蒂属于
A．外胚层
B．胚内中胚层
C．内胚层
D．滋养层
E．胚外中胚层

21．形成脊索的结构是
A．原条
B．原结
C．原沟
D．神经管
E．神经沟

22．人二胚层胚盘的结构是
A．上层为上胚层，下层为中胚层
B．上层为中胚层，下层为下胚层
C．上层为卵黄囊的底，下层为羊膜腔的顶
D．上层为羊膜腔的底，下层为卵黄囊的顶
E．上层来自细胞滋养层，下层来自合体滋养层

23．在三胚层胚盘形成时，胚内中胚层直接来源于
A．外胚层
B．内胚层
C．原条
D．原结
E．脊索

24．泄殖腔膜由下列哪一项组成
A．内胚层和外胚层
B．内胚层和中胚层
C．中胚层和外胚层
D．内胚层、中胚层和外胚层
E．只由外胚层组成

25．诱导神经管形成的结构是
A．原条
B．原结
C．原凹
D．脊索
E．体节

26．后神经孔未闭合可形成
A．无脑儿
B．独眼畸形
C．无眼
D．无耳
E．脊髓裂、脊柱裂

27．外胚层不分化为
A．角膜上皮
B．晶状体上皮
C．视网膜
D．睫状肌
E．内耳

28．胚内中胚层形成后，在脊索左右两侧，由内向外依次为
A．间介中胚层、轴旁中胚层、侧中胚层
B．轴旁中胚层、间介中胚层、侧中胚层
C．轴旁中胚层、侧中胚层、间介中胚层
D．间介中胚层、侧中胚层、轴旁中胚层
E．侧中胚层、轴旁中胚层、间介中胚层

29．下列哪一种结构不是胚内中胚层分化而来的
A．生殖腺嵴
B．生肾索
C．间充质细胞
D．表皮
E．真皮

30．关于体节的描述，下列哪一项错误
A．位于脊索两侧
B．由轴旁中胚层细胞增殖形成
C．分化成皮肤的真皮、中轴骨骼、

骨骼肌和头面部肌肉
D. 体节在体表可见
E. 根据体节数目可推测胚龄

31. 下列哪一种结构形成胚内体腔
A. 体节
B. 生肾索
C. 内胚层
D. 间介中胚层
E. 侧中胚层

32. 可分化为肾上腺的胚层是
A. 内胚层和外胚层
B. 内胚层和中胚层
C. 中胚层和外胚层
D. 内胚层
E. 外胚层

33. 由前肠内胚层发生的结构中，下列哪一项错误
A. 甲状旁腺细胞
B. 甲状腺滤泡上皮
C. 肝细胞索
D. 肺泡上皮
E. 子宫上皮

34. 在圆柱形胚体形成结果中，下列哪一项错误
A. 胚体凸入羊膜腔的羊水中
B. 原始脐带形成
C. 口咽膜和泄殖腔膜转到胚体的腹侧
D. 外胚层包于体表，内胚层卷入体内，形成原始消化管
E. 原始消化管头端由泄殖腔膜封闭，尾端由口咽膜封闭

35. 下列哪五种结构均属于胎膜
A. 绒毛膜、羊膜、卵黄囊、尿囊和脐带
B. 绒毛膜、羊膜、卵黄囊、尿囊和基蜕膜
C. 绒毛膜、羊膜、卵黄囊、体蒂和脐带
D. 绒毛膜、羊膜、包蜕膜、尿囊和脐带
E. 绒毛膜、壁蜕膜、卵黄囊、尿囊和脐带

36. 关于绒毛干，下列哪一项叙述错误
A. 中轴为胚外中胚层
B. 胚外中胚层发育成结缔组织
C. 结缔组织中含小动、静脉
D. 借助于合体滋养层壳固定于基蜕膜上
E. 绒毛干上伸出许多游离绒毛

37. 羊膜腔发生的位置是
A. 在内细胞群中
B. 在胚盘的上胚层与合体滋养层之间
C. 在胚盘的上胚层细胞之间
D. 在胚盘的上胚层与下胚层之间
E. 在胚外体腔内

38. 妊娠后期，与胎体最贴近的是下列哪个结构
A. 绒毛膜
B. 羊膜
C. 卵黄囊
D. 基蜕膜
E. 包蜕膜

39. 足月胎儿正常分娩时，羊水量为
A. 500 ml 以下
B. 1 000 ml ~ 1 500 ml
C. 1 500 ml
D. 2 000 ml
E. 2 500 ml

40. 有关羊水，下列哪一项错误
A. 羊膜表面的胚外中胚层分泌羊水
B. 胎儿在羊水中发育
C. 羊水不断更新
D. 羊水可防止胚体粘连
E. 分娩时可冲洗、扩张产道

41. 原始生殖细胞来源于
A. 羊膜的胚外中胚层
B. 卵黄囊的胚外中胚层

C．卵黄囊的胚外内胚层
D．间介中胚层
E．胚盘内胚层

42．造血干细胞来源于
A．羊膜的胚外中胚层
B．卵黄囊的胚外中胚层
C．卵黄囊的胚外内胚层
D．胚盘的中胚层
E．胚胎时期的肝血窦

43．卵黄囊与尿囊，下列那一项正确
A．卵黄囊与尿囊的胚层来源相同
B．卵黄囊与尿囊都有造血功能
C．尿囊构成脐带的胶质
D．卵黄囊的胚外中胚层是原始生殖细胞的发源地
E．卵黄囊动、静脉演变成脐动、静脉

44．卵黄囊的组织结构有两层，分别为
A．外层为外胚层，内层为胚外内胚层
B．外层为胚外中胚层，内层为胚外内胚层
C．外层为胚外内胚层，内层为外胚层
D．外层为胚外内胚层，内层为胚外中胚层
E．外层为胚外中胚层，内层为外胚层

45．关于卵黄囊，下列哪一项错误
A．卵黄囊的顶形成原肠
B．造血干细胞来源于卵黄囊胚外中胚层
C．卵黄囊通过卵黄蒂与原始消化管相连
D．卵黄囊的胚外内胚层是原始生殖细胞的发源地
E．卵黄囊动、静脉演变成脐动、静脉

46．在人胚脐带形成时，下列哪一种结构未被羊膜包卷
A．脐血管
B．卵黄囊
C．尿囊
D．体蒂
E．绒毛干

47．在正常情况下，足月胎儿的脐带长
A．20 cm ～ 40 cm
B．40 cm ～ 60 cm
C．60 cm ～ 80 cm
D．80 cm ～ 100 cm
E．100 cm ～ 120 cm

48．下列组织结构哪一项不是由受精卵发育而来的
A．胚盘
B．脐带
C．羊膜
D．蜕膜
E．绒毛膜

49．胎儿诞生时，剪断脐带后从连接胎盘一端的切口流出的血液是
A．胎儿的动脉血和静脉血
B．母体的动脉血和胎儿的静脉血
C．胎儿的动脉血和母体的静脉血
D．胎儿和母体的动脉血和静脉血
E．母体的动脉血和静脉血

50．胎盘的结构由哪两部分组成
A．由胎儿的平滑绒毛膜与母体的包蜕膜组成
B．由胎儿的平滑绒毛膜与母体的基蜕膜组成
C．由胎儿的丛密绒毛膜与母体的基蜕膜组成
D．由胎儿的丛密绒毛膜与母体的包蜕膜组成
E．由胎儿的丛密绒毛膜与母体的壁蜕膜组成

51．绒毛干通过什么结构固定于子宫基蜕膜上
A．体蒂
B．胚外中胚层

C．基膜
D．合体滋养层壳
E．细胞滋养层壳

52．有关绒毛间隙的描述，哪一项错误
A．绒毛间隙有胎盘隔相隔
B．绒毛间隙互相通连
C．绒毛间隙中充满了胎儿的血液
D．游离绒毛浸在绒毛间隙的血液之中
E．母体子宫螺旋动脉直接开口于绒毛间隙

53．妊娠早期的胚体从母体摄入的营养物质和氧气，必须依次通过
A．合体滋养层、细胞滋养层、绒毛内结缔组织、绒毛内毛细血管内皮
B．合体滋养层、细胞滋养层及基膜、绒毛内结缔组织、绒毛内毛细血管基膜及内皮
C．合体滋养层、细胞滋养层及基膜、绒毛内毛细血管的基膜及内皮
D．合体滋养层、基膜、绒毛内结缔组织、绒毛内毛细血管的基膜及内皮
E．合体滋养层、细胞滋养层及基膜、绒毛内结缔组织、绒毛内毛细血管内皮

54．胎盘屏障所包括的各层来自
A．全属胎儿组织
B．全属母体组织
C．部分来自母体，部分来自胎儿
D．合体滋养层和细胞滋养层属胎儿组织，绒毛毛细血管和结缔组织属母体组织
E．绒毛毛细血管和结缔组织属胎儿组织，合体滋养层和细胞滋养层属母体组织

55．构成胎盘隔的是
A．基蜕膜
B．壁蜕膜
C．包蜕膜
D．丛密绒毛膜
E．平滑绒毛膜

56．下列哪一种激素不是由胎盘产生
A．人绒毛膜促性腺激素
B．人绒毛膜促乳腺生长激素
C．少量雄激素
D．雌激素
E．孕激素

57．下列哪种细胞产生绒毛膜促性腺激素
A．下丘脑的视上核和室旁核的神经元
B．腺垂体远侧部的促性腺激素细胞
C．妊娠黄体的粒黄体细胞
D．胎盘绒毛的细胞滋养层细胞
E．胎盘绒毛的合体滋养层细胞

58．临床上作早期妊娠诊断时，通常是测孕妇尿中的
A．雌激素
B．孕激素
C．人绒毛膜促性腺激素
D．人绒毛膜促乳腺生长激素
E．黄体生成素

59．妊娠黄体能够维持 6 个月的原因是由于
A．人早期胎盘的细胞滋养层分泌人绒毛膜促性腺激素
B．人早期胎盘的合体滋养层分泌人绒毛膜促性腺激素
C．人早期胎盘的合体滋养层分泌雌激素
D．人早期胎盘的合体滋养层分泌孕激素
E．人早期胎盘的合体滋养层分泌人绒毛膜促乳腺生长激素

60．妊娠晚期，维持妊娠的激素是
A．胎盘产生的人绒毛膜促性腺激素

B．腺垂体远侧部促性腺激素细胞产生的黄体生成素
C．妊娠黄体分泌的雌激素和孕激素
D．胎盘产生的雌激素和孕激素
E．卵巢分泌的雌激素和孕激素

61．有关单卵孪生的描述，哪一项错误
A．由一个受精卵发育为两个胚胎
B．相貌相似
C．遗产基因相同
D．性别相同
E．血型相同或不同

62．关于单卵孪生结果的描述，下列哪项不可能出现
A．均为男性
B．均为女性
C．性别各异
D．可发生联体畸形
E．发生寄生胎

63．诱发胚胎畸形的敏感期是在
A．受精前的第 1 ～ 2 周
B．受精后的第 1 ～ 2 周
C．受精后的第 3 ～ 8 周
D．受精后的第 9 ～ 11 周
E．受精后的第 12 ～ 14 周

B 型题

备选答案（第 64 ～ 68 题）
A．排卵后 12 ～ 24 小时
B．受精后第 3 天
C．受精后第 5 ～ 6 天
D．受精后第 11 ～ 12 天
E．受精后第 21 ～ 28 天

64．胚泡开始植入的时间
65．受精卵发育到桑椹胚
66．完成植入的时间
67．排出的卵子如未受精，其退化时间是
68．三胚层胚盘形成的时间

备选答案（第 69 ～ 75 题）
A．蜕膜
B．桑椹胚
C．滋养层
D．内细胞群
E．胚泡

69．在胚胎发育过程中将来形成绒毛膜的结构是
70．当卵裂球数达到 12 ～ 16 个时的胚胎称为
71．桑椹胚进一步发育形成一个囊泡状的结构称为
72．胚泡腔内一侧含有的结构是
73．植入后的子宫内膜称为
74．胚泡表面的一层扁平细胞称为

备选答案（第 75 ～ 80 题）
A．包蜕膜
B．壁蜕膜
C．基蜕膜
D．平滑绒毛膜
E．丛密绒毛膜

75．构成胎盘胎儿部分的是
76．构成胎盘隔的是
77．因胚胎长大而与壁蜕膜贴紧融合的是
78．构成胎盘母体部分的是
79．因羊膜腔扩大而与羊膜合并的是
80．与基蜕膜关系最密切的结构是

备选答案（第 81 ～ 94 题）
A．外胚层
B．中胚层
C．内胚层
D．内胚层和外胚层
E．外胚层和中胚层

81．肝细胞来源于
82．血管内皮来源于
83．表皮、皮脂腺和汗腺来源于
84．肺泡上皮细胞来源于

85．原始消化管发生于
86．分化为卵巢、睾丸和肾的是
87．形成泄殖腔膜的是
88．脑和脊髓发生于
89．体节发生于
90．肾上腺来源于
91．甲状腺滤泡旁细胞来源于
92．视网膜来源于
93．结缔组织、肌组织来源于
94．膀胱的上皮来源于

备选答案（第 95 ~ 99 题）
A．胎盘的胎儿部
B．胎盘的母体部
C．胎盘膜
D．胎盘隔
E．脐带
95．由丛密绒毛膜演化而来的结构是
96．由羊膜包裹所形成的结构是
97．胎儿血和母体血之间进行物质交换必须经过的结构是
98．绒毛间隙中由基蜕膜构成的结构称为
99．由子宫基蜕膜演化而来的结构是

备选答案（第 100 ~ 103 题）
A．初级绒毛干
B．次级绒毛干
C．三级绒毛干
D．细胞滋养层壳
E．固定绒毛
100．胚外中胚层为中轴，表面为合体滋养层与细胞滋养层的结构是
101．使绒毛固定在子宫蜕膜上的结构是
102．中轴为结缔组织，并含有小血管，表面为合体滋养层与细胞滋养层的结构是
103．合体滋养层与细胞滋养层共同向外形成突起称为

备选答案（第 104 ~ 107 题）
A．神经管
B．神经嵴
C．前神经孔
D．后神经孔
E．后鳃体
104．脊索诱导其背侧中线的外胚层形成
105．未闭合将导致无脑畸形的是
106．表皮黑素细胞发生于
107．未闭合将导致脊髓裂的是

备选答案（第 108 ~ 114 题）
A．尿囊
B．卵黄囊的胚外内胚层
C．卵黄囊的胚外中胚层
D．中肾管
E．中肾小管
108．原始生殖细胞来源于
109．造血干细胞来源于
110．脐动、静脉来源于
111．附睾的输出小管来源于
112．附睾管来源于
113．输精管来源于
114．射精管来源于

X 型题

115．有关精子的论述下列哪些项正确
A．精子是单倍体细胞
B．精子只有 23 条染色体
C．所有精子的染色体组型都是 22+Y
D．射出的精子有运动能力，却无受精能力
E．精子获能后才有受精能力
116．从成熟卵泡内排出的结构是
A．卵泡膜细胞
B．次级卵母细胞
C．正处于第一次成熟分裂并停止在分裂前期的初级卵母细胞

D．透明带
E．放射冠细胞

117．有关精子获能的描述下列哪些项正确
A．使精子获得受精能力
B．使精子获得运动能力
C．使精子的顶体酶能够释放出来
D．使得精子头部外表面的一层糖蛋白被降解
E．精子获能过程发生在附睾中

118．对于胚泡的描述，正确的是
A．是桑椹胚继续发育形成的囊泡状结构
B．透明带始终包绕在胚泡周围
C．受精后第 4 天形成并进入子宫腔
D．外表为一层扁平细胞，称为滋养层
E．腔一侧的一群细胞称为内细胞群

119．植入的概念是
A．16 个卵裂球期的胚逐渐埋入子宫内膜的过程
B．植入在临床上又称为卵裂
C．植入开始的时间是受精后第 5 ～ 6 天
D．植入完成的时间是受精后第 11 ～ 12 天
E．植入发生在植入窗开放时

120．蜕膜反应是
A．胚泡植入后的子宫内膜血液供应更丰富
B．胚泡植入后的子宫内膜腺体分泌更旺盛
C．胚泡植入后子宫内膜巨噬细胞变肥大，富含糖原和脂滴
D．胚泡植入后子宫内膜进一步增厚
E．在子宫内膜处于增生期时发生的

121．胚盘形成是
A．发生在胚体发育的第 2 周
B．由滋养层细胞分裂增殖而成
C．在近胚泡腔一侧的内细胞群形成一层立方形细胞，称为上胚层
D．在上胚层上方为一层柱状细胞，称为下胚层
E．上胚层和下胚层紧密相贴形成一个圆盘状的结构，即为两胚层胚盘

122．对原条叙述正确的是
A．是胚盘上胚层的细胞增殖形成的
B．原条的细胞形成内胚层
C．其出现决定了胚体的头尾方向
D．其所在的一端为胚体尾侧，另一端为头侧
E．其尾端膨大形成原结

123．对脊索叙述正确的是
A．是原条细胞增生，经原沟向深部迁移，在内、外胚层之间中轴线上向头端生长，形成的一条细胞索
B．是原结的细胞增殖，经原凹向深部迁移，在内、外胚层之间中轴线上向头端生长，形成的一条细胞索
C．脊索可诱导中胚层的发生
D．脊索可诱导其背侧的外胚层形成神经管
E．脊索最后完全退化消失，不留遗迹

124．胚体在由扁盘状的胚盘变成圆柱形的过程中
A．胚盘的边缘向背侧卷折
B．头褶、尾褶和侧褶形成
C．胚体凸入羊膜腔的羊水中，原始脐带形成
D．原始消化管形成，其头端由口

咽膜封闭，尾端由泄殖腔膜封闭
E．卵黄囊完全退化消失

125．关于胚中轴器官叙述正确的是
A．由原结、原条、原凹和原沟组成
B．胚中轴器官均位于胚体的中轴线上
C．胚中轴器官的形成是促使胚体变成圆柱体的因素
D．胚中轴器官可诱导其他器官发生
E．原结诱导胚内中胚层的发生，原条诱导神经管的发生

126．关于神经管形成叙述正确的是
A．神经管在胚胎发育第 6 个月时形成
B．神经管形成是在脊索诱导下完成的
C．脊索腹侧的内胚层细胞增厚形成神经板
D．神经板中央沿长轴凹陷为神经沟，沟两端隆起成神经褶
E．神经褶在神经沟中段愈合并向头尾延伸成管状，称为神经管

127．有关神经管发育叙述正确的是
A．神经管将来分化为中枢神经系统的脑
B．神经管将来分化为中枢神经系统的脊髓
C．神经嵴将来分化为周围神经系统的神经节
D．神经嵴将来分化为肾上腺髓质
E．神经管将来分化为内分泌系统的甲状腺

128．有关原始消化管的形成叙述正确的是
A．随着胚盘向腹侧卷折，使内胚层被包入胚体形成原始消化管
B．原始消化管即是原肠
C．原始消化管头端由泄殖腔膜封闭
D．原始消化管尾端由口咽膜封闭
E．原始消化管的腹侧连通卵黄囊

129．外胚层的衍生物是
A．胃肠道上皮
B．皮肤表皮及附属器
C．角膜上皮
D．内耳膜迷路
E．腮腺上皮

130．有关胚胎间充质的论述哪项是正确的
A．胚胎间充质是分散存在的外胚层细胞
B．胚胎间充质是分散存在的内胚层细胞
C．胚胎间充质是分散存在的中胚层细胞
D．胚胎间充质将就地分化形成结缔组织和血管
E．胚胎间充质将就地分化形成肌肉组织

131．有关羊膜和羊膜腔的叙述正确的是
A．上胚层细胞之间的腔隙逐渐变大，形成羊膜腔
B．羊膜腔周围的上胚层细胞称为成羊膜细胞
C．羊膜是离胚体最远的胎膜
D．羊膜上皮分泌人绒毛膜促性腺激素
E．羊膜参与形成原始脐带

132．羊水的作用是
A．羊水参与胎盘屏障组成，阻止外界细菌的侵入
B．胎儿在羊水中自由活动，有利于骨骼和肌肉的正常发育
C．羊水可防止胎儿受外力的压迫与震荡
D．羊水可防止胚体粘连
E．分娩时羊水润滑产道，有利于

胎儿娩出

133．有关尿囊相关论述如下哪项是正确的

A．从卵黄囊尾侧向体蒂内伸出的一个盲管既是尿囊

B．胚体形成时，尿囊的末端为肛膜

C．尿囊闭锁后形成脐侧韧带

D．尿囊壁的尿囊动、静脉演变成脐动、静脉血管

E．人类的尿囊在胚胎时期具有排尿作用

134．绒毛膜的相关论述如下，哪项是正确的是

A．绒毛膜由滋养层和衬其内表面的胚外中胚层组成

B．植入完成后，胚泡表面形成绒毛状的突起，称为初级绒毛干

C．当胚外中胚层伸入初级绒毛干内时，改称为次级绒毛干

D．当绒毛干内的中胚层细胞分化为结缔组织和血管时，便形成三级绒毛干

E．胚胎早期，绒毛膜表面的绒毛均匀分布。以后，基蜕膜侧的绒毛逐渐退化消失，形成平滑绒毛膜，壁蜕膜侧的绒毛生长旺盛，形成丛密绒毛膜

135．脐带是

A．连于胚胎脐部与胎盘的带状结构

B．内含体蒂分化的黏液性结缔组织

C．内有储存营养物质的卵黄囊

D．内有储存代谢产物的尿囊

E．内有两条脐动脉和一条脐静脉

136．由受精卵发育而形成的结构是

A．胚盘

B．脐带

C．羊膜

D．蜕膜

E．绒毛膜

137．娩出的足月胎盘形态结构是

A．脐带多附于胎盘的边缘

B．中央厚，边缘薄

C．胎儿面光滑，表面覆盖有羊膜

D．母体面粗糙，可见 15 ~ 30 个胎盘小叶

E．胎盘母体面有阴道的复层扁平上皮附着

138．胎盘血循环特点是

A．胎盘内有胎儿和母体两套血液循环

B．胎儿血液和母体血液在胎盘中相互混合

C．胎儿血液和母体血液之间可进行物质交换

D．胎儿血与母体血在胎盘内进行物质交换时需通过胎盘屏障

E．胎儿血与母体血在胎盘内进行物质交换时必须通过胎盘隔

139．胎盘的功能是

A．物质交换

B．分泌人绒毛膜促性腺激素：促进妊娠黄体发育，维持妊娠

C．分泌人绒毛膜促乳腺生长激素：促进母体乳腺发育

D．分泌雌激素和孕激素：抑制子宫平滑肌收缩，维持妊娠

E．胎盘激素主要是由细胞滋养层分泌的

140．下列哪种结构含有胚外中胚层

A．羊膜

B．绒毛膜

C．卵黄囊

D．尿囊

E．脐带

四、问答题

1．何为受精？详述受精的过程及意义。
2．试述胚泡植入的定义、植入时间、部位、植入过程及植入后的子宫蜕膜分部。
3．试述二胚层胚盘及相应结构的形成。
4．试述胚内中胚层形成过程以及相应结构的形成与变化。
5．详述神经管的发生、分化过程及可能出现的畸形。
6．中胚层主要分化成哪些结构或器官？
7．试述三级绒毛干的形成以及绒毛膜的演变。
8．试述胎盘的结构、胎盘膜，并简述胎盘功能。

参考答案及难题解析

一、名词解释

1．sperm capacitation（definition and process）

答：精子获能。射出的精子具有运动能力，但无受精能力，这是因为精子头部的外表面黏附有一层糖蛋白，阻止了精子顶体酶的释放。精子通过女性的子宫和输卵管时，这些糖蛋白被去除，从而使精子获得了穿过放射冠、透明带，使卵子受精的能力，此过程称为精子获能。

2．acrosome reaction（definition and process）

答：顶体反应。获能精子与卵子的放射冠接触时，其顶体前膜与精子的质膜发生局部融合，形成许多小孔，精子释放顶体酶，溶解放射冠，穿过透明带，精子顶体的这种变化过程称为顶体反应。

3．fertilization（definition，process and results）

答：受精。指精子与卵子结合形成受精卵的过程，一般发生在输卵管壶腹部。从获能精子的细胞膜与卵细胞膜融合开始，直至雌、雄原核融合，形成二倍体的受精卵。

4．zona reaction（definition and process）

答：透明带反应。精子接触透明带、释放顶体酶的同时，卵子浅层细胞质内的皮质颗粒立即释放多种溶酶体酶，使透明带结构发生变化，不能再与精子结合，从而阻止了其他精子穿过透明带，保证了正常的单精受精，这一过程称为透明带反应。

5．cleavage（definition，process and results）

答：卵裂。受精卵从输卵管向子宫腔运行过程中不断进行细胞分裂，此过程称为卵裂。卵裂产生的子细胞称为卵裂球。随着卵裂次数增加，卵裂球数目不断增多，卵裂球的体积逐渐变小。

6．morula（formation and structure）

答：桑椹胚。受精卵在透明带包裹下进行卵裂，卵裂球的数目逐渐增多，体积却越来越小，至受精后第 3 天，形成一个 12 ～ 16 个卵裂球构成的实心胚，称为桑椹胚。

7．blastocyst（formation and structure）

答：胚泡。受精后第 4 天，桑椹胚进入子宫腔并继续分裂，细胞间出现小腔隙，腔隙逐渐汇合，形成一个囊泡状的胚，称为胚泡或囊胚。胚泡外表为一层扁平细胞，称为滋养层，中央的腔称为胚泡腔。在胚泡腔的一侧附着在滋养层内面的一团细胞称为内细胞群，将发育形成胚胎。

8．implantation（definition，time and condition）

答：植入。胚泡逐渐埋入子宫内膜的过程称为植入，又称为着床。植入在受精后第5～6天开始，第11～12天完成。胚泡植入条件是：①母体子宫内膜保持在分泌期；②透明带必须消失；③胚泡适时进入子宫腔。

9．placenta praevia（definition and results）

答：前置胎盘。人胚正常植入部位是在子宫底部或体部，多见于后壁，如果胚泡在宫颈附近植入，在此形成胎盘，称为前置胎盘，在分娩时，前置的胎盘阻塞产道，导致胎儿娩出困难。

10．decidua reaction（definition and results）

答：蜕膜反应。植入时的子宫内膜处于分泌期，植入后内膜血液供应更丰富，腺体分泌更旺盛，基质细胞变得肥大，富含糖原和脂滴，称为蜕膜细胞，内膜进一步增厚。子宫内膜的这些变化称为蜕膜反应，此时的子宫内膜称为蜕膜。

11．embryonic disc（formation and function）

答：胚盘。人胚发育至第2周，内细胞群分裂形成两层细胞，邻近滋养层的一层柱状细胞为上胚层，面向胚泡腔的一层立方形细胞，称为下胚层，上、下胚层紧密相贴形成一个圆盘状的结构，称为胚盘，也称为二胚层胚盘。胚盘是人体发生的原基。

12．extraembryonic mesoderm（formation and results）

答：胚外中胚层。受精后第2周，细胞滋养层向胚泡腔内增殖形成的一些星状多突的细胞，填充于滋养层与卵黄囊、羊膜之间，形成胚外中胚层。胚外体腔出现后，胚外中胚层分别附着于滋养层内表面、羊膜腔和卵黄囊的外表面。

13．primitive streak（formation and differentiation）

答：原条。人胚发育至第3周初，部分上胚层细胞增殖较快，并向胚盘尾端中线迁移，在上胚层尾端中轴线上形成一条增厚的细胞索，称为原条。原条的出现决定了胚体的头尾方向：原条所在的一端为胚体尾侧，另一端为头侧。原条的细胞继续分裂增殖并向两侧和头端迁移，在上、下胚层之间扩展形成一层新的细胞，称为胚内中胚层，即中胚层。

14．notochord（formation，function and differentiation）

答：脊索。在原条形成胚内中胚层的同时，原结的细胞增殖，经原凹向深部迁移，在内、外胚层之间中轴线上向头端生长，形成一条细胞索，称为脊索。脊索可诱导其背侧的外胚层形成神经管，最后退化为人脊柱椎间盘的髓核。

15．embryo axial organs（components and differentiation）

答：胚中轴器官。原条、脊索、神经管和体节均位于胚体的中轴线上，故称为胚中轴器官。胚中轴器官的形成也是促使胚体变成圆柱体因素，并诱导其他器官发生：原条诱导胚内中胚层的发生，最后退化消失；脊索诱导神经管的发生，脊索大部分退化消失，仅在椎间盘内残留为髓核；神经管发育成中枢神经系统；体节演化形成皮肤的真皮、脊柱、肋骨及骨骼肌。

16．neural tube（formation and differentiation）

答：神经管。人胚发育第4周，在脊索诱导下，其背侧的外胚层细胞增厚形成神经板，神经板中央凹陷为神经沟，沟两侧隆起成神经褶，神经褶在胚胎中部愈合并向头尾延伸成管状，称为神经管。神经管将来分化为中枢神经系统的脑、脊髓等。

17．somite（definition and differentiation）

答：体节。脊索两侧的中胚层细胞增殖，形成两排纵行的细胞索，称为轴旁中胚层，随即轴旁中胚层细胞断裂为块状细胞团，称为体节。人体有 42 ～ 44 对体节，以后将分化为四肢和体壁的骨骼肌、皮肤真皮和皮下组织、脊柱等。

18．yolk sac（definition，constituent and function）

答：卵黄囊。卵黄囊是连于原始消化管腹侧的一个囊状结构，由胚外内胚层与胚外中胚层组成。人胚发育第 6 周时与原始消化管相连处闭锁，卵黄囊逐渐退化消失。但人体的造血干细胞和原始生殖细胞分别来自卵黄囊的胚外中胚层和胚外内胚层。

19．placental membrane（definition，components and function）

答：胎盘膜。胎儿血与母体血在胎盘内进行物质交换所经过的结构，称为胎盘膜，又称为胎盘屏障。早期胎盘膜由合体滋养层、细胞滋养层及基膜、绒毛结缔组织、绒毛内毛细血管基膜及内皮组成。至胎儿发育后期，胎盘膜仅由合体滋养层、共同基膜和毛细血管内皮组成。

20．dizygotic twins（formation and features）

答：双卵孪生。一次排出两个卵子分别受精后发育两个胚胎，每个胚胎有各自的胎膜和胎盘，胎儿性别相同或不同，遗传基因不完全一样，相貌和生理特点的差别如同一般兄弟姐妹。

21．monozygotic twins（formation，features and reason）

答：单卵孪生。由一个受精卵发育形成两个胚胎，胎儿性别完全相同，遗传基因完全一样，相貌和生理特点极相似，他们之间做器官移植不发生排斥反应。单卵孪生产生的原因：①受精卵分裂为两团细胞，发育出两个胚泡，各自发育为一个完整的胚胎；②一个胚泡内分化出两个内细胞群，各自形成一个胚胎，他们共用一个绒毛膜和一个胎盘，但有各自羊膜；③在同一胚盘上形成两个原条和脊索，诱导形成两个胚胎，他们共用一个绒毛膜和一个胎盘，同位于一个羊膜腔内，易发生联体畸形。

二、填空题

1．受精，顶体酶，女性生殖管道，受精，精子获能，顶体反应

2．受精卵，输卵管壶腹部，第二次成熟分裂，第二极体，12 ～ 24

3．卵裂，二倍体，性别，与亲代不完全相同

4．卵裂，卵裂球，桑椹胚，胚泡，滋养层，胚泡腔，内细胞群

5．植入，着床，子宫体部，子宫底部，合体滋养层，细胞滋养层

6．消失，分泌期，子宫腔

7．基蜕膜，包蜕膜，壁蜕膜，包蜕膜，壁蜕膜

8．上胚层，下胚层，胚盘，卵黄囊，羊膜腔

9．原条，原沟，胚内中胚层，中胚层，上胚层

10．脊索，口咽膜，泄殖腔膜

11．外胚层，神经板，神经沟，神经褶，神经管，前神经孔，无脑儿，后神经孔，脊髓裂，脊柱裂

12．神经管，外，间介中胚层，中，原始消化管，内

13．绒毛膜，羊膜，卵黄囊，尿囊，脐带

14．包蜕膜，平滑绒毛膜，基蜕膜，丛密绒毛膜，基蜕膜，羊膜，平滑绒毛膜，包蜕膜，壁蜕膜

15．造血干，原始生殖

16．羊膜，体蒂，尿囊，卵黄囊，尿囊，卵黄囊，胶质，脐动脉，脐静脉

17．丛密绒毛膜，基蜕膜，胎儿，羊膜，母体，胎盘小叶

18．毛细血管内皮，基膜，结缔组织，细胞滋养层，基膜，合体滋养层，胎盘膜，胎盘屏障，毛细血管内皮，基膜，合体滋养层

19．物质交换，内分泌，合体滋养层，人绒毛膜促性腺激素，人绒毛膜促乳腺生长激素，雌激素，孕激素

20．内细胞群，绒毛膜，胎盘，羊膜，原条，脊索，羊膜腔，绒毛膜，胎盘，联体畸形

三、选择题

A 型题

1．D　精液中的精子已具备运动能力，但必须经过女性生殖管道获能后才能获得受精能力，故刚刚射出的精子无受精能力。

2．E　从卵巢排出的卵子为次级卵母细胞，处于第二次成熟分裂的中期，当精子进入后，次级卵母细胞才完成第二次成熟分裂，形成卵细胞，排出第二极体。

3．C　受精卵形成后开始进行细胞分裂，启动了胚胎发育的进程。

4．C　受精一般发生在输卵管壶腹部。

5．D　精子在女性生殖管道内的受精能力一般可维持 24 小时。

6．C　卵子排出后可维持受精能力一般为 12 小时。若未受精，次级卵母细胞于排卵后 12 ～ 24 小时退化。

7．A　受精卵的细胞分裂称为卵裂，为有丝分裂。

8．D　生殖细胞在成熟分裂时曾发生染色体联会和片断交换，因而由受精卵发育而来的新个体既维持了双亲的遗传特点，又具有与亲代不完全相同的性状。

9．E　随着胚泡的增大，透明带逐渐变薄最后消失，在胚胎早期的其他阶段，透明带不消失。

10．D　胚泡一端内面的一群细胞称为内细胞群，紧靠内细胞群的滋养层，称为极端滋养层。

11．D　胚泡正常的植入部位是子宫体部或底部。

12．D　胚泡开始植入的时间是受精后第 6 ～ 7 天，这个时间相当于月经周期的第 20 ～ 21 天。

13．D　植入过程是胚泡的极端滋养层分泌蛋白溶解酶，溶解子宫内膜，打开缺口，胚泡逐渐埋入子宫内膜。

14．B　植入后的子宫内膜称为蜕膜。

15．B　在胚泡植入时，子宫内膜必须处在分泌期，而不是增生期，因此 B 不正确。

16．B　宫外孕多发生在输卵管，偶见于子宫阔韧带、肠系膜、腹腔、子宫直肠陷窝等。

17．E　若植入部位近子宫颈处，在此形成的胎盘称为前置胎盘。

18．C　胚外中胚层由细胞滋养层分化形成，而不是由合体滋养层分化而来。

19．A　人胚发育第 3 周，胚盘上胚层细胞增生，并向尾端中线迁移，形成原条，原条头端的细胞增殖形成原结，故原结的细胞是由上胚层细胞形成的。

20．E　体蒂属于胚外中胚层，将发育为脐带的主要成分。

21．B　原结的细胞增生，向头端迁移，形成的一条细胞索称为脊索。

22．D　羊膜腔的底（上胚层）与卵黄囊的顶（下胚层）紧密相贴，共同构成胚盘。

23．C　在三胚层胚盘形成时，原条的细胞增殖，并向两侧和头侧迁移，在上、下胚层之间形成了胚内中胚层，故该层直接来源于原条。

24．A　中胚层形成时，泄殖腔膜处无中胚层，是内、外胚层直接相贴的薄膜。

25．D　脊索形成后，将诱导其背面中线的外胚层形成神经管。

26．E　前神经孔未闭合可形成无脑儿，后神经孔未闭合可形成脊髓裂、脊柱裂。

27．D　睫状肌是由中胚层分化来的。

28．B　中胚层在脊索两旁从内向外侧依次为轴旁中胚层、间介中胚层和侧中胚层。

29．D　表皮是由外胚层分化形成的。

30．C　头面部肌肉不是由体节分化来的，而是由额鼻隆起分化来的。

31．E　侧中胚层内先出现一些小的腔隙，然后融合为一个大的腔，即胚内体腔。

32．C　肾上腺的皮质是由中胚层分化形成，而髓质是由外胚层分化的。

33．E　子宫上皮是由中胚层分化形成，而不是由前肠内胚层发生来的。

34．E　原始消化管头端由口咽膜封闭，尾端由泄殖腔膜封闭。

35．A　胎膜包括绒毛膜、羊膜囊、卵黄囊、尿囊和脐带。

36．D　绒毛干借助于细胞滋养层壳固定于基蜕膜上，而不是合体滋养层壳。

37．C　羊膜腔发生在上胚层细胞之间的腔隙。

38．B　当胚体变成圆柱体时，同时凸入到羊膜腔内，并生长在其中的羊水中，故胎体与羊膜最贴近。

39．B　分娩时羊水有 1 000 ml ～ 1 500 ml。若少于 500 ml，为羊水过少，多于 2 000 ml 为羊水过多。

40．A　羊膜上皮分泌羊水，而不是羊膜表面的胚外中胚层。

41．C　原始生殖细胞来源于卵黄囊的胚外内胚层。

42．B　造血干细胞来源于卵黄囊的胚外中胚层。

43．A　卵黄囊与尿囊均来自内胚层。

44．B　卵黄囊由胚外内胚层和胚外中胚层组成。

45．E　脐动、静脉是由尿囊动、静脉演变形成。

46．E　脐带形成时，卵黄蒂、尿囊、脐动脉和脐静脉被羊膜包卷入脐带的结缔组织内。绒毛干没有被包卷。

47．B　正常情况下，胎儿出生时，脐带长 40 cm ～ 60 cm。

48．D　蜕膜是植入后的母体子宫内膜，不是由受精卵发育而来。

49．A　脐带内的血管是 2 条脐动脉和 1 条脐静脉，是胎儿血液循环的必经之路，切断脐带后，流出的是胎儿的动、静脉血。

50．C　胎盘由胎儿的丛密绒毛膜与母体的基蜕膜共同构成。

51．E　绒毛干的末端以细胞滋养层壳固着于基蜕膜上。

52．C　绒毛间隙中充满了母体的血液，而不是胎儿的血液。

53．B　早期胎盘膜由合体滋养层、细胞滋养层和基膜、绒毛结缔组织及毛细血管基膜和内皮组成。

54．A　胎盘屏障各层结构均属胎儿组织。

55．A　胎盘隔由基蜕膜构成。

56．C　胎盘可分泌绒毛膜促性腺激素、绒毛膜促乳腺生长激素、孕激素和雌激素。胎盘不分泌雄激素。

57．E　绒毛膜促性腺激素由合体滋养层细胞分泌。

58．C　早期妊娠诊断时，通常是测孕妇尿中的人绒毛膜促性腺激素。

59．B　人绒毛膜促性腺激素由人早期胎盘的合体滋养层细胞分泌，其作用与黄体生成素类似，能促进黄体的生长发育，以维持妊娠。

60．D　妊娠黄体维持 6 个月退化，胎盘分泌的雌激素和孕激素继续维持妊娠。

61．E　单卵双生发育形成的两个胚胎，其遗传基因完全一样，因此性别一致，相貌和生理特征极相似，血型也相同。

62．C　参见第 61 题题解。

63．C　在受精后前两周受到致畸因子作用后，胚通常死亡而很少发展为畸形。在第 3 ~ 8 周，是胚内中胚层形成和三胚层分化的时期，受到致畸因子的干扰和影响后易发生畸形，为畸形敏感期。

B 型题

64．C　植入在受精后第 5 ~ 6 天开始，第 11 ~ 12 天完成。

65．B　受精卵早期进行的细胞有丝分裂，称为卵裂，受精后 72 小时（第 3 天）形成 12 ~ 16 个卵裂球，形似桑椹，称为桑椹胚。

66．D　参见第 64 题题解。

67．A　排出的卵子若未受精，24 小时即退化消失。但其受精能力大约仅维持 12 小时。

68．E　受精后第 3 周初，上胚层细胞增殖形成原条，其细胞迁移、扩展形成中胚层。第 3 周末，胚盘由外、中、内三个胚层构成，称为三胚层胚盘。

69．C　滋养层和胚外中胚层将来形成绒毛膜。

70．B　参见第 65 题题解。

71．E　桑椹胚进一步发育形成一个囊泡状的结构称为胚泡。

72．D　聚集在胚泡一侧的一团细胞称为内细胞群，它是将来形成胚体的原基。

73．A　植入后的子宫内膜改称为蜕膜。

74．C　胚泡表面的一层扁平细胞称为滋养层，可从母体吸收营养物质。

75．E　胎盘是由胎儿的丛密绒毛膜与母体的基蜕膜共同构成。

76．C　母体面的子宫基蜕膜形成的短隔，称为胎盘隔，伸入到绒毛间隙之中。

77．A　随着胚胎的发育和羊膜腔的不断扩大，羊膜、平滑绒毛膜、包蜕膜和壁蜕膜融合，子宫腔也逐渐消失。

78．C　参见第 75 题题解。

79．D　参见第 77 题题解。

80．E　胚泡与子宫肌层之间的蜕膜，称为基蜕膜，与胎儿的丛密绒毛膜共同形成胎盘。

81．C　消化系统和呼吸系统的上皮组织来源于原始消化管，即内胚层。
82．B　心血管系统来源于中胚层的间充质。
83．A　皮肤的表皮及其附属器来源于外胚层。
84．C　参见第 81 题题解。
85．C　原始消化管由内胚层卷入胚体内形成。
86．B　泌尿系统和生殖系统的原基是间介中胚层。
87．D　泄殖腔膜处为内、外胚层直接相贴，无中胚层。
88．A　神经管为中枢神经系统的原基。神经管由脊索诱导其背侧的外胚层形成。
89．B　轴旁中胚层细胞细胞增殖，随即断裂为细胞团块，称为体节。
90．E　肾上腺髓质来源于外胚层，肾上腺皮质来源于中胚层。
91．C　甲状腺滤泡旁细胞来源于内胚层。
92．D　视网膜由视杯内、外胚层共同分化形成。
93．B　结缔组织、肌组织来源于中胚层间充质。
94．C　膀胱的上皮来源于内胚层。
95．A　胎盘的胎儿部由丛密绒毛膜构成。
96．E　脐带其外被覆羊膜。
97．C　胎儿血和母体血进行物质交换必须经过的结构称为胎盘膜或胎盘屏障。
98．D　绒毛间隙中由基蜕膜构成的结构称为胎盘隔。
99．B　胎盘的母体部由基蜕膜演化形成。

100．B　合体滋养层和细胞滋养层向胚泡表面突起，形成初级绒毛干；胚外中胚层长入初级绒毛干中轴内，称为次级绒毛干；当次级绒毛干中轴的胚外中胚层分化形成结缔组织与毛细血管时，称为三级绒毛干。

101．D　使绒毛固定在子宫蜕膜上的结构是细胞滋养层壳。
102．C　参见第 100 题题解。
103．A　参见第 100 题题解。
104．A　神经管由脊索诱导其背侧中线的外胚层形成。
105．C　如果前神经孔未闭合，则发育成无脑儿。
106．B　表皮黑素细胞来源于神经嵴细胞的迁移和分化。
107．D　如果后神经孔未闭合，则发育成脊柱裂或脊髓裂。
108．B　原始生殖细胞来源于卵黄囊尾侧的胚外内胚层。
109．C　造血干细胞来源于卵黄囊壁上的胚外中胚层。
110．A　一对尿囊动脉与一对尿囊静脉分别演变成两条脐动脉和一条脐静脉。
111．E　附睾的输出小管由中肾小管发育形成。
112．D　附睾管由中肾管头端发育形成。
113．D　输精管由中肾管中段发育形成。
114．D　射精管和精囊由中肾管尾端发育形成。

X 型题

115．ABDE　因为射出的精子中半数精子含 Y 染色体，其染色体组型为 22+Y，半数精子含 X 染色体，其染色体组型为 22+X，不是所有精子的染色体组型都是 22+Y。

116．BDE　排卵后卵泡膜细胞并不排出，而是随着卵泡壁向卵泡腔内塌陷，卵泡膜细胞的体积变大，形成膜黄体细胞，染色较深，位于黄体的边缘。排出的卵母细胞是正处于第二次成熟分裂并停止在分裂中期的次级卵母细胞，而不是正处于第一次成熟分裂并停止在分裂前期的初级卵母细胞。

117．ACD　精子获能之前已经具备运动能力。精子获能过程不是发生在附睾中，而是发生于精子在女性子宫和输卵管的运行过程中，此时抑制精子顶体酶释放的糖蛋白被女性生殖管道分泌的酶降解，使精子获得受精能力。

118．ACDE　胚泡形成时，透明带开始溶解，最后消失。

119．CDE　植入是胚泡逐渐埋入子宫内膜的过程，不是16个卵裂球期的胚逐渐埋入子宫内膜的过程。植入过程在临床上又称为着床，不称为卵裂。

120．ABD　是胚泡植入后子宫内膜基质细胞变肥大，富含糖原和脂滴，不是胚泡植入后子宫内膜巨噬细胞变肥大，富含糖原和脂滴。蜕膜反应不是在子宫内膜处于增生期时发生，而是在子宫内膜处于分泌期时发生的。

121．AE　胚盘是由内细胞群的细胞分裂增殖而成，不是由滋养层细胞分裂增殖而成。在近胚泡腔一侧的内细胞群形成一层立方形细胞，称为下胚层，在下胚层上方为一层柱状细胞，称为上胚层。

122．ACD　原条的细胞不形成内胚层，而形成中胚层。原条的头端膨大形成原结，不是尾端膨大形成原结。

123．BD　脊索是原结的细胞增殖，经原凹向深部迁移，在内、外胚层之间中轴线上向头端生长，形成的一条细胞索。脊索不能诱导中胚层的发生，是原条形成的中胚层。脊索最后退化为成人脊柱椎间盘的髓核。

124．BCD　胚盘的边缘向腹侧卷折，不是向背侧卷折。卵黄囊此时尚未完全退化消失，至人胚发育第6周时卵黄囊与原始消化管相连处封闭，形成卵黄蒂。

125．BCD　胚中轴器官是由原条、脊索、神经管和体节组成，不是由原结、原沟、和原凹组成。是原条诱导胚内中胚层的发生，不是原结诱导胚内中胚层的发生；是脊索诱导神经管的发生，不是原条诱导神经管发育成中枢神经系统。

126．BDE　神经管发生在胚发育第三周，不是在胚胎发育第六个月时才形成。脊索诱导下，脊索背侧的外胚层细胞增厚形成神经板，不是脊索腹侧的内胚层细胞增厚形成神经板。

127．ABCD　神经管不能分化为内分泌系统的甲状腺，甲状腺来源于内胚层。

128．ABE　原始消化管的头端由口咽膜封闭，尾端由泄殖腔膜封闭。

129．BCDE　胃肠道上皮是由内胚层分化的，不是外胚层。

130．CDE　胚胎间充质是分散存在的中胚层细胞，不是外胚层细胞，也不是内胚层细胞。

131．ABE　羊膜是离胚体最近的胎膜。羊膜上皮分泌羊水，不分泌人绒毛膜促性腺激素。

132．BCDE　羊水不参与胎盘屏障的组成。

133．AD　尿囊闭锁后形成膀胱至脐的脐中韧带，两条脐动脉形成脐侧韧带。胚体形成时，尿囊开口于原始消化管的尾段腹侧，即与后来的膀胱通连，并不与肛膜相通连。人类的尿囊属遗迹性器官，在胚胎时期不具有排尿作用。

134．ABCD　胚胎早期，绒毛膜表面的绒毛均匀分布。以后，包蜕膜侧的绒毛营养匮乏，逐渐退化消失，形成平滑绒毛膜。基蜕膜侧的绒毛血供充足，营养丰富，生长旺盛，形成丛密绒毛膜，并与基蜕膜组成胎盘。

135．ABE　人的卵黄囊内没有营养物质储存。人的尿囊内没有代谢产物储存。

136．ABCE　蜕膜是由母体子宫内膜发育而成的。

137．BCD　脐带多附着于胎盘的中央，不附着于边缘。母体面是由子宫基蜕膜组成，没有阴道的复层扁平上皮附着。

138．ACD　胎儿的血液和母体的血液在各自封闭管道内循环，互不相混。胎儿血与母体血在胎盘内进行物质交换时通过胎盘屏障，而不是通过胎盘隔，因胎盘隔不参与胎盘屏障的组成。

139．ABCD　胎盘激素主要是由合体滋养层细胞分泌的，不是由细胞滋养层分泌。

140．ABCDE

四、问答题

1．何为受精？详述受精的过程及意义。

答：(1) 受精：获能精子进入卵子内，与卵子融合形成受精卵的过程。

(2) 受精过程：当精子和卵子在输卵管壶腹部相遇后，获能精子首先与卵子周围的卵丘细胞接触，受其影响，获能精子顶体的外膜与精子的细胞膜发生融合，继而囊泡化并形成许多小孔，顶体内所含的水解酶逐渐释放出来，精子顶体的这种变化称为顶体反应。顶体酶先解离放射冠的卵泡细胞，继而分解透明带，形成一个精子穿过的通道，精子的细胞膜与卵细胞膜直接接触融合，随即精子完全进入卵子内。精子进入卵子后，卵子浅层内的皮质颗粒立即释放溶酶体样物质，使透明带结构发生硬变，称为透明带反应，从而阻止其余精子穿越透明带。精子的进入激发卵子迅速完成第二次成熟分裂，形成一个成熟的卵子并放出第二极体。此时精子和卵子细胞核分别变成雄原核和雌原核，雌、雄原核逐渐在细胞中部靠拢、融合，核膜随即消失，染色体混合形成二倍体的受精卵，又称为合子。整个受精过程需 24 ~ 30 小时完成。

2．试述胚泡植入的定义、植入时间、部位、植入过程及植入后的子宫蜕膜分部。

答：(1) 植入定义：胚泡逐渐埋入子宫内膜的过程，称为植入，临床上称为着床。

(2) 植入时间：植入于受精后第 5 ~ 6 天开始，至第 11 ~ 12 天完成。

(3) 植入部位：正常植入部位是在子宫体或子宫底部，最多见于子宫后壁。

(4) 植入过程：植入分黏附、滋养层外延生长、侵入和内膜上皮修复 4 个步骤：①胚泡内细胞群侧的极端滋养层首先与子宫内膜接触并黏附；②滋养层细胞得到营养物质，细胞增殖，向周围扩展，并分泌蛋白溶解酶，溶解子宫内膜局部形成一个缺口；③胚泡由此缺口开始侵入到子宫内膜中；④当胚泡完全侵入入子宫内膜后，植入处的缺口周围子宫内膜上皮分裂增殖，延伸过来修补、封闭缺口，植入完成。在植入过程中，滋养层细胞逐渐分化成两层，外层细胞界限消失，称为合体滋养层，内层为一层界限明显的立方细胞，称为细胞滋养层。

(5) 内膜分部：植入后子宫内膜发生蜕膜反应，根据蜕膜与胚泡的位置，分为三部分：①基蜕膜；②包蜕膜；③壁蜕膜。

3．试述二胚层胚盘及相应结构的形成。

答：人胚发育第 2 周，内细胞群的细胞分裂增殖，逐渐形成一个圆盘状的胚盘：首先在内细胞群中靠近胚泡腔一侧的细胞分裂增生，形成一层立方形细胞，称为下胚层，又称为初级内胚层。下胚层周边细胞向腹侧增生，最后在腹侧愈合形成一个囊，叫卵黄囊。人胚发育第2周末，在下胚层的上方，内细胞群细胞形成一层柱状细胞，称为上胚层，又称为初级外胚层。上胚层细胞之间的腔隙逐渐变大，这就是羊膜腔，包在其周围的上胚层细胞称为羊膜细胞。把羊膜腔与卵黄囊分隔开的结构，既是两胚层的胚盘，胚盘是发育成胚体的原基。

4．试述胚内中胚层形成过程以及相应结构的形成与变化。

答：人胚发育第3周，胚盘上胚层细胞增殖，并由胚盘的两侧向尾端中线迁移，在上胚层尾端中轴线上由于细胞聚集形成一条细胞索，称为原条。原条所在的一端即为胚体的尾端。继而原条中央出现浅的凹陷称为原沟，原条的细胞分裂增殖，并经原沟向两侧和头端迁移，在内胚层和上胚层之间，向头、尾及左右两侧扩展形成一层新的细胞，这就是胚内中胚层，即中胚层。在胚盘的周缘，胚内中胚层与胚外中胚层相延续。随着中胚层的出现，由两胚层胚盘变成三胚层胚盘。

5．详述神经管的发生、分化过程及可能出现的畸形。

答：脊索形成后，脊索诱导其背侧中线的外胚层细胞增厚呈板状，称为神经板。神经板随脊索的生长而生长增长，头侧宽于尾侧。继而神经板中央沿长轴凹陷形成神经沟，沟两端隆起成神经褶，两侧神经褶在神经沟中段靠拢愈合，并向头尾延伸，使神经沟封闭为神经管。神经管头端的孔称为前神经孔，后端的孔称为后神经孔。前、后神经孔与羊膜腔相通。前、后神经孔相继于胚发育第25天和27天封闭，完全封闭后神经管和背侧外胚层脱离而埋入体内。神经管头端膨大成脑的原基，尾端细长，为脊髓的原基。在神经管形成过程中，神经褶边缘于外胚层相连处的上皮细胞与神经管分离，在神经管背侧各分化成一条细胞索，称为神经嵴，以后分化形成脑、脊神经节、交感神经节以及嗜铬细胞。

畸形：在前、后神经孔闭合过程中，如前神经孔未闭合，则形成无脑儿；如后神经孔未闭合，则形成脊髓裂或脊柱裂。

6．中胚层主要分化成哪些结构或器官?

答：中胚层形成后，在脊索左右两侧，由内向外依次分化为：①轴旁中胚层：位于脊索两侧，轴旁中胚层细胞迅速增殖，并断裂形成体节，体节以后分化为皮肤的真皮、脊柱、肋骨及骨骼肌；②间介中胚层：位轴旁中胚层和侧中胚层之间，将分化为泌尿和生殖系统的主要器官；③侧中胚层：位于中胚层最外侧，两侧的侧中胚层在口咽膜的头侧汇合为生心区。侧中胚层裂为两层，与外胚层相贴的为体壁中胚层，将分化体壁和肢体的骨骼、肌肉、血管和结缔组织；与内胚层相贴的为脏壁中胚层，脏壁中胚层将分化为消化和呼吸系统的肌组织、血管和结缔组织。两层之间的腔为原始体腔。原始体腔将分化为心包腔、胸膜腔和腹膜腔；④中胚层间充质：将分化为身体各处的结缔组织、肌肉组织和心血管等。

7．试述三级绒毛干的形成以及绒毛膜的演变。

答：人胚发育到第2周末，胚泡表面的合体滋养层和细胞滋养层向外形成突起，称为初级绒毛干。在胚第3周时，胚外中胚层长入初级绒毛干内，改称为次级绒毛干。此时称为滋养层为绒毛膜。此后绒毛干内的胚外中胚层形成结缔组织和血管，形成三级绒毛干，绒毛干借细胞滋养层壳固定在基蜕膜上，绒毛干上伸出的游离绒毛浸在绒毛间隙的母血中。绒毛膜的演变：胚胎早期，整个绒毛膜表面的绒毛均匀分布。以后包蜕膜侧的绒毛血液供应匮乏，绒毛逐渐退化消失，形成平滑绒毛膜。基蜕膜侧的绒毛血供充足，绒毛反复分支，生长茂密，称为丛密绒毛膜，它与基蜕膜组成胎盘。随着胚体发育，羊膜腔的扩大，羊膜、平滑绒毛膜、包蜕膜和壁蜕膜逐渐融合，使胚外体腔和子宫腔逐渐消失。

8．试述胎盘的结构、胎盘膜，并简述胎盘功能。

答：(1) 胎盘结构：由胎儿的丛密绒毛膜与母体的基蜕膜共同构成。中央厚，边缘薄。胎儿面：光滑，表面覆盖有羊膜，脐带附于中央或略偏。母体面：粗糙，为剥离后的基蜕膜，可见 15 ～ 30 个胎盘小叶。丛密绒毛膜发出 40 ～ 60 根绒毛干，其末端借细胞滋养层壳固定在基蜕膜上。绒毛干上发出许多细小绒毛浸泡在绒毛间隙的母血中。脐血管分支进入绒毛内形成毛细血管。基蜕膜构成的胎盘隔伸入绒毛间隙内。

(2) 胎盘膜：胎儿血与母体血在胎盘内进行物质交换所通过的结构称为胎盘膜或胎盘屏障。早期胎盘膜由合体滋养层、细胞滋养层及基膜、绒毛结缔组织、毛细血管基膜及内皮组成。后期，胎盘膜仅由合体滋养层、共同基膜和毛细血管内皮组成，这更有利于胎儿血与母体血之间在胎盘内进行物质交换。

(3) 胎盘功能：物质交换，胎儿通过胎盘从母体血获得营养和氧气，排出代谢产物和二氧化碳。内分泌功能，胎盘合体滋养层分泌数种激素（人绒毛膜促性腺激素、人绒毛膜促乳腺生长激素、雌激素和孕激素），对维持妊娠起重要作用。

（吴春云）

第二十三章　颜面、颈和四肢的发生

一、名词解释

1．branchial arch（definition，structure）
2．lateral palatine process（definition，function）
3．cleft lip（the cause of occurrence，type）
4．cleft palate（the cause of occurrence）
5．oblique facial cleft（the cause of occurrence）
6．cervical cyst and cervical fistula（the cause of occurrence，location，characteristic）
7．anterior limb bud and posterior limb bud（the cause of occurrence，type）

二、填空题

1．人胚发育第 4 周，胚头部两侧的间充质增生，形成背腹方向排列的 6 对柱状隆起，称为__________。相邻隆起之间的 5 对条形凹陷称为__________。

2．原始消化管头段（原始咽）侧壁内胚层向外膨出，形成左右 5 对囊状结构，称为__________。

3．人胚发育第 4 周时，胚体头端弯向腹侧并形成一个位于口咽膜上方的较大的圆形隆起，称为__________。

4．颜面形成时，胚体头端形成 5 个隆起，除了 1 个较大的圆形隆起外，左右两侧形成的 2 对隆起，分别称为__________和__________。这 5 个隆起之间的凹陷称为__________，凹陷的底部为膜状结构，称为__________。

5．唇裂形成原因是__________与__________未愈合所致，常发生在__________，有__________和__________两种类型。

6．面斜裂形成原因是__________与__________未愈合所致。

7．腭裂是由于__________愈合不良造成的，并常伴有__________。

三、选择题

A 型题

1．下列有关鳃弓的论述，哪一项错误
A．鳃弓位于头部两侧
B．由外胚层增生形成
C．为背腹方向排列的柱状隆起
D．共 6 对鳃弓
E．相邻鳃弓之间是鳃沟

2．下列哪一成体结构与鳃弓演变无关
A．颜面
B．颈
C．喉
D．唇和舌
E．腭

3．下列哪 5 个隆起围成口凹
A．额鼻隆起、左右内侧鼻隆起和左右下颌隆起
B．额鼻隆起、左右外侧鼻隆起和左右下颌隆起

C．额鼻隆起、左右第 1 对鳃弓和左右第 2 对鳃弓
D．额鼻隆起、左右上颌隆起和左右下颌隆起
E．额鼻隆起、左右鼻板和左右鼻窝

4．转化为成体结构的唯一鳃沟是
A．第 1 对鳃沟
B．第 2 对鳃沟
C．第 3 对鳃沟
D．第 4 对鳃沟
E．第 5 对鳃沟

5．与鼻形成无关的结构是
A．额鼻隆起
B．鼻窝
C．原始鼻腔
D．外侧鼻隆起
E．口鼻膜

6．有关颜面形成的描述，哪一项错误
A．在颜面形成最初先发生围绕口凹的 5 个隆起
B．颜面形成与口鼻形成密切相关
C．颜面形成与甲状旁腺的发生密切相关
D．在颜面形成过程中是从发生颜面部位的周围向中间发展
E．人胚第 8 周末，颜面初具人形

7．关于颜面发生的描述中，哪一项错误
A．上颌隆起与同侧内侧鼻隆起未愈合形成唇裂
B．上颌隆起与同侧外侧鼻隆起未愈合形成面斜裂
C．由内侧鼻隆起所形成的外侧腭突形成腭
D．左右外侧鼻隆起形成鼻的外侧壁和鼻翼
E．口咽膜破裂后，口凹与咽相通

8．腭大部分来自
A．外侧腭突
B．外侧鼻隆起
C．正中腭突
D．额鼻隆起
E．下颌隆起

9．唇裂形成的原因是
A．上颌隆起与同侧外侧鼻隆起未愈合
B．下颌隆起与同侧内侧鼻隆起未愈合
C．正中腭突未愈合
D．上颌隆起与同侧内侧鼻隆起未愈合
E．鼻中隔未形成

10．面斜裂形成的原因是
A．上颌隆起与同侧外侧鼻隆起未愈合
B．下颌隆起与同侧内侧鼻隆起未愈合
C．正中腭突未愈合
D．上颌隆起与同侧内侧鼻隆起未愈合
E．两外侧腭突愈合不良所致

11．腭裂形成的原因是
A．上颌隆起与同侧正中腭突未愈合
B．上颌隆起与同侧内侧鼻隆起未愈合
C．两外侧腭突愈合不良所致
D．左右内侧鼻隆起未愈合所致
E．上颌隆起与同侧外侧鼻隆起未愈合

12．颈部是由
A．第 2、3、4、6 鳃弓发育而成
B．第 2、3、4、5 鳃弓发育而成
C．第 2、3、5、6 鳃弓发育而成
D．第 2、4、5、6 鳃弓发育而成
E．第 3、4、5、6 鳃弓发育而成

B 型题

备选答案（第 13 ～ 20 题）
A．额鼻隆起下缘两侧外胚层局部

增厚并凹陷形成的结构
B．是上颌隆起与同侧内侧鼻隆起愈合后形成的结构
C．左右下颌隆起向中线生长愈合形成
D．左右外侧鼻隆起参与形成的结构
E．左右内侧鼻隆起向下延伸形成的结构

13．上颌
14．鼻窝
15．人中
16．鼻外侧壁和鼻翼
17．上唇外侧部
18．下颌
19．上唇正中部
20．下唇

备选答案（第 21 ～ 25 题）
A．外侧腭突
B．唇裂
C．腭裂
D．面斜裂
E．正中鼻突

21．上颌隆起与同侧内侧鼻隆起未愈合的结果是形成
22．上颌隆起与同侧外侧鼻隆起未愈合的结果是形成
23．将原始口腔分隔为上部的鼻腔和下部的口腔的结构主要是
24．在左右上颌隆起的内侧向水平方向长出的板状突起称为
25．两外侧腭突未在中线愈合形成

X 型题

26．舌上皮来自于
A．口凹外胚层
B．咽壁内胚层
C．咽底部间充质
D．甲状舌管
E．舌盲孔

27．舌的肌肉和结缔组织来自
A．侧舌隆起中的间充质
B．奇结节中的间充质
C．联合突中的间充质
D．口凹外胚层
E．咽壁内胚层

28．颜面形成时，胚体头端形成
A．上颌隆起
B．左右内侧鼻隆起
C．左右外侧鼻隆起
D．额鼻隆起下部
E．左右下颌隆起

四、问答题

1．试述人胚颜面形成过程。
2．试述人胚口、鼻分隔的过程。
3．试述四肢的发生。

参考答案及难题解析

一、名词解释

1．branchial arch（definition，structure）

答：鳃弓。人胚发育第 4 周，头部两侧的间充质增生，形成背腹排列的柱状隆起，称为鳃弓。鳃弓外表面被覆体表外胚层，中轴为间充质，内表面为咽囊内胚层，共有 6 对鳃弓。

2．lateral palatine process（definition，function）

答：外侧腭突。在左右上颌隆起的内侧呈水平方向长出的板状突起，称为外侧腭突。左右外侧腭突向中线生长愈合，形成软腭和硬腭的大部分，从而将原始口腔分隔为上部的鼻腔和下部的口腔。

3．cleft lip（the cause of occurrence，type）

答：唇裂。是最常见的颜面畸形，其成因是上颌隆起与同侧内侧鼻隆起未愈合所致，裂沟多位于人中外侧。唇裂常发生在上唇，有单侧和双侧唇裂。

4．cleft palate（the cause of occurrence）

答：腭裂。因正中腭突与外侧腭突未愈合或左右外侧腭突未愈合所致。腭裂有时伴上唇裂。

5．oblique facial cleft（the cause of occurrence）

答：面斜裂。位于眼内眦与口角之间，是因上颌隆起与同侧外侧鼻隆起未愈合所致。

6．cervical cyst and cervical fistula（the cause of occurrence，location，characteristic）

答：颈囊肿和颈瘘。颈窦未完全闭锁，出生后仍留一封闭的囊泡，称为颈囊肿。颈囊肿多位于下颌角下方或胸锁乳头肌前缘，到青春期逐渐明显，内有淡黄色黏液。如颈囊肿有瘘管与体表或咽相通，称为颈瘘。黏液可从瘘管排出。

7．anterior limb bud and posterior limb bud（the cause of occurrence，type）

答：上肢芽和下肢芽。人胚发育第 4 周末，胚体左右侧体壁上先后出现两对小隆起，即上肢芽与下肢芽，它们由深部增殖的中胚层组织和表面外胚层组成。

二、填空题

1．鳃弓，鳃沟

2．咽囊

3．额鼻隆起

4．上颌隆起，下颌隆起，口凹，口咽膜

5．上颌隆起，同侧内侧鼻隆起，上唇，单侧唇裂，双侧唇裂

6．上颌隆起，同侧外侧鼻隆起

7．两侧的外侧腭突，唇裂

三、选择题

A 型题

1．B　鳃弓由间充质局部增生而成，其中轴为间充质，外表被覆体表外胚层，内表面为咽囊的内胚层。

2．C　喉气管憩室是发育成喉（与气管、支气管和肺）的原基，喉气管憩室是原始咽的尾端底壁形成的，原始咽为前肠头端的膨大，前肠由内胚层包卷而成，所以喉由内胚层演变而来，与鳃弓无关。

3．D　口凹是由额鼻隆起与其下方的 1 对上颌隆起和 1 对下颌隆起围成。

4．A　只有第 1 对鳃沟形成成体的外耳道，其他均退化消失。

5．E　与鼻形成无关的结构是口鼻膜。

6．C　甲状旁腺发生于第 3、4 对咽囊，与颜面形成不发生密切关系。

7．C　外侧腭突是由左右上颌隆起向原始口腔内长出的扁平突起，而不是由内侧鼻隆起形成的。

8．A　外侧腭突形成软腭和硬腭的大部分。

9．D　上额隆起与同侧鼻隆起未愈合形成唇裂。

10．A　上额隆起与同侧外侧鼻隆起未愈合形成面斜裂。

11．C　两外侧腭突愈合不良形成腭裂。

12．A　颈部是由第 2、3、4、6 鳃弓发育而成。

B 型题

13．B　上颌是上颌隆起与同侧内侧鼻隆起愈合后形成的结构。

14．A　鼻窝是额鼻隆起下缘两侧外胚层局部增厚并凹陷形成的结构。

15．E　左右内侧鼻隆起向下延伸形成的结构是人中。

16．D　左右外侧鼻隆起参与形成的结构是鼻外侧壁和鼻翼。

17．B　上唇外侧部是上颌隆起与同侧内侧鼻隆起愈合后形成的结构。

18．C　下颌是左右下颌隆起向中线生长愈合形成。

19．E　左右内侧鼻隆起向下延伸形成的结构是上唇正中部。

20．C　下唇是左右下颌隆起向中线生长愈合形成。

21．B　上颌隆起与同侧内侧鼻隆起未愈合的结果是形成唇裂。

22．D　上颌隆起与同侧外侧鼻隆起未愈合的结果是形成面斜裂。

23．A　将原始口腔分隔为上部的鼻腔和下部的口腔的结构主要是外侧腭突。

24．A　在左右上颌隆起向原始口腔内长出的一对扁平突起称为外侧腭突。

25．C　两外侧腭突未在中线愈合形成腭裂。

X 型题

26．AB　舌上皮来自于口凹外胚层和咽壁内胚层。

27．ABC　舌的肌肉和结缔组织来自侧舌隆起中的间充质，奇结节中的间充质，联合突中的间充质。

28．ABCDE　颜面形成时，胚体头端形成 9 个隆起：额鼻隆起下部、左右上颌隆起、左右下颌隆起、左右内侧鼻隆起、左右外侧鼻隆起。

四、问答题

1．试述人胚颜面形成过程。

答：颜面是由早期胚体头端 5 个隆起融合而成。头端的额鼻隆起、其下方的 2 个上颌隆起和 2 个下颌隆起，5 个隆起之间的凹陷为口凹，口凹的底为口咽膜。人胚发育第 4 周口咽膜破裂，口与咽相通。在额鼻隆起下缘两侧，外胚层局部增厚凹陷成鼻窝，其内侧的隆起称为内侧鼻隆起，外侧的称为外侧鼻隆起。以后左右上颌隆起向中线生长，先后与外侧鼻隆起和内侧鼻隆起愈合，上颌隆起与同侧的内侧鼻隆起愈合，形成上颌和上唇的外侧部；左右内侧鼻隆起在中线愈合，其下缘向下延伸形成人中和上唇的中部；左右外侧鼻隆起形成鼻的外侧壁和鼻翼；额鼻隆起下缘正中部分形成鼻尖和鼻梁；左右下颌隆起在中线愈合，形成下唇和下颌；上下颌愈合形成颊部；上下唇和颊的形成，使原口缩小。至人胚第 8 周末，颜面初具人形。

2．试述人胚口、鼻分隔的过程。

答：左右内侧鼻隆起愈合后，向原始口腔内长出一正中腭突；在左右上颌隆起的内侧由水平方向长出的板状突起，为外侧腭突。外侧腭突向中线生长愈合，同时与正中腭突愈合，形成硬腭、软腭和悬雍垂，从而将原始口腔分隔为上部的鼻腔和下部的口腔。伴随腭的形成，额鼻隆起下部在原始鼻腔内垂直向下延伸，形成板状的鼻中隔，并与腭在中线愈合，鼻腔即被一分为二。同时，鼻腔两外侧壁上各发生3个嵴状皱襞，分别形成上、中、下3个鼻甲。

3．试述四肢的发生。

答：人胚发育第4周末，胚体左右侧体壁上先后出现两对小隆起，即上肢芽与下肢芽，它们由深部增殖的中胚层组织和表面外胚层组成。肢芽逐渐增长变粗，先后出现近端和远端两个收缩环，将每一肢芽分为3段。上肢芽被分为上臂、前臂和手；下肢芽被分为大腿、小腿和足。肢体中轴的间充质先形成软骨，继而以软骨内成骨方式形成骨，周围的间充质分化形成肢体的肌群，脊神经向肢体内长入。肢体的手和足起初为扁平的桨板状，而后其远端各出现4条纵行凹沟，手板与足板渐呈蹼状；至人胚发育第7周，蹼膜消失，手指形成；人胚第8周，足趾形成。

（刘　皓）

第二十四章　消化和呼吸系统的发生

一、名词解释

1．midgut loop（formation and development）
2．cloaca（formation and development）
3．Meckel diverticulum（the cause of occurrence and location）
4．hepatic diverticulum（formation and development）
5．laryngotracheal diverticulum（formation and development）
6．umbilical fistula（the cause of occurrence and location）
7．tracheoesophageal fistula（the cause of occurrence and location）
8．hyaline membrane disease（the cause of occurrence and location）

二、填空题

1．人胚发育第 3 ～ 4 周时，随着圆柱状胚体的形成，卵黄囊顶部的__________被包卷入胚体内，形成__________。其头段称为__________，与卵黄囊相连的中段称为__________，尾段称为__________。

2．前肠头端的膨大部为__________，它的两侧向外膨出形成__________，共__________，并与__________相对。

3．泄殖腔被__________分割为背腹两份，腹侧份为__________，主要发育为__________和__________；背侧份为__________，发育为__________和__________。

4．肝憩室是__________向外长出一个囊状突起，其头支发育为__________，尾支发育为__________和__________。

5．人胚发育第 4 周初，原始咽底壁正中线处，__________上皮细胞增生，向__________内下陷形成一盲管，称为__________。

6．鼻腔上皮来源于__________胚层，喉以下到肺的上皮则来源于__________胚层。

7．第 3 对咽囊腹侧份分化为__________；背侧份分化为__________。

8．第 4 对咽囊背侧份的上皮细胞增生分化为__________。第 5 对咽囊形成__________，其中部分细胞分化为__________。

9．人胚发育第 6 周时，由于腹腔内__________和__________同时发育，中肠袢被挤入脐带的__________，形成胚胎的__________。

10．中肠袢顶部与__________相连，前肠与此结构之间一段称为__________，此结构以下为__________。

11．中肠袢头支形成__________和__________大部，中肠袢尾支形成__________、__________、__________和__________。

12．中肠袢进入脐腔后先以__________为轴，__________方向旋转__________度；肠袢向腹腔退回时__________支在前，__________支在后。与此同时，肠袢逆时针方向再旋转

__________度。

13．后肠末端膨大处称为__________，其腹侧壁与__________相连，末端以__________封闭。

14．喉气管憩室尾端生长，末端增大并分成左右两支，称为__________，它分化为__________及肺内__________和__________。

15．与肝憩室发生的同时，__________末端的细胞还向外增生，形成两个芽形突起，分别为__________和__________。前者形成__________，后者形成__________，__________和__________。

16．当胚体卷折成圆柱体时，内胚层在体内形成头尾方向的管，称为__________。该管的头端有__________膜封闭，尾端有__________膜封闭，中段与卵黄囊相连的部分变细成为__________。

17．胃为__________尾部的梭形膨大，由于背、腹侧生长速度不等，形成__________和__________。以后由__________方位转向__________方位。

18．肝血窦是由__________与__________的分支吻合形成。肝的被膜和肝内结缔组织是由__________分化成的。

19．腹胰和背胰是由__________细胞增生形成；__________形成胰岛。

20．回肠憩室又称为__________，是由于__________退化不全，残留于__________上的一个盲囊。

21．脐粪瘘是由于__________未退化，致使__________和__________之间残留的一个瘘管。

22．气管食管瘘是由于__________与__________分隔不完全，致使二者之间有瘘管相通。

23．新生儿透明膜病是由于__________细胞分化不良，不能产生__________，致使新生儿肺泡不张，引起呼吸困难。

三、选择题

A 型题

1．第 3 对咽囊分化为

A．胸腺上皮细胞和下一对甲状旁腺

B．胸腺上皮细胞和上一对甲状旁腺

C．扁桃体和甲状腺

D．甲状腺滤泡上皮细胞

E．咽鼓管

2．关于胃的发生，哪一项错误

A．胃的背侧缘生长快形成胃大弯，腹侧缘生长慢形成胃小弯

B．胃大弯由背侧转向右侧，胃小弯由腹侧转向左侧

C．胃大弯头端生长快，膨大为胃底

D．胃背系膜形成网膜囊和大网膜

E．胃的位置是左上，右下的斜方位

3．关于泄殖腔的演变，哪一项错误

A．由尿直肠隔分割泄殖腔

B．腹侧份为尿生殖窦

C．背侧份为原始直肠

D．腹侧份分化为外生殖器

E．背侧份分化为直肠和肛管上段

4．肛管下段由哪一项演变而来

A．肛凹

B．原始直肠

C．尿生殖窦

D．中肠袢尾支

E．泄殖腔

5．由肝憩室演变的结构，哪一项错误

A．肝板

B．小叶间胆管及肝管

C．胆囊和胆囊管
D．胆总管及胰管
E．胆小管

6．胰岛细胞来源于
A．前肠内胚层
B．中肠内胚层
C．神经嵴
D．脏壁中胚层
E．体壁中胚层

7．先天性脐疝产生的原因是
A．卵黄蒂未退化
B．脐腔未闭锁
C．卵黄囊基部退化
D．尿囊未退化
E．肠袢未从胚内体腔返回腹腔

8．关于肠袢的旋转，哪一项错误
A．以肠系膜上动脉为轴心逆时针方向做 270 度的旋转
B．头支转向肠系膜上动脉的左侧，尾支在肠系膜上动脉的右侧
C．肠袢向腹腔退回时，尾支在先，头支在后
D．肠袢退回腹腔后，头支在左侧
E．尾支在右侧

9．背胰形成
A．胰头
B．胰头上份、胰体和胰尾
C．胰尾及其内的胰岛
D．胰头下份和胰体
E．胰头下份和胰尾

10．回肠憩室产生的原因是
A．卵黄囊未退化，残留一指状盲囊
B．尿囊未退化，残留一指状盲囊
C．卵黄蒂退化不全，残留一指状盲囊
D．脐腔未闭，残留一指状盲囊
E．尿囊基部未退化，残留一指状盲囊

11．关于呼吸系统发生，哪一项错误
A．从鼻到支气管树的上皮来源于原始咽的内胚层
B．喉气管憩室是形成喉，气管、支气管和肺的原基
C．肺芽分化为左右支气管和肺内支气管
D．肺芽分化出许多肺泡
E．肺芽周围的间充质可分化为气管和支气管壁的结缔组织、软骨和平滑肌

12．关于原始消化管的描述，哪一项错误
A．卵黄囊的背侧份在胚体内形成头尾纵行管道
B．分前中后肠三部分
C．中肠的背侧与卵黄蒂相连
D．前肠头端以口咽膜封闭
E．后肠尾端以泄殖腔膜封闭

13．与鼻形成无关的结构是
A．额鼻隆起
B．鼻窝
C．原始鼻腔
D．外侧鼻隆起
E．口鼻膜

14．关于原始消化管分化的描述，哪一项错误
A．前肠分化形成口、舌、咽至十二指肠前 2/3 段的上皮
B．前肠还分化形成肝、胰、胆及喉、气管、肺的上皮
C．中肠分化形成十二指肠后 1/3 段至横结肠右 2/3 段的上皮和甲状腺、甲状旁腺和胸腺
D．后肠分化形成横结肠左 1/3 段至肛管上段的上皮
E．原始消化管的脏壁中胚层形成消化管各段的肌肉和结缔组织

15．甲状旁腺的发生是由
A．第 3 对咽囊腹侧份的上皮增生分化形成的
B．第 3 对咽囊背侧份的上皮增生

分化形成的
C．第 4 对咽囊腹侧份的上皮增生分化形成的
D．第 3 对和第 4 对咽囊腹侧份的上皮增生、分化形成的
E．第 3 对和第 4 对咽囊背侧份的上皮增生、分化形成的

16．有关中肠演变的描述，哪一项错误
A．中肠的头部与前肠的尾部共同形成十二指肠
B．中肠生长迅速，形成弯曲的“U"形中肠袢
C．肠系膜上动脉伸入中肠袢中
D．中肠袢的顶部与尿囊相连
E．中肠袢分为头支和尾支

17．中肠袢在脐带内旋转时围绕的结构是
A．脐静脉
B．脐动脉
C．肠系膜上动脉
D．肠系膜下动脉
E．卵黄动脉

18．盲肠突是盲肠和阑尾的原基，它是发生在
A．中肠袢头支上的一个囊状突起
B．中肠袢尾支上的一个囊状突起
C．中肠袢头支和尾支交界处的一个囊状突起
D．中肠袢顶部与卵黄囊相连处的一个囊状突起
E．距回盲部 40 ～ 50 cm 处回肠壁上的一个囊状突起

19．尿直肠隔起源于
A．泄殖腔与尿囊之间的间充质
B．泄殖腔与尿生殖窦之间的间充质
C．后肠与尿囊起始部之间的间充质
D．直肠与尿囊之间的间充质
E．卵黄囊与尿囊之间的间充质

20．关于肝憩室的描述，哪一项错误
A．肝憩室由前肠末端腹侧壁的内胚层增生形成
B．肝憩室是肝、胆囊和胆道的原基
C．肝憩室末端分为头、尾两支
D．头支分化为肝细胞索和肝板
E．肝憩室尾支末端膨大发育成肝血窦

21．胰岛细胞是由
A．前肠内胚层细胞分化来的
B．中肠内胚层细胞分化来的
C．卵黄囊内胚层细胞分化来的
D．鳃后体部分细胞迁移到胰腺来的
E．神经嵴部分细胞迁移到胰腺来的

22．关于梅克尔憩室形成的描述，哪一项错误
A．又称为回肠憩室
B．由卵黄蒂根部保留下形成的
C．是中肠袢尾支上的盲囊
D．梅克尔憩室位于回肠上
E．梅克尔憩室与脐不通

23．有关脐粪瘘畸形的描述，哪一项错误
A．脐粪瘘是由于卵黄蒂未退化造成的
B．脐粪瘘是脐与肠管之间有一个通到脐外的瘘管
C．胎儿出生后有粪便从脐漏出
D．脐粪瘘的位置是在回肠上
E．脐粪瘘是由于脐腔末闭锁所致

24．有关喉气管憩室的发生及演变，哪一项错误
A．喉气管憩室是由喉气管沟变深形成的
B．喉气管沟是咽底壁正中发生的一个纵沟
C．喉气管憩室是从咽顶壁发生的
D．喉气管憩室开口于咽
E．喉气管憩室头端发育为喉，中

段发育为气管，末端形成左右肺芽

25．新生儿透明膜病是由于

A．新生儿Ⅱ型肺泡上皮细胞分化不良，不能产生肺表面活性物质所致

B．新生儿Ⅱ型肺泡上皮细胞产生过多表面活性物质所致

C．新生儿Ⅰ型肺泡上皮细胞产生过多表面活性物质所致

D．新生儿肺泡巨噬细胞发育不良，不能清除肺内异物所致

E．新生儿肺泡弹性纤维发育不良，致使新生儿肺泡不张，引起呼吸困难

26．甲状腺的发生是

A．内胚层上皮细胞增生形成

B．外胚层上皮细胞增生形成

C．中胚层上皮细胞增生形成

D．间介中胚层上皮细胞增生形成

E．侧中胚层上皮细胞增生形成

B 型题

备选答案（第 27 ～ 31 题）

A．第 1 对咽囊

B．第 2 对咽囊

C．第 3 对咽囊

D．第 4 对咽囊

E．第 5 对咽囊

27．咽鼓管来源

28．腭扁桃体上皮和隐窝来源

29．胸腺的上皮细胞来源

30．上一对甲状旁腺来源

31．滤泡旁细胞来源于

备选答案（第 32 ～ 35 题）

A．肝憩室

B．喉气管憩室

C．背胰

D．腹胰

E．盲肠突

32．胆囊和胆囊管来源

33．气管、支气管和肺来源

34．胰体和胰尾来源

35．胰头的下份来源

备选答案（第 36 ～ 40 题）

A．消化管闭锁

B．不通肛

C．阑尾异位

D．回肠憩室（梅克尔憩室）

E．气管食管瘘

36．食管在发育过程中，上皮细胞增生，使管腔闭锁，则发生

37．食管与气管分隔不全，两者之间有瘘管相通，此畸形称为

38．肠袢自脐腔退回腹腔时，顺时针旋转会造成

39．肛膜未破或直肠与肛凹未接通会引起

40．卵黄蒂近端未退化或退化不全则形成

备选答案（第 41 ～ 48 题）

A．尿直肠隔

B．前肠

C．中肠

D．后肠

E．卵黄蒂

41．咽囊来自于

42．分隔泄殖腔的结构

43．十二指肠上部来自于

44．泄殖腔来自于

45．盲肠和阑尾的原基来自于

46．将中肠分为头尾两支的结构是

47．肝和胰来源于

48．喉气管和肺的上皮来自于

X 型题

49．咽囊可演变为

A．胸腺上皮细胞

B．甲状腺
C．甲状旁腺
D．扁桃体上皮
E．鼓膜

50．由原始消化管的内胚层分化为
A．胃肠上皮
B．膀胱上皮
C．支气管树及肺泡上皮
D．胸腺上皮
E．胰岛

51．关于中肠袢旋转
A．先后共转 270°
B．按顺时针方向旋转
C．旋转后盲肠突最初位于肝下方
D．旋转过程是在脐腔内完成的
E．旋转时以肠系膜上动脉为轴

52．胰腺发生
A．胰腺大部分来源于背胰
B．胰头是由腹胰和背胰共同形成的
C．胰体是由腹胰形成的
D．胰岛来源于间充质细胞
E．腹胰和背胰由内胚层细胞增生而成

53．肝憩室头支参与形成
A．肝细胞索
B．胆小管
C．胆囊
D．胆囊管
E．肝板

54．先天性脐疝是
A．脐腔未闭锁导致
B．脐部残留一孔与腹腔相通
C．肠管可从脐部膨出
D．卵黄蒂未退化导致
E．脐与肠之间残留一瘘管

55．原始直肠分化为
A．直肠
B．肛管下段
C．肛管上段
D．肛凹
E．乙状结肠

56．胃的发生
A．胃的背侧缘形成胃小弯
B．胃的背侧缘形成胃大弯
C．胃的腹侧缘形成胃小弯
D．胃的腹侧缘形成胃大弯
E．胃大弯的头端膨起，形成胃底

57．前肠可分化为
A．肝
B．肾
C．肺泡上皮
D．胰
E．心脏

58．中肠可分化为
A．十二指肠中段
B．升结肠
C．横结肠右 2/3
D．直肠
E．乙状结肠

59．喉气管憩室的发育
A．喉气管憩室的上段发育为喉
B．喉气管憩室的上段发育为鼻黏膜
C．喉气管憩室的中段发育为主支气管和肺
D．喉气管憩室的末段发育为主支气管和肺
E．喉气管憩室的中段发育为气管

60．第 3 对咽囊可分化为
A．下一对甲状旁腺
B．上一对甲状旁腺
C．胸腺上皮细胞
D．甲状腺
E．肾上腺

四、问答题

1．试述原始消化管的形成和分化。

2．试述咽囊形成及其演变。

3．试述肝、胆和胰的发生过程。

4．试述中肠的演变。

5．试述呼吸道原基的发生和演变。

参考答案及难题解析

一、名词解释

1．midgut loop（formation and development）

答：中肠袢。肠起初为一直管道，以背系膜连于腹后壁，由于中肠的生长速度远较胚体快，致使肠管向腹侧弯曲，形成一矢状面的 U 形肠袢，称为中肠袢。将演变为空、回肠至横结肠的右 2/3。

2．cloaca（formation and development）

答：泄殖腔。后肠末段的膨大部。泄殖腔腹侧与尿囊相连，尾端由泄殖腔膜封闭。当尿囊与后肠之间的间充质形成尿直肠隔后，即将泄殖腔分为腹侧的尿生殖窦和背侧的原始直肠。泄殖腔膜也被分隔为尿生殖窦膜和肛膜。

3．Meckel diverticulum（the cause of occurrence and location）

答：迈克尔憩室。是残留在回肠壁上的一个盲囊。是消化系统的一个常见畸形，此畸形是由于卵黄蒂根部退化不全或未退化形成的，临床一般无症状。

4．hepatic diverticulum（formation and development）

答：肝憩室。人胚发育第 4 周初，前肠末端腹侧壁内胚层细胞增生，向外长出一囊状突起。肝憩室末端膨大，分为头、尾两支，头支近端分化为肝管及小叶间胆管，末端分化成肝细胞索，并形成肝板。肝憩室尾支末端膨大形成胆囊，尾支的近端形成胆囊管。肝憩室基部发育为胆总管。

5．laryngotracheal diverticulum（formation and development）

答：喉气管憩室。人胚发育第 4 周时，原始咽底壁正中形成一个纵行的沟称为喉气管沟。喉气管沟逐渐加深从尾端向头端愈合形成一个盲囊，称为喉气管憩室。喉气管憩室开口于咽，其头端发育为喉，中段发育为气管，末端膨大形成的左右肺芽，肺芽反复分支，发育形成支气管树和肺泡。

6．umbilical fistula（the cause of occurrence and location）

答：脐粪瘘。是由于卵黄蒂未退化，致使脐和肠之间残留一瘘管，出生后可有粪便从脐溢出。

7．tracheoesophageal fistula（the cause of occurrence and location）

答：气管食管瘘。由于气管食管隔发育不良，导致气管与食管分隔不完全，两者间有瘘管相通。

8．hyaline membrane disease（the cause of occurrence and location）

答：透明膜病。由于Ⅱ型肺泡细胞分化不良，不能分泌表面活性物质，致使肺泡表面张力增大，不能随呼吸运动而扩张。光镜下可见肺泡萎缩塌陷，间质水肿，肺泡上皮覆盖一层从血管渗出的血浆蛋白膜，称为透明膜病。

二、填空题

1．内胚层，原始消化管，前肠，中肠，后肠
2．原始咽，咽囊，5 对，鳃沟
3．尿直肠隔，尿生殖窦，膀胱，尿道，原始直肠，直肠，肛管上段
4．前肠末端腹侧壁内胚层细胞增生，肝板，胆囊，胆囊管
5．内胚层，间充质，甲状舌管
6．外，内
7．胸腺上皮细胞，下一对甲状旁腺
8．上一对甲状旁腺，后鳃体，甲状腺的滤泡旁细胞
9．肝，中肾，胚外体腔，生理性脐疝
10．卵黄蒂，中肠袢头支，中肠袢尾支
11．空肠，回肠，盲肠，阑尾，升结肠，横结肠右 2/3
12．肠系膜上动脉，逆时针，90，头，尾，180
13．泄殖腔，尿囊，泄殖腔膜
14．肺芽，左右支气管，支气管树，肺泡
15．前肠内胚层，腹胰，背胰，胰头下份，胰头上份，胰体，胰尾
16．原始消化管，口咽，泄殖腔，卵黄蒂
17．前肠，胃大弯，胃小弯，垂直左上，斜向右下
18．卵黄静脉，脐静脉，间充质
19．内胚层，部分内胚层细胞
20．梅克尔憩室，卵黄蒂，近端回肠壁
21．卵黄蒂，肠管，脐
22．气管，食管
23．Ⅱ型肺泡，肺泡表面活性物质

三、选择题

A 型题

1．A　第 3 对咽囊分化为胸腺上皮细胞和下一对甲状旁腺。

2．B　应该是胃大弯由背侧转向左侧，胃小弯由腹侧转向右侧。

3．D　泄殖腔腹侧的尿生殖窦上段分化为膀胱；中断分化为男性的尿道前列腺部和膜部、女性的尿道；下段形成男性的尿道海绵体的大部，女性扩大为阴道前庭。

4．A　肛管下段由肛凹演化而来。

5．D　肝憩室头支是形成肝的原基，尾支是形成胆囊及胆囊管。

6．A　前肠内胚层细胞进入间充质分化为胰岛。

7．B　先天性脐疝产生的原因是脐腔未闭锁。

8．C　肠袢向腹腔退回时，头支在先，尾支在后。

9．B　背胰形成胰头上份、胰体和胰尾。

10．C　卵黄蒂近端未退化，残留一指状盲囊形成回肠憩室。

11．A　鼻的上皮来源于外胚层，喉以下连同气管支气管的上皮来源于内胚层。

12．C　中肠袢顶端与卵黄蒂相连。

13．E　口鼻膜与鼻形成无关，其余均有关。

14．C　中肠不分化成甲状腺、甲状旁腺和胸腺。

15．E　第3对咽囊分为背腹两部分，背侧上皮增生并下移到甲状腺背侧，形成下一对甲状旁腺，第四对咽囊也分为背腹两部分，腹侧退化，背侧形成上一对甲状旁腺。

16．D　中肠袢的顶部与卵黄蒂相连，并不与尿囊相连。

17．C　中肠袢在脐带内以肠系膜上动脉为轴向逆时针方向旋转。

18．B　中肠袢尾支近卵黄蒂处形成一突起，称为盲肠突，是盲肠和阑尾的原基。

19．C　尿囊与后肠之间的间充质增生，形成尿直肠隔。

20．E　卵黄静脉分支与脐静脉分支吻合，发育成肝血窦。

21．A　前肠末端内胚层细胞形成胰腺原基时，一部分内胚层细胞形成胰岛。

22．C　梅克尔憩室是由卵黄蒂根部保留而形成的，中肠袢尾支上的盲囊为盲肠突。

23．E　脐粪瘘是脐与肠管之间有一个通到脐外的瘘管，不是由于脐腔未闭锁所致。

24．C　喉气管憩室是咽的尾侧底壁正中发生的，而不是从咽顶壁发生的。

25．A　新生儿透明膜病是由于Ⅱ型肺泡上皮细胞分化不良，不能产生足够的表面活性物质所致。

26．A　甲状腺是由内胚层上皮细胞增生而形成。

B型题

27．A　咽鼓管由第1对咽囊伸长演化而来。

28．B　第2对咽囊演化为腭扁桃体上皮和隐窝。

29．C　第3对咽囊腹侧份细胞增生形成左右两条细胞索，并向胚体尾侧延伸，在未来的胸骨柄后方左右细胞索汇拢，形成胸腺原基。胸腺原基的内胚层细胞分化为胸腺上皮细胞。

30．D　第4对咽囊细胞增生并迁移至甲状腺背侧上方，分化为主细胞，形成上一对甲状旁腺。

31．E　第5对咽囊形成后鳃体，后鳃体的部分细胞迁入甲状腺内分化为滤泡旁细胞。

32．A　肝憩室尾支形成胆囊和胆囊管。

33．B　喉气管憩室中断发育为气管，末端膨大形成两个分支，发育为肺芽，是主支气管和肺的原基。

34．C　胰体和胰尾由背胰发育而来。

35．D　胰头下份由腹胰发育而来。

36．A　在消化管的发生过程中，管壁上皮细胞过度增生，曾一度出现堵塞管腔，当重建受阻时，致使消化管某段管腔闭锁或狭窄，常见于食管和十二指肠。

37．E　气管食管瘘是因为气管食管隔发育不良，导致气管与食管分隔不全，两者之间有瘘管相通。

38．C　肠袢自脐腔退回腹腔时，继续做逆时针旋转180度，使头支转至左侧，尾支转至右侧，盲肠突最初位于肝下后降至右髂窝，盲肠突的远段形成阑尾。如果顺时针旋转则会导致阑尾异位。

39．B　不通肛是由于肛膜未破或直肠末端与肛凹未接通所引起。

40．D　回肠憩室是由于卵黄蒂近端未退化或退化不全所致。

41．B　前肠头端膨大的部分为原始咽，在原始咽的侧壁有5对囊状突起称为咽囊。

42．A　人胚发育到第6～7周，尿囊与后肠之间的间充质增生，形成一个突入泄殖腔的镰状隔膜，称为尿直肠隔。当其与泄殖腔膜相连后，泄殖腔即被分隔为腹侧的尿生殖窦和背侧的原始直肠。

43．B　十二指肠得得上段来自于前肠，十二指肠的下段来自于中肠。

44．D　后肠末段的膨大部分为泄殖腔。

45．C　中肠袢尾支近卵黄蒂处的突起为盲肠突，是盲肠和阑尾的原基。

46．E　卵黄蒂将中肠袢分为头、尾两支。

47．B　前肠分化为肝、胆、胰等器官。

48．B　前肠分化为呼吸系统的原基，即喉、气管和肺的上皮来自于前肠。

X型题

49．ACD　胸腺上皮细胞由第3对咽囊演变而来；第4对咽囊可演变为甲状旁腺；第2对咽囊可演变为扁桃体上皮。咽囊不可演变为甲状腺和鼓膜。

50．ABCDE　原始消化管的内胚层分化为胃肠、支气管树及肺泡、胸腺、膀胱及胰岛等的上皮组织。

51．ACE　中肠袢旋转时，先在脐腔内，以肠系膜上动脉为轴做逆时针旋转针90°，而后由于腹腔容积增大，肠袢陆续退回腹腔，在退回的过程中，头支在先，尾支在后，继续做逆时针旋转180°，先后共旋转270度，旋转后盲肠突最初位于肝下方。

52．ABE　胰腺发生中内胚层上皮细胞增生形成腹胰和背胰，胰腺大部分来源于背胰，胰头是由腹胰和背胰共同形成的。而胰体是由背胰形成的；一些上皮细胞游离进入间充质，分化为胰岛，而胰岛不是来源于间充质细胞。

53．ABE　肝憩室头支参与形成肝的原基即肝细胞索、肝板、胆小管；尾支是形成胆囊及胆囊管。

54．ABC　先天性脐疝是由于脐腔未闭锁导致，脐部残留一孔与腹腔相通，腹内压增加时，肠管可从脐部膨出。而卵黄蒂未退化导致的是脐粪瘘，是在脐与肠之间残留一瘘管。

55．AC　原始直肠分化为直肠和肛管上段。不分化为其余各项。

56．BCE　在胃的发生中，胃的背侧缘生长较快，形成胃大弯，胃的腹侧缘生长缓慢，形成胃小弯。胃大弯的头端膨起，形成胃底。

57．ACD　前肠可分化为肝、胰及肺泡上皮，而不分化为肾和心脏。

58．ABC　中肠可分化为十二指肠中段至横结肠右2/3部的肠管。

59．ADE　在喉气管憩室的发育过程中，喉气管憩室的上段发育为喉，喉气管憩室的中段发育为气管，喉气管憩室的末段发育为主支气管和肺。

60．AC　第3对咽囊背侧份可分化为下一对甲状旁腺，腹侧份分化为胸腺上皮细胞。

四、问答题

1．试述原始消化管的形成和分化。

答：(1) 原始消化管的形成：人胚发育第3周时，胚盘向腹侧卷折形成圆柱状胚体，卵黄囊顶部的内胚层在胚体内形成头尾方向的纵行管道，称为原始消化管。

(2) 原始消化管的分化：原始消化管分为前肠、中肠和后肠3部分。前肠：分化形成口腔、舌、咽至十二指肠前 2/3 段、肝、胆、胰、喉、气管、肺胸腺和甲状旁腺。中肠：分化形成十二指肠后 1/3 段至横结肠右 2/3 部分。后肠：分化形成横结肠左 1/3 至肛管的上段。

2．试述咽囊的形成及其演变。

答：咽囊是咽（咽是前肠头端的膨大部，呈左右较宽背腹较窄的扁囊状。从腹侧面看为头端宽，尾端窄的漏斗形）的两侧壁内胚层膨大形成的，共 5 对。第 1 对咽囊的外侧演变为中耳鼓室；内侧形成咽鼓管。第 2 对咽囊内侧形成腭扁桃体的上皮和隐窝。第 3 对咽囊腹侧份形成胸腺上皮细胞，背侧形成下一对甲状旁腺。第 4 对咽囊背侧形成上一对甲状旁腺。第 5 对咽囊称为后鳃体，部分细胞形成甲状腺内的滤泡旁细胞。

3．试述肝、胆和胰的发生过程。

答：肝的发生：人胚发育第 4 周初，前肠末端腹侧壁的上皮增生，形成肝憩室，是肝、胆囊和胆道的原基。肝憩室末端膨大，分为头、尾两支，头支近端分化为肝管及小叶间胆管，末端分化成肝细胞索，并形成肝板。在肝细胞索之间，卵黄静脉分支与脐静脉分支吻合，发育成肝血窦；肝板与肝血窦围绕中央静脉共同形成肝小叶。头支周围的间充质分化成肝的被膜及肝内结缔组织。胆的发生：肝憩室尾支末端膨大形成胆囊，尾支的近端形成胆囊管。肝憩室基部发育为胆总管。胰的发生：在肝憩室发生同时，内胚层细胞增生形成两个芽状突起，分别称为腹胰芽和背胰芽，它们将分别形成腹胰和背胰。随着胃肠扭转，腹胰转向右侧，背胰转向左侧，进而腹胰与背胰合并，腹胰形成胰头的下半部，背胰形成胰头的上半部、胰体和胰尾。腹胰管与背胰管远侧段通连形成胰腺的主胰导管。一部分内胚层细胞形成胰岛。

4．试述中肠的演变。

答：肠的大部由中肠发育演变而来。中肠头端与前肠的尾部共同形成十二指肠。十二指肠以下的中肠起初为一直行管的管道，由于其生长速度比胚体快，肠管向腹侧弯曲，形成矢状面的“U" 形肠袢，称为中肠袢。中肠袢的顶部与卵黄蒂相连，卵黄蒂以上为肠袢头支，以下为肠袢尾支。胚胎第 6 周，中肠袢生长迅速，腹腔容积相对变小，加上肝和中肾的增大，致使肠袢进入脐带内的胚外体腔内，形成生理性脐疝。肠袢在脐腔内继续增长并以肠系膜上动脉为轴心逆时针方向旋转 90°，头支从胚体头侧转至右侧，尾支从尾侧转至左侧，并于尾支近卵黄蒂处出现一突起称为盲肠突。至人胚胎发育第 10 周时，腹腔扩大，肠袢退回腹腔，头支在先，尾支在后，同时肠袢逆时针方向再旋转 180°。头支转至左侧，尾支转至右侧。头支分化为空肠和回肠大部分，尾支形成部分回肠和横结肠的右 2/3，盲肠突分化形成盲肠和阑尾。

5．试述呼吸道原基的发生和演变。

答：鼻腔来源是外胚层。喉、气管、支气管和肺的上皮是来源于原始咽的内胚层。胚胎第四周时，原始咽的尾端底部正中发生一纵行浅沟称为喉气管沟。其逐渐变深，并从其尾侧逐步愈合，形成一长形盲囊，位于咽的腹侧称为喉气管憩室，它是形成喉、气管、支气管和肺的原基。开口于咽的部分发育为喉，喉以下的部分发育为气管，喉气管憩室的尾端继续生长，末端增大并分为左右两支，称为肺芽，它分化为左右支气管、肺内支气管树和肺泡上皮。内胚层上皮周围的间充质分化为呼吸道和肺的结缔组织，平滑肌和软骨。

（季凤清）

第二十五章　泌尿系统和生殖系统发生

一、名词解释

1．urogenital ridge（definition and differentiation）
2．mesonephric duct（definition and differentiation）
3．metanephros（origin and differentiation）
4．metanephrogenic blastema（formation and differentiation）
5．ureteric bud（formation and differentiation）
6．urogenital sinus（definition and differentiation）
7．polycystic kidney（the cause of occurrence）
8．primordial germ cell（formation and differentiation）
9．paramesonephric duct（definition and differentiation）

二、填空题

1．成体的泌尿系统和生殖系统在胚胎发生时，都起源于＿＿＿＿＿。

2．尿生殖嵴由＿＿＿＿＿胚层形成的＿＿＿＿＿组织增生形成，分内外两部分，内侧部为＿＿＿＿＿，外侧部为＿＿＿＿＿。

3．人类肾的发生经历＿＿＿＿＿、＿＿＿＿＿和＿＿＿＿＿3个阶段，最终只有＿＿＿＿＿形成成体的永久肾。

4．人胚胎的前肾存在时间短，当中肾发生时即退化消失，但前肾的＿＿＿＿＿不退化，并向后侧延伸形成中肾管。

5．中肾在人胚发育早期可能具有排泄功能，当＿＿＿＿＿发生后，中肾随即退化，仅保留＿＿＿＿＿及其尾端少量的＿＿＿＿＿演变为男性生殖管道。

6．后肾起源于＿＿＿＿＿和＿＿＿＿＿。

7．输尿管芽是由左右＿＿＿＿＿近＿＿＿＿＿处向背外侧长出的一对盲管。它向胚胎头侧生长，其尾端形成＿＿＿＿＿，头端膨大，并反复分支形成肾盂、＿＿＿＿＿和＿＿＿＿＿。

8．＿＿＿＿＿的末端呈“T”形分支，可以诱导＿＿＿＿＿形成肾小管。

9．生后肾原基是＿＿＿＿＿尾端的中胚层，在集合小管诱导下，该结构逐渐分化成“S”形小管，其一端与＿＿＿＿＿的盲端通连，另一端膨大凹陷成＿＿＿＿＿，并与伸入囊内的毛细血管共同组成＿＿＿＿＿，后者又与“S”形小管生长延长形成的＿＿＿＿＿组成＿＿＿＿＿。

10．泄殖腔被＿＿＿＿＿分隔成背侧的＿＿＿＿＿和腹侧的＿＿＿＿＿两部分，后者可分3段，上段宽大，发育成＿＿＿＿＿；中段狭窄呈管状，在男性发育为尿道的＿＿＿＿＿和膜部，在女性发育为＿＿＿＿＿；下段在女性扩大为＿＿＿＿＿，而在男性则发育分化成＿＿＿＿＿的大部分。

11．人胚胎发育时，某些肾单位未能与集合小管接通，导致这些肾单位内的尿液不能排出，从而聚集形成多个大小不等的＿＿＿＿＿，称为＿＿＿＿＿。

12．人胚胎肾脏在发育过程中，两肾下端发生异常愈合，形似＿＿＿＿＿＿，故称为＿＿＿＿＿。

13．若后肾停留于盆腔，未能上移至成体位置，则称为＿＿＿＿＿。

14．若尿囊未闭锁，残留为瘘管，胎儿出生后，尿液从脐部溢出，称为＿＿＿＿＿。

15．生殖系统的发生可分＿＿＿＿＿和＿＿＿＿＿两个阶段。

16．尿生殖嵴内侧形成长椭圆形隆起，称为＿＿＿＿＿，是＿＿＿＿＿的原基。生殖腺嵴表面的上皮增生呈索条状伸入其下方的间充质，形成＿＿＿＿＿。

17．人胚发育第4周，卵黄囊＿＿＿＿迁移出一些大而圆的细胞，称为＿＿＿＿细胞，此细胞经肠背系膜迁移到＿＿＿＿＿内，此时的生殖腺为未分化的生殖腺。

18．在人胚胎发育过程中，使未分化生殖腺向睾丸分化的决定因子是＿＿＿＿＿。在它的影响下，初级性索与表面上皮分离，伸入生殖腺的深部形成细长弯曲的＿＿＿＿＿，末端发育成＿＿＿＿＿和＿＿＿＿＿。表面上皮与后者之间的间充质形成＿＿＿＿＿。而后者之间的间充质分化为睾丸间质和＿＿＿＿＿细胞。

19．新生男婴的生精小管内含两种细胞，分别是由＿＿＿＿＿分化形成的精原细胞和由＿＿＿＿＿分化形成的支持细胞，这种状况可一直维持到青春期前。

20．若胚胎细胞的性染色体为＿＿＿＿＿时，未分化生殖腺向卵巢方向分化，初级性索退化，由表面上皮形成新的生殖腺索，称为＿＿＿＿＿，后者约于人胚胎发育第16周分隔成许多圆形的细胞团，即＿＿＿＿＿，细胞团中央的卵原细胞由＿＿＿＿＿细胞分化而成。

21．性未分化的胚胎体内有两套生殖管道，即＿＿＿＿和＿＿＿＿。后者由＿＿＿＿表面的上皮内陷卷褶而成，其头端开口于＿＿＿＿＿，上段与中肾管平行，下段合并成一条管道。

22．若生殖腺分化为睾丸，在睾丸间质细胞分泌的＿＿＿＿＿作用下，邻近睾丸的中肾小管保留，并分化形成附睾的＿＿＿＿＿，其余退化。中肾管头端发育成＿＿＿＿＿，中段变直形成＿＿＿＿＿，尾端形成＿＿＿＿＿和＿＿＿＿＿。

23．若生殖腺分化为卵巢，则＿＿＿＿＿管继续发育，上段和中段形成＿＿＿＿＿，下段愈合发育形成＿＿＿＿＿、＿＿＿＿＿。

24．足月儿出生6周后，若睾丸停留在腹腔或腹股沟等处而未降入阴囊，称为＿＿＿＿＿。

25．若患者同时具有睾丸和卵巢，染色体具有46，XX和46，XY两种核型，为＿＿＿＿畸形。若患者只有一种生殖腺，如有睾丸，但其外生殖器呈间性，称为＿＿＿＿＿畸形；如有卵巢，但其外生殖器呈间性，称为＿＿＿＿＿畸形。

三、选择题

A型题

1．人胚发育第4周末，胚体后壁向体腔内突起，形成的左右一对纵行隆起是
A．背主动脉
B．体节
C．神经嵴
D．侧中胚层
E．尿生殖嵴

2．中肾发生的描述中，哪一项错误

A．发生于前肾尾侧的中肾嵴内
B．中肾小管的一端膨大，并内陷成肾小囊
C．背主动脉分支而来的毛细血管与肾小囊共同构成肾小体
D．中肾小管的另一端开口于体腔
E．中肾管由前肾管演化而来

3．后肾发生的描述中，哪一项错误
A．后肾演变成终生的肾
B．集合小管、肾盏和肾盂均来自输尿管芽
C．初始位置较高，以后下降至永久位置，同时方位也发生变化
D．肾门由腹侧转向内侧
E．肾小管来自生后肾原基

4．人胎儿期后肾产生的尿液排入
A．胚外体腔内
B．卵黄囊内
C．尿囊内
D．胚内体腔内
E．羊膜腔内

5．输尿管芽发生于
A．泄殖腔
B．尿生殖窦
C．中肾旁管（Müller 管）
D．中肾管
E．生后肾原基

6．生后肾原基发生于
A．尿生殖嵴内侧
B．中肾管
C．生肾索尾侧
D．中肾旁管末端
E．生肾索头部

7．泌尿、生殖系统的主要器官均发生于
A．间介中胚层
B．侧中胚层
C．轴旁中胚层
D．间充质细胞
E．体节

8．生肾索发生于
A．尿生殖嵴
B．中肾嵴
C．生殖腺嵴
D．间介中胚层
E．侧中胚层

9．生后肾原基可演变为
A．肾盂
B．肾盏
C．集合小管
D．输尿管
E．肾小管

10．输尿管芽可演变为
A．肾小囊
B．肾小体
C．细段
D．集合小管
E．近端小管

11．以下哪一种结构不是由输尿管芽演变而来
A．肾盂
B．集合小管
C．肾盏
D．远端小管
E．输尿管

12．以下哪一种结构不是由生后肾原基演化而来
A．肾小囊
B．细段
C．近端小管
D．弓形集合小管
E．远端小管

13．泌尿小管起源于两部分，其连接处在
A．肾小体与近端小管曲部
B．近端小管直部与细段
C．细段与远端小管直部
D．远端小管曲部与弓形集合小管
E．弓形集合小管与集合管

14．后肾发生于
A．前肾管末端的输尿管芽和生肾

索末端的生后肾原基
B．中肾管末端的输尿管芽和生殖腺嵴末端的生后肾原基
C．中肾管末端的输尿管芽和生肾索末端的生后肾原基
D．中肾管末端的生后肾原基和生肾索末端的输尿管芽
E．中肾旁管末端的输尿管芽和生肾索末端的生后肾原基

15．肾集合小管发生于
A．尿生殖窦上段
B．中肾旁管
C．输尿管芽
D．生后肾原基
E．生肾索

16．肾小管发生于
A．前肾管
B．中肾管
C．输尿管芽
D．生后肾原基
E．中肾小管

17．泄殖腔被分隔后，尿生殖窦是它的
A．头侧份
B．尾侧份
C．背侧份
D．腹侧份
E．左侧份

18．尿直肠隔位于
A．尿生殖窦与泄殖腔之间
B．尿囊与泄殖腔之间
C．尿囊与尿生殖窦之间
D．尿生殖窦与原始直肠之间
E．尿囊与直肠之间

19．尿生殖窦发生于
A．原始直肠
B．泄殖腔
C．尿囊
D．生肾索
E．生殖腺嵴

20．尿生殖窦演变的描述中，哪一项错误
A．分3段
B．上段较膨大，发育成膀胱
C．中段在男性形成尿道前列腺部和膜部
D．下段参与形成男性尿道海绵体部
E．女性尿道由中下段形成

21．尿囊退化后残留在体内一部分变为
A．脐中韧带
B．肝圆韧带
C．膀胱三角
D．膀胱底
E．脐外侧韧带

22．膀胱发生的描述中，哪一项正确
A．尿生殖窦上段发育成膀胱
B．尿生殖窦中段发育成膀胱
C．尿囊发育成膀胱
D．泄殖腔发育成膀胱
E．尿生殖窦发育成膀胱

23．阴道前庭发生于
A．窦结节
B．生殖结节
C．尿生殖褶
D．尿生殖窦下段
E．阴唇阴囊隆起

24．男性尿道海绵体部大部分发生于
A．输尿管
B．原始直肠
C．泄殖腔
D．尿生殖窦下段
E．窦结节

25．肾盂发生于
A．输尿管芽
B．生后肾原基
C．初级性索
D．体蒂
E．窦结节

26．多囊肾内的囊肿是
A．静脉曲张

B．集合小管积液
C．肾盏膨大
D．肾小管积液
E．淋巴管扩张

27．泌尿系统先天畸形成因的描述中，哪一项错误
A．多囊肾是因某些肾单位与集合小管未接通所致
B．异位肾是因后肾始终停留在盆腔而未上移至正常位置
C．马蹄肾是因两肾上端在发生早期愈合在一起所致
D．脐尿瘘是因尿囊未闭而残留为瘘管所致
E．双输尿管是因输尿管芽分支过早所致

28．原始生殖细胞发生于
A．尿囊内胚层
B．卵黄囊的胚外中胚层
C．未分化性腺的初级性索
D．生殖腺嵴的表面上皮
E．卵黄囊的胚外内胚层

29．未分化生殖腺的初级性索发生于
A．卵黄囊胚外内胚层
B．尿囊内胚层
C．生殖腺嵴表面上皮
D．次级性索
E．卵黄囊胚外中胚层

30．生殖腺发生的描述中，哪一项错误
A．精原细胞和卵原细胞均由原始生殖细胞分化而来
B．支持细胞和卵泡细胞均起源于初级性索
C．若胚胎细胞的性染色体为XY时，则分化为睾丸
D．早期生精小管只含支持细胞和精原细胞
E．卵原细胞在胎儿出生前已分化为初级卵母细胞

31．睾丸发生的描述中，哪一项错误
A．生殖腺嵴表面上皮向生殖腺嵴内增生，形成初级性索
B．初级性索演化成生精小管，直精小管和睾丸网
C．生精小管的支持细胞和精原细胞均由初级性索细胞演化来的
D．生精小管之间的间充质分化成睾丸间质和睾丸间质细胞
E．睾丸发生时，起初位置较高，后来沿腹股沟管逐渐下降至阴囊内

32．关于卵巢发生，哪一项错误
A．卵巢分化比睾丸晚
B．初级性索不退化
C．卵泡细胞由次级性索分化而来
D．卵原细胞由原始生殖细胞分化而来
E．出生时卵巢内已无卵原细胞

33．未分化生殖腺向睾丸分化的决定因素
A．人胚胎细胞的Y染色体上有Y性别决定区
B．原始生殖细胞膜上无H-Y抗原
C．生殖腺细胞的核型为46，XX
D．初级性索细胞膜上有雄激素受体
E．原始生殖细胞膜上有雄激素受体

34．睾丸发生时，初级性索不形成
A．生精小管
B．直精小管
C．白膜
D．睾丸网
E．支持细胞

35．睾丸间质细胞来源于
A．生殖腺嵴的间充质
B．次级性索
C．初级性索
D．中肾管
E．中肾旁管

36．睾丸支持细胞来源于
A．次级性索
B．初级性索

C．体蒂
D．中肾旁管
E．中肾管

37．原始卵泡来源于
A．尿生殖窦
B．中肾小管
C．中肾旁管
D．次级性索
E．生殖腺嵴

38．睾丸下降的描述中，哪一项错误
A．生殖腺尾侧有一条由内胚层形成的引带
B．引带的一端与阴唇阴囊隆起相连
C．引带随胚体生长而相对缩短
D．人胚胎第 7 ～ 8 个月，睾丸下降到阴囊
E．当睾丸下降时，腹膜形成鞘突

39．性未分化期，胚胎有两套生殖管道
A．中肾小管和中肾管
B．中肾管和中肾旁管
C．中肾小管和中肾旁管
D．中肾管和前肾小管
E．前肾小管和中肾旁管

40．中肾旁管头端开口于
A．尿生殖窦后壁
B．腹腔
C．泄殖腔
D．窦结节两侧
E．尿囊

41．形成女性生殖管道的结构是
A．中肾旁管
B．中肾管
C．中肾小管
D．前肾管
E．输尿管芽

42．中肾旁管在女性发育为
A．卵巢冠
B．卵巢旁体
C．子宫、输卵管
D．阴道下部
E．阴道前庭

43．男性胚胎的生殖腺嵴表面上皮发育为
A．间质细胞
B．白膜
C．支持细胞
D．睾丸固有鞘膜
E．精原细胞

44．与睾丸相邻的中肾小管形成
A．生精小管
B．睾丸网
C．睾丸附件
D．输出小管
E．附睾附件

45．中肾管的正常发育分化，依赖其管壁细胞表面的
A．雌激素受体
B．雄激素受体
C．孕激素受体
D．雌激素和孕激素受体
E．促性腺激素受体

46．由中肾管分化形成的器官或结构，哪一项错误
A．附睾管
B．输精管
C．射精管
D．精囊腺
E．输出小管

47．能分泌抗中肾旁管激素的细胞是
A．卵巢的卵原细胞
B．卵巢的卵泡细胞
C．睾丸的精原细胞
D．睾丸支持细胞
E．睾丸间质细胞

48．下列哪种细胞来自间充质
A．卵原细胞
B．睾丸间质细胞
C．支持细胞
D．卵泡细胞
E．精原细胞

49．男性生殖管道的分化，哪一项错误
A．睾丸形成后可分泌抗中肾旁管激素
B．中肾旁管退化
C．邻近睾丸的中肾小管形成输出小管
D．中肾管形成附睾管
E．输精管由残留的中肾旁管形成

50．女性生殖管道的分化，哪一项错误
A．女性生殖管道的分化是在雌激素作用下
B．中肾旁管上段和中段形成输卵管
C．子宫由中肾旁管下段愈合而成
D．窦结节先形成实心的阴道板，以后出现阴道腔
E．处女膜是位于阴道口周边的一层膜

51．先天性腹股沟疝是由于
A．睾丸未下降
B．鞘膜腔过大
C．腹膜腔与睾丸鞘膜腔之间的通道未闭合
D．睾丸鞘膜腔未消失
E．鞘突发育不良

52．人胚胎性分化时，中肾旁管下段应合并而未合并所引起的畸形是
A．双输尿管
B．隐睾
C．阴道闭锁
D．半阴阳
E．双子宫

53．人胚胎性分化时，由于窦结节未发育成阴道板，或阴道板未成管腔状或管腔未通所引起的畸形是
A．脐尿瘘
B．双输尿管
C．阴道闭锁
D．双子宫
E．两性畸形

54．体内有卵巢而外生殖器呈间性的畸形属于
A．睾丸女性化综合征
B．女性假两性畸形
C．男性假两性畸形
D．真半阴阳
E．阴道闭锁

55．男性假两性畸形的描述哪一项正确
A．同时具有睾丸和卵巢，外阴呈间性状态
B．只有卵巢，但外阴呈间性状态
C．只有睾丸，但外阴呈间性
D．只有卵巢，但外阴似男性
E．染色体有46，XX和46，XY两种核型

B 型题

备选答案（第 56 ~ 60 题）
A．次级性索
B．尿生殖窦下段
C．体蒂
D．生后肾原基
E．输尿管芽

56．肾盂发生于
57．肾小管发生于
58．阴道前庭发生于
59．原始卵泡发生于
60．肾小囊发生于

备选答案（第 61 ~ 65 题）
A．中肾小管
B．中肾旁管
C．中肾管
D．卵黄囊壁胚外内胚层
E．尿囊

61．子宫发生于
62．附睾管发生于
63．输出小管发生于
64．输卵管发生于
65．原始生殖细胞发生于

备选答案（第 66 ～ 70 题）
A．尿生殖窦上段
B．尿生殖窦中段
C．尿生殖窦下段
D．尿直肠隔
E．中肾管末端
66．膀胱主要来源于
67．输尿管芽起源于
68．男性尿道的前列腺部及膜部起源于
69．女性阴道前庭的大部分起源于
70．女性尿道起源于

X 型题

71．生后肾原基
A．来源于生肾索尾端
B．受输尿管芽的诱导而产生
C．参与形成肾单位
D．演变成集合小管
E．演变为肾被膜
72．男性胚胎的中肾管分化为
A．输精管
B．附睾附件
C．输出小管
D．精囊腺
E．直精小管
73．由原始生殖细胞分化形成的细胞是
A．精原细胞
B．卵泡细胞
C．卵原细胞
D．支持细胞
E．睾丸间质细胞
74．出生前女性胎儿卵巢内含有大量
A．卵原细胞
B．初级卵母细胞
C．初级卵泡
D．原始卵泡
E．次级卵母细胞
75．后肾的原基是
A．生肾节
B．输尿管芽
C．中肾管
D．生后肾原基
E．中肾小管
76．下列与泌尿系统的发生有关的结构有
A．尿生殖嵴外侧份
B．尿囊
C．尿生殖窦
D．间充质
E．间介中胚层
77．女性胚胎的中肾旁管发育为
A．子宫
B．阴道穹窿部
C．输卵管
D．阴道
E．阴道前庭
78．尿生殖窦演变为
A．膀胱
B．阴道前庭
C．男女尿道
D．精囊
E．阴唇
79．性染色体为 XY，但外生殖器呈间性或女性的原因是
A．雄激素分泌量不足
B．雌激素分泌量不足
C．靶细胞缺乏雄激素受体
D．肾上腺皮质增生
E．抗中肾旁管激素不足
80．关于生殖系统的发生描述正确的是
A．受精时胚胎的遗传性别就决定了，并马上表现出来
B．发生过程包括性未分化和性分化两个阶段
C．早期胚胎有中肾管和中肾旁管两套管道
D．性腺向睾丸方向分化与 Y 染色体有关
E．生殖管道分化也受 Y 染色体直接调控

四、问答题

1．试述后肾的发生，并阐明多囊肾形成的原因。
2．试述泄殖腔的分隔及演变。
3．试述中肾管与中肾旁管的来源和演变。
4．试述睾丸的形成及隐睾形成的原因。

参考答案及难题解析

一、名词解释

1．urogenital ridge（definition and differentiation）

答：尿生殖嵴。人胚发育第4周，间介中胚层逐渐与体节分离形成左右两条纵行的索状结构，为生肾索。生肾索增生形成向体腔突起的纵行隆起，即尿生殖嵴。尿生殖嵴是泌尿、生殖系统发生的原基。

2．mesonephric duct（definition and differentiation）

答：中肾管，又称为Wolffian管。前肾退化时，中肾已开始形成，此时前肾管继续向胚体尾端生长并与中肾小管的外侧端接通形成中肾管，其末端通入泄殖腔。输尿管芽起始处以上的中肾管分化：①若生殖腺分化为睾丸，在雄激素作用下，其头端发育成附睾管，中段形成输精管，尾端形成射精管和精囊；②若生殖腺分化为卵巢，中肾管则退化。

在男女两性，起自中肾管的输尿管芽分化为输尿管、肾盂、肾盏和集合小管；输尿管芽起始部以下的中肾管并入膀胱形成膀胱三角。

3．metanephros（origin and differentiation）

答：后肾。是人的永久肾，起源于输尿管芽和生后肾原基（又称为生后肾组织），输尿管芽将形成成体的输尿管、肾盂、肾盏和集合小管。生后肾原基在邻近的集合小管诱导下分化形成成体肾单位的肾小管，生后肾原基的外周部分分化为肾被膜。

4．metanephrogenic blastema（formation and differentiation）

答：生后肾原基。在输尿管芽的诱导下，生肾索尾端的中胚层组织分化并呈帽状包在输尿管芽的末端形成生后肾原基。生后肾原基在输尿管芽分化形成的集合小管末端的诱导下，增生呈帽状并分化成肾小管各段，一端与集合小管通连，一端膨大凹陷成肾小囊，并与肾动脉分支形成的毛细血管球共同构成肾小体。

5．ureteric bud（formation and differentiation）

答：输尿管芽。是由左右中肾管末端近泄殖腔处向背外侧长出的一对盲管，它与生后肾原基共同分化形成后肾。输尿管芽向胚体头端生长，其尾端形成输尿管，头端膨大反复分支形成肾盂、肾盏和集合小管。

6．urogenital sinus（definition and differentiation）

答：尿生殖窦。为膀胱和尿道发生的原基。泄殖腔被尿直肠隔分隔后其腹侧份为尿生殖窦，可分为3段，上段发育成膀胱，顶端的尿囊退化为纤维索，称为脐中韧带。中段在男性，发育为尿道的前列腺部和膜部；在女性发育为尿道。下段在男性形成尿道海绵体大部，在女性扩大为阴道前庭。

7．polycystic kidney（the cause of occurrence）

答：多囊肾。由于生后肾原基形成的肾小管的远端未与输尿管芽形成的集合小管接通，尿液不能排出，肾单位因尿液积聚而胀大成囊状，故称为多囊肾。多囊肾囊泡的多少与大小存在着很大的差异，对机体的危害与管腔阻塞的数量成正相关。

8．primordial germ cell（formation and differentiation）

答：原始生殖细胞。人胚发育第 4 周，卵黄囊后壁近尿囊处的胚外内胚层迁移出一些大圆形细胞，即原始生殖细胞。后经肠背系膜迁移到未分化生殖腺的初级性索内。精原细胞和卵原细胞均由原始生殖细胞分化来。

9．paramesonephric duct（definition and differentiation）

答：中肾旁管，又称为 Müller 管。中肾旁管由中肾嵴的上皮内陷卷褶而成，中肾旁管上段位于中肾管外侧；中段越过中肾管的腹面，到达中肾管内侧；下段在中线合并。若生殖腺分化为睾丸，中肾旁管退化消失；若分化为卵巢，中肾旁管继续发育，上段和中段形成输卵管，下段发育形成子宫及阴道穹窿部。

二、填空题

1．间介中胚层

2．间介中，生肾索，生殖腺嵴，中肾嵴

3．前肾，中肾，后肾，后肾

4．前肾管

5．后肾，中肾管，中肾小管

6．输尿管芽，生后肾原基

7．中肾管，泄殖腔，输尿管，肾盏，集合小管

8．集合小管，生后肾原基

9．生肾索，弓形集合小管，肾小囊，肾小体，肾小管，肾单位

10．尿直肠隔，原始直肠，尿生殖窦，膀胱，前列腺部，尿道，阴道前庭，尿道海绵体

11．囊泡，多囊肾

12．马蹄，马蹄肾

13．异位肾

14．脐尿瘘

15．性未分化，性分化

16．生殖腺嵴，生殖腺，初级性索

17．胚外内胚层，原始生殖，初级性索

18．睾丸决定因子，生精小管，直精小管，睾丸网，白膜，睾丸间质

19．原始生殖细胞，初级性索

20．XX，次级性索，原始卵泡，原始生殖

21．中肾管，中肾旁管，中肾嵴，腹腔

22．雄激素，输出小管，附睾管，输精管，射精管，精囊

23．中肾旁，输卵管，子宫，阴道穹窿部

24．隐睾

25．真两性，男性假两性，女性假两性

三、选择题

A 型题

1．E　人胚发育第 4 周末，胚体后壁的生肾索增生并突向体腔形成的纵行隆起即尿生殖嵴。

2．D　中肾小管的另一端通入中肾管，而不是开口于体腔。

3．C　后肾发生时，原始位置较低，接近骨盆腔，后来随着输尿管芽的伸展，以及胚体弯曲度的减少，肾逐渐上升至腰部。

4．E　圆柱状胚体形成后，胚胎在羊水内生长发育，后肾产生的尿液排入羊膜腔构成羊水的一部分。

5．D　中肾管在近泄殖腔处向外膨出形成的小盲管为输尿管芽。

6．C　输尿管芽延伸入胚体尾部生肾索内，诱导其增生分化并呈帽状聚集在输尿管芽末端形成生后肾原基。

7．A　间介中胚层分化为泌尿、生殖系统的主要器官。

8．D　生肾节尾侧的间介中胚层增生，并与体节分离形成的纵行索状结构为生肾索。生肾索增生并突向体腔形成尿生殖嵴。尿生殖嵴上出现纵沟后分为中肾嵴和生殖腺嵴两部分。

9．E　生后肾原基聚集在集合小管末端形成"S"形的后肾小管，后肾小管延长弯曲分化为肾小管。

10．D　输尿管芽反复分支形成输尿管、肾盂、肾盏和集合小管。

11．D　远端小管是生后肾原基演变而来。

12．D　弓形集合小管是由输尿管芽演变而来。

13．D　肾小管与集合小管统称为泌尿小管，二者的连接处位于肾小管末端与集合小管起始部。

14．C　后肾起源于中肾管末端的输尿管芽和生肾索末端的生后肾原基。

15．C　参见第 10 题题解。

16．D　参见第 9 题题解。

17．D　泄殖腔被尿直肠隔分隔为腹侧的尿生殖窦和背侧的原始直肠。

18．D　参见第 17 题题解。

19．B　参见第 17 题题解。

20．E　女性尿道由尿生殖窦中段发育形成。

21．A　尿囊退化后形成脐中韧带。

22．A　尿生殖窦上段发育成膀胱。

23．D　在女性，尿生殖窦下段扩大成阴道前庭。

24．D　在男性，尿生殖窦下段形成尿道海绵体的大部。

25．A　参见第 10 题题解。

26．D　多囊肾是由于肾小管的远端未与集合小管接通，致尿液积聚于肾小管内形成囊状。

27．C　马蹄肾是由于两肾的下端在发生时愈合在一起，呈马蹄形。而不是上端愈合在一起。

28．E　原始生殖细胞发生于卵黄囊近尿囊处的胚外内胚层。

29．C　生殖腺嵴表面上皮向其下方的间充质内增生形成未分化生殖腺的初级性索。

30．B　支持细胞起源于初级性索，而卵泡细胞起源于次级性索。

31．C　生精小管内的精原细胞由原始生殖细胞分化而来，不是由初级性索细胞演化而来。

32．B　卵巢发生较晚，约在第 10 周，早期形成的初级性索退化。由表面上皮形成新的细胞索，称为次级性索，分散于卵巢皮质内。次级性索分隔成许多圆形的细胞团，即原始卵泡。卵泡中央有卵原细胞，由原始生殖细胞分化，卵泡周围是一层卵泡细胞，由次级性索细胞分化。

33．A　Y 染色体短臂上有 Y 性别决定区，可编码睾丸决定因子使未分化生殖腺向睾丸分化。

34．C　睾丸发生时，初级性索与表面上皮分离伸入到生殖腺的深部，形成细长弯曲的生精小管，末端发育成直精小管和睾丸网，表面上皮与生精小管之间的间充质形成白膜。初级性索内的上皮细胞形成支持细胞，原始生殖细胞形成精原细胞。

35．A　睾丸间质细胞起源于生殖腺内生精小管之间的间充质。

36．B　参见第 34 题题解。

37．D　参见第 32 题题解。

38．A　引带是生殖腺尾侧中胚层形成的纵索，而不是由内胚层形成。

39．B　性未分化期，胚胎有中肾管和中肾旁管两套生殖管道。

40．B　中肾旁管头端呈漏斗状，开口于腹腔。

41．A　若生殖腺为卵巢，因缺乏睾丸支持细胞分泌的抗中肾旁管激素的抑制，中肾旁管则形成女性生殖管道。

42．C　在女性，中肾旁管发育为输卵管、子宫及阴道穹窿部。

43．C　男胚的生殖腺嵴表面上皮增生形成初级性索，初级性索分化为生精小管的支持细胞。

44．D　在睾丸分泌的雄激素作用下，与睾丸相邻的中肾小管形成附睾头部的输出小管。

45．B　睾丸分泌的雄激素使中肾管正常发育分化。

46．E　若生殖腺分化为睾丸，在睾丸间质细胞分泌的雄激素作用下，中肾管头端发育成弯曲的附睾管，中段变直形成输精管，尾端形成射精管和精囊。

47．D　胚胎时，睾丸支持细胞分泌抗中肾旁管激素。

48．B　睾丸间质细胞源于生精小管之间的间充质。精原细胞和卵原细胞源自原始生殖细胞。支持细胞源自生殖腺嵴表面上皮增生形成的初级性索。卵泡细胞源自生殖腺表面上皮增生形成的次级性索。

49．E　睾丸形成后可分泌抗中肾旁管激素和雄激素。前者使中肾旁管退化。后者使邻近睾丸的中肾小管形成输出小管，使中肾管形成附睾管、输精管、射精管和精囊。

50．A　女性生殖管道的分化不需要激素作用。

51．C　腹膜腔与睾丸鞘膜腔之间的通道未闭合引起先天性腹股沟疝。

52．E　中肾旁管下段未合并而各自发育为子宫称为双子宫，常伴有双阴道。

53．C　窦结节内胚层组织增生形成实心的阴道板，阴道板出现管腔后形成阴道，内侧端与子宫接通，外侧端中央破裂与外界相通，这些过程发生障碍致阴道闭锁。

54．B　如有卵巢，外生殖器呈间性者为女性假两性畸形，多因肾上腺皮质分泌过多的雄激素所致。

55．C　如有睾丸，外生殖器呈间性者为男性假两性畸形，多因雄激素分泌不足所致。

B 型题

56．E　参见第 10 题题解。

57．D　参见第 9 题题解。

58．B　参见第 23 题题解。

59．A　参见第 32 题题解。

60．D　肾小囊是肾小管的起始部分，故源于生后肾原基。

61．B　参见第 42 题题解。

62．C　参见第 46 题题解。

63．A　参见第 44 题题解。

64．B　参见第 42 题题解。

65．D　参见第 28 题题解。

66．A　参见第 22 题题解。

67．E　参见第 5 题题解。

68．B　尿生殖窦中段形成男性尿道的前列腺部及膜部。

69．C　参见第 23 题题解。

70．B　参见第 20 题题解。

X 型题

71．ABCE　集合小管由输尿管芽演变而来，其他部分均来源于生后肾原基。

72．AD　参见第 46 题题解。

73．AC　原始生殖细胞分化形成精原细胞（男性胚胎）或卵原细胞（女性胚胎）。

74．BD　卵原细胞在胎儿期进行旺盛的有丝分裂，在出生前所有卵原细胞均分化为初级卵母细胞，初级卵母细胞和周围的单层卵泡细胞构成原始卵泡。青春期开始，原始卵泡生长发育，卵巢中出现初级卵泡，在排卵前初级卵母细胞完成第一次成熟分裂成为次级卵母细胞。

75．BD　输尿管芽和生后肾原基是后肾发生的原基。

76．ACE　泌尿系统最初来源于间介中胚层，后者增生形成尿生殖嵴，外侧份为中肾嵴，是中肾和后肾发生的原基，尿生殖窦则与膀胱和尿道的形成密切相关。

77．ABC　中肾旁管形成女性的输卵管，子宫和阴道穹隆部。

78．ABC　尿生殖窦的上段演变为膀胱，中段发育成女性尿道或男性尿道前列腺部及膜部，下段在女性扩大为阴道前庭，在男性发育为尿道海绵体的大部。

79．AC　性染色体为 XY，但外生殖器呈间性或女性是男性假两性畸形或睾丸女性化综合征的表现，造成的原因是雄激素分泌量不足或靶细胞缺乏雄激素受体导致雄激素无法发挥生理作用。

80．BCD　受精时胚胎的遗传性别就确定了，但并不马上表现出来，因此生殖系统发生可分为性未分化和性分化两个阶段。性未分化阶段的性腺在男女胚胎表现基本相同，生殖管道则有中肾管和中肾旁管两套。性腺向睾丸方向分化是由 Y 染色体决定，生殖管道的分化则受激素的调控。

四、问答题

1．试述后肾的发生，并阐明多囊肾形成的原因。

答：后肾起源于输尿管芽和生后肾原基。输尿管芽是左右中肾管近泄殖腔处向背外侧长出的一对盲管，它反复分支，逐渐演变为输尿管、肾盂、肾盏和集合小管。生后肾原基是输尿管芽诱导生肾索尾端的中胚层分化，并包在其表面形成的帽状结构。在集合小管末端的诱导下，生后肾原基增生呈帽状包在集合小管的盲端，帽状的生后肾原基逐渐分化成“S”形小管。“S”形小管延长形成肾小管各段，一端与集合小管的盲端通连，另一端膨大凹陷成肾小囊，并与伸入囊内的毛细血管球共同组成肾小体。生后肾原基的外周部形成肾的被膜和肾间质。多囊肾是由于生后肾原基发生的肾小管未与输尿管芽发生的集合小管接通，尿液不能排出。肾小管因尿液积聚而胀大成囊状，故称为多囊肾。多囊肾囊泡的多少与大小存在着很大的差异，对机体的危害与管腔阻塞的数量成正相关。

2．试述泄殖腔的分隔及演变。

答：泄殖腔为后肠末端的膨大部分，其腹侧与尿囊相连。人胚胎发育第7周，尿囊与后肠之间的间充质增生并突入泄殖腔内，形成尿直肠隔，将泄殖腔分为腹侧的尿生殖窦和背侧的原始直肠，泄殖腔膜也被分隔为背侧的肛膜和腹侧的尿生殖窦膜。尿生殖窦分为3段，上段发育为膀胱。随膀胱的扩大，输尿管起始部以下的一段中肾管逐渐并入膀胱形成膀胱三角。从膀胱顶到脐之间的一段尿囊称为脐尿管，以后退化成纤维索，称为脐中韧带。中段保持管状，在女性形成尿道，在男性成为尿道的前列腺部和膜部。下段在男性形成尿道海绵体的大部，女性则扩大成阴道前庭。

3．试述中肾管与中肾旁管的来源和演变。

答：在中肾形成中，中肾嵴内从头向尾相继形成许多横行的中肾小管，其外侧端与向尾侧延伸的前肾管通连后，前肾管即改称为中肾管，其末端通入泄殖腔。在男性中肾管头侧发育成弯曲的附睾管，中段变直形成输精管，尾端形成射精管和精囊。在女性中肾管退化。此外在男女两性，中肾管发生的输尿管芽参与后肾的形成；输尿管芽起始部以下的中肾管并入膀胱形成膀胱三角。中肾旁管由中肾嵴的体腔上皮内陷卷褶而成，头端开口于腹腔，上段与中肾管平行，中段于中肾管的腹面弯向内侧，下段合并成一条管，尾端为盲端，伸到尿生殖窦的背侧壁，在窦腔内形成一隆起，称为窦结节。在男性中肾旁管退化；在女性中肾旁管上段和中段形成输卵管，下段形成子宫及阴道穹窿部。

4．试述睾丸的形成及隐睾形成的原因。

答：生殖腺嵴是生殖腺的原基，其表面上皮增生伸入下方的间充质内形成初级性索。由卵黄囊胚外内胚层迁移出的原始生殖细胞迁入初级性索，此时的性腺为未分化生殖腺。当胚胎性染色体为XY时，Y染色体短臂上的Y性别决定区编码睾丸决定因子使未分化性腺向睾丸发育，表现为初级性索与表面上皮分离并深入间充质内，形成生精小管、直精小管和睾丸网。直至青春期前，生精小管内仅含精原细胞和支持细胞。表面上皮与生精小管间的间充质形成白膜。生精小管间的间充质分化为睾丸间质和睾丸间质细胞。睾丸尾侧至阴囊间有一条索状结构，称为引带。胚胎发育中，由于引带的相对缩短导致睾丸下降至阴囊。如足月儿出生6周后睾丸仍滞留于腹腔或腹股沟等处称为隐睾。

（李海荣）

第二十六章　心血管系统的发生

一、名词解释

1．blood island（time of occurrence，definition，significance）

2．cardiogenic plate（occurrence time，position，structure，significance）

3．endocardial cushion（occurrence time，function）

4．foramen ovale（definition，occurring process）

5．interventricular septum（definition，constitute，formation process）

6．atrial septal defect（the cause of occurrence）

7．ventricular septal defect（the cause of occurrence）

8．tetralogy of Fallot（constitute，the cause of occurrence）

9．patent ductus arteriosus（the cause of occurrence）

二、填空题

1．人胚发育第 15 ～ 16 天，卵黄囊壁的________细胞聚集成细胞团，形成________。后者中央的游离细胞变圆，分化为________，周围的细胞分化成________。

2．人胚外血管发生的时间在________，胚体内血管发生的时间在________，于________时，胚外和胚内的血管网在体蒂处彼此沟通。

3．早期胚胎的原始血管的动脉包括原始消化管背侧的一对________，以及由它发出的数对________分布于卵黄囊，一对________分布于绒毛膜，胚胎头端还有 6 对________。

4．人胚发育第 3 周，口咽膜头端两侧的________细胞增生，形成两条纵行的________板，其内逐渐形成一对原始________，其背侧出现________腔。

5．随着人胚头褶的形成，原来位于口咽膜头侧的________腔和________管转到前肠的腹侧，前者也由原始心管的背侧转到腹侧；由于左右侧褶出现，左右原始心管逐渐融合成一条________，两个围心腔合并为________腔。

6．当心管合并陷入心包腔时，心管周围的________渐密集，形成一层较厚的组织称为________，它分化为心脏的________和________。

7．在心发生中，由于心管各部生长速度不等，使心管发生 3 个膨大，从头至尾依次为________、________和________。

8．在心外形的演变中，心房尾端所出现的膨大称为________窦，心球头侧延伸部分，称为________干，由于心球和心室的生长速度比心管其余部分生长速度快，于是在心球和心室之间形成________形的球室袢，心房逐渐移向心室背侧上方，使心管呈现________形弯曲。

9．人胚发育早期有 3 对静脉通连静脉窦，它们左右对称，分别为________、________和________。

10．在心外形演变中，由于心房腹侧面有________，背侧面有食道，故心房向左右扩展膨出。心房与心室之间缩窄形成__________。

11．在人胚发育第4周末，房室管的心内膜下组织增生，形成背侧和腹侧__________，在第5周时，它们互相靠拢融合，将房室管分隔为左右__________孔。孔周围间充质局部增生，形成__________瓣，右侧为__________瓣，左侧为__________瓣。

12．在心房分隔时，首先在心房顶部背侧壁中央发生一镰状隔膜，称为__________，此隔膜向心内膜垫延伸，其尾缘与心内膜垫之间的孔，称为__________。此后在其上方又出现一个孔，称为__________。人胚发育第5周末，在该隔膜的右侧，从心房顶端腹侧壁又发生一镰状隔膜，称为__________，上面留有一孔，称为__________。

13．在心房分隔过程中，第二房间隔的__________端正好遮盖第二房间孔；而第一房间隔在__________侧恰好遮盖卵圆孔。出生前，右心房内压力__________左心房，下腔静脉进入__________的血液大部分经__________进入__________。

14．胎儿出生后，肺循环建立，这时__________内压力大于__________，使第一房间隔和第二房间隔紧密相贴，左右心房完全分隔。出生后约一年，__________孔完全关闭。

15．静脉窦位于原始心房尾端的背面，分左右两角，以后由于大量血液进入右角，__________角退化，并随着原始心房的扩展，使__________角变大，且被吸收并入右心房，成为右心房的光滑部，原始右心房则形成__________，而__________根部及其左右属支被吸收并入左心房，成为左心房光滑部，原始左心房则形成__________。

16．人胚发育第4周末，在心室底壁近心尖处形成的半月形肌性隔膜称为__________部，此隔向心内膜垫方向生长，与心内膜垫之间留有一孔，称为__________，于第7周末，此孔由三部分融合形成的__________部所封闭，此3部分分别为：左、右__________对向生长并向下延伸；__________的游离缘；__________向下延伸。

17．人胚发育第5周时，心球和动脉干的心内膜组织增生，形成了两条相对的嵴，分别称为__________和__________，两条嵴在中线融合成一条螺旋形的隔膜，称为__________。以后心球并入心室，故肺动脉与__________相通，主动脉与__________相通。主动脉、肺动脉开口处的内膜下组织增厚形成__________瓣。

18．由胎盘来的含氧量高和营养物质丰富的血经__________进入胚体，流经肝时，部分血液经__________注入下腔静脉。

19．当下腔静脉血进入右心房后，由脐静脉来的血大部分经__________进入左心房。

20．在人胚期，从右心室进入胎儿肺动脉的血液大部分经__________注入降主动脉，再经脐动脉到胎盘绒毛内的__________，与绒毛间隙内__________高的母体血进行物质交换。

21．胎儿血液循环与出生后血液循环的不同点在于：胎儿有通向胎盘的2条__________和1条__________；肝内有1条__________；房间隔上有__________，血液可以由__________直接流向__________；肺动脉和主动脉之间有1条__________相连。

22．胎儿出生后，其血液循环发生了下列相应变化：脐动脉、脐静脉和静脉导管闭锁，分别形成__________，__________和__________；肺开始呼吸，肺静脉回心血量增多，左心房内压力高于右心房，使第一房间隔和第二房间隔紧密相贴，__________关闭；肺循环血流量增大，__________导管闭锁，肺动脉血不再向主动脉分流。

23．房间隔缺损主要是由于__________过分短小，或者__________过大，致使第一房间隔不能完全遮盖卵圆孔所致。

24．室间隔缺损最常见的部位是__________部，多由于心内膜垫发育异常所致。

25．法洛四联症包括 4 种缺陷：__________，__________，__________和__________。

26．胎儿出生后，如主动脉和肺动脉的血液仍有沟通，造成动静脉血相混合的畸形是__________。

三、选择题

A 型题

1．造血干细胞最早起源于
A．卵黄囊壁胚外内胚层
B．绒毛膜壁胚外中胚层
C．羊膜腔壁胚外中胚层
D．卵黄囊壁胚外中胚层
E．体蒂

2．原始血管的卵黄静脉和脐静脉
A．均开口于心球
B．均开口于心房
C．均开口于静脉窦
D．前者开口于心房，后者开口于静脉窦
E．前者开口于静脉窦，后者开口于心房

3．人胚最早的造血场所是
A．肝
B．尿囊
C．骨髓
D．卵黄囊
E．脾

4．以下关于血岛的描述哪一项错误
A．最初从卵黄囊的胚外中胚层发生
B．随后也可由羊膜、体蒂的胚外中胚层发生
C．是血管和原始造血干细胞的原基
D．周边的细胞形成血管内皮
E．中央的细胞成为造血干细胞

5．生心板位于
A．前肠腹侧
B．喉气管沟的腹侧
C．口咽膜的前方
D．口咽膜的尾侧
E．喉气管沟的背侧

6．原始心发生于
A．脊索腹侧的胚内中胚层
B．口咽膜前方脏壁中胚层
C．原始胸腔内的脏壁中胚层
D．口咽膜头端两侧的内胚层
E．喉气管沟腹面的胚内中胚层

7．围心腔最早位于
A．生心板背侧
B．口咽膜的尾侧
C．生心板腹侧
D．喉气管沟的腹侧
E．前肠背侧

8．以下关于心管发生的描述哪一项错误
A．口咽膜前方的外胚层增生，形成两条纵行的生心板
B．生心板背侧出现围心腔，生心板形成一对原始心管
C．原来位于口咽膜前方的围心腔和生心板转到前肠的腹侧
D．围心腔由原始心管的背侧转到腹侧
E．左右心管逐渐融合成一条心管

9．胚胎最早执行功能的系统是
A．消化系统
B．心血管系统
C．呼吸系统
D．泌尿系统
E．神经系统

10．早期心管出现 3 个膨大，由头端至尾端依次为
A．心房、心室和静脉窦
B．动脉干、心室和心房
C．心球、心室和心房
D．心房、心室和心球

E．心球、心房和心室

11．以下关于心外形的演变描述中，哪一项错误

A．原始心管为一条纵管

B．心管分为心球、心室及心房3个膨大

C．心管弯曲形成凸向前下方的"U"形弯曲

D．心房移向心室左后上方，并向两侧膨出

E．心房与心室之间缩窄形成房室管

12．心球的一部分参与形成

A．左心室

B．右心室

C．左心房

D．右心房

E．静脉窦

13．心内膜垫位于

A．心球

B．心室

C．心房

D．房室管

E．静脉窦

14．胎儿的右心房大部分来源于下列何种结构

A．原始肺静脉

B．原始心房

C．右肺静脉

D．静脉窦右角

E．腔静脉

15．静脉窦左角逐渐退化，其近端形成成人的

A．冠状动脉

B．下腔静脉

C．上腔静脉

D．冠状窦

E．动脉导管

16．原始心房最终演变为

A．心房的全部

B．心房的大部

C．心房的静脉开口根部

D．心耳

E．萎缩退化

17．心房分隔时，第一房间孔位于

A．第一房间隔头端

B．第二房间隔与心内膜垫之间

C．动脉球嵴与心内膜垫之间

D．第一房间隔与心内膜垫之间

E．第一房间隔与室间隔之间

18．心房分隔时第二房间孔的形成是由于

A．第一房间隔与心内膜垫之间留有的孔

B．第二房间隔与心内膜垫之间留有的孔

C．在第一房间孔未闭之前，第一房间隔上端又产生的孔

D．在第一房间孔封闭后，于第二房间隔上端又产生的孔

E．第一房间隔与第二房间隔未完全合并

19．心房在胚胎时期的分隔状态是

A．左右心房始终不完全分隔，故右心房血液始终可流入左心房

B．左右心房始终不完全分隔，故左心房血液始终可流入右心房

C．至胚胎末期，心房基本分隔完毕，故左右心房血液已不交通

D．至胚胎末期，心房已分隔，血液只能从右心室经室间孔入左心室

E．至胚胎末期，心房已分隔，血液只能从右心房经房室孔入右心室

20．在心房间隔上的卵圆孔是

A．在第二房间隔上，位于第二房间隔的上端，左侧被第一房间隔覆盖

B．在第一房间隔上，位于第二房

间孔的下端，右侧被第一房间隔覆盖
C．在第二房间隔上，位于第二房间孔的上端，右侧被第一房间隔覆盖
D．在第二房间隔上，位于第二房间孔的下端，右侧被第一房间隔覆盖
E．在第二房间隔上，位于第二房间孔的下端，左侧被第一房间隔覆

21．参与心房分隔的结构有
A．第一房间隔和第二房间隔
B．房间隔和心内膜垫
C．房间隔和动脉干嵴
D．房间隔和室间隔膜部
E．房间隔和心球嵴

22．房间隔最后的封闭是由于以下哪两种结构融合而成
A．第一房间隔与心内膜垫
B．第二房间隔与心内膜垫
C．第一房间隔与第二房间隔
D．第二房间隔与动脉干嵴
E．第一房间隔与心球嵴

23．胎儿期，左右心房相通的孔是
A．第一房间孔
B．房室孔
C．卵圆孔
D．房间孔
E．室间孔

24．以下关于心房分隔的描述哪一项错误
A．从心房背侧壁正中线发生第一房间隔，第一房间隔与心内膜垫之间的孔为第一房间孔
B．第一房间孔封闭后，在第一房间隔头端又出现第二房间孔
C．在第一房间隔左侧出现较厚的第二房间隔
D．在第二房间隔尾侧保留卵圆孔
E．第一房间隔的尾侧恰好遮盖卵圆孔

25．心内部分隔时，室间孔位于
A．室间隔肌部与室间隔膜部之间
B．室间隔膜部与心内膜垫之间
C．室间隔肌部与心内膜垫之间
D．室间隔膜部与心球嵴之间
E．室间隔肌部与心球嵴之间

26．心室分隔后的室间隔包括
A．心内膜垫和室间隔肌部
B．心内膜垫和室间隔膜部
C．室间隔肌部和室间隔膜部
D．室间隔肌部和心球嵴
E．室间隔膜部和心球嵴

27．参与室间隔膜部形成的结构有
A．第一房间隔和第二房间隔的结缔组织
B．心内膜垫和左右心球嵴的结缔组织
C．半月瓣基部未分化的结缔组织
D．房室瓣基部未分化的结缔组织
E．心球和心内膜垫的结缔组织结构融合而成

28．以下关于心室分隔的描述哪一项错误
A．在心室侧壁处形成室间隔肌部
B．室间隔肌部与心内膜垫之间有室间孔
C．室间孔被室间隔膜部封闭
D．左右心室完全分隔
E．室间隔包括室间隔肌部和膜部

29．室间孔关闭是在
A．人胚发育第 7 ～ 8 周
B．人胎儿第 4 个月
C．人胎儿第 8 个月
D．出生前不久
E．出生后不久

30．主动脉肺动脉隔可分隔
A．左右肺动脉
B．肺动脉干和升主动脉

C．心房和静脉窦
D．心室和主动脉
E．心房和心室

31．人胚早期血循环的建立开始于
A．第 2 周末
B．第 3 周末
C．第 4 周末
D．第 5 周末
E．第 6 周末

32．胎儿期左右心房之间的血流方向是从
A．左心房经第二房间孔至右心房
B．右心房经卵圆孔、第一房间孔至左心房
C．左心房经卵圆孔至右心房
D．右心房经卵圆孔至左心房
E．左心房经第一房间孔至右心房

33．胎儿血液循环中，含氧量最高的血存在于
A．主动脉
B．肺静脉
C．脐动脉
D．脐静脉
E．动脉导管

34．以下关于胎儿出生后心血管系统变化的描述哪一项错误
A．右心房压力下降
B．左心房压力升高
C．肺循环血流量增加
D．卵圆孔关闭
E．动脉导管开放

35．以下关于胎儿血液循环的描述哪一项错误
A．脐动脉血经静脉导管注入下腔静脉
B．下腔静脉血是混合性的
C．下腔静脉血进入右心房，大部分经卵圆孔入左心房
D．下腔静脉中的血液与上腔静脉中的血液混合后入右心室
E．肺动脉大部分血液经动脉导管注入降主动脉

36．胎儿出生后，脐动脉萎缩形成下列哪种结构
A．肝圆韧带
B．动脉韧带
C．静脉韧带
D．脐正中韧带
E．脐外侧韧带

37．胎儿出生后，脐静脉萎缩形成下列哪种结构
A．肝圆韧带
B．动脉韧带
C．静脉韧带
D．脐正中韧带
E．脐外侧韧带

38．胎儿出生后，剪断脐带，从脐带流出的血液是
A．胎儿的动脉血和静脉血
B．胎儿和母体的动脉血和静脉血
C．母体的动脉血和静脉血
D．胎儿的静脉血和胎盘的动脉血
E．母体的静脉血和胎儿的动脉血

39．出生后血液循环发生变化的主要原因是
A．动脉导管的闭锁
B．静脉导管的闭锁
C．卵圆孔的关闭
D．左右心房不再相通
E．胎盘血液循环中断和肺开始呼吸

40．胎儿血液循环的特点之一是
A．动、静脉血液严格分流
B．主动脉血液可流入肺动脉
C．右心房血液可直接流入左心房
D．肺动脉内血液含氧量高
E．左心房血液流入右心房

41．胎儿心脏内的压力
A．左心房内压力低于右心房
B．左心房内压力高于右心房
C．左右心房压力相近

D．右心室压力最低
E．左右心室压力相近

42．胎儿心房第一房间孔的闭合是由于
A．第一房间隔与第二房间隔的融合
B．第一房间隔与心内膜垫融合
C．第二房间隔与心内膜垫融合
D．第一房间隔与动脉干嵴融合
E．第二房间隔与心球嵴融合

43．常见的房间隔缺损发生在
A．第一房间孔处，因第一房间隔吸收过大
B．第二房间孔处，因第二房间隔吸收过大
C．第一房间孔处，因第一房间隔与心内膜垫未融合
D．卵圆孔处，因第一房间隔吸收面积过大
E．卵圆孔处，因第二房间隔未与心内膜垫融合

44．形成法洛四联症的最主要原因是
A．右心室肥大
B．室间隔膜部缺损
C．主动脉骑跨
D．肺动脉狭窄
E．主动脉肺动脉隔偏位

45．法洛四联症的4种缺损，除外
A．右心室肥大
B．肺动脉狭窄
C．主动脉骑跨
D．室间隔膜部缺损
E．房间隔缺损

46．卵圆孔在结构上闭锁的时间是
A．胎儿即将分娩前
B．胎儿分娩后
C．出生后1岁左右
D．出生后2岁左右
E．出生后3岁左右

B 型题

备选答案（第47～51题）
A．第一房间孔
B．第二房间孔
C．卵圆孔
D．房室孔
E．室间孔

47．被第二房间隔封闭的孔
48．第二房间隔形成的孔
49．第一房间隔与心内膜垫之间形成的孔
50．法洛四联症中未封闭的孔
51．背、腹心内膜垫融合形成的孔

备选答案（第52～56题）
A．房间隔缺损
B．心内膜垫
C．第二房间隔
D．室间隔缺损
E．法洛四联症

52．房室管壁心内膜下组织增生形成
53．覆盖第二房间孔
54．主动脉肺动脉隔偏位形成
55．第一房间隔与心内膜垫未融合形成
56．室间隔膜部缺损形成

备选答案（第57～60题）
A．脐外侧韧带
B．静脉韧带
C．肝圆韧带
D．动脉韧带
E．脐正中韧带

57．脐动脉闭锁形成
58．脐静脉闭锁形成
59．静脉导管闭锁形成
60．动脉导管闭锁形成

X 型题

61．心血管系统发生的特点是
A．由中胚层分化而来
B．胚体内的血管发生早于胚体外

C．在胚体内、外形成的内皮管网互相通连
D．是体内执行功能最早的系统
E．先形成原始心血管系统

62．心管的发生中
A．早期心管在围心腔的背侧
B．由于出现头褶，头侧的心管转到咽的腹侧
C．由于侧褶出现，左右一对心管融合为一条
D．心管来源于生心区，即口咽膜前方的脏壁中胚层
E．心管头端连静脉，尾端连动脉

63．心内膜垫
A．是房室管心内膜下组织增生所形成
B．相互融合将房室管分隔为左、右房室孔
C．参与形成室间隔膜部
D．腹侧壁和背侧壁各一个
E．参与形成半月瓣

64．原始心房的分隔
A．第一房间隔较厚，第二房间隔较薄
B．第二房间隔出现在第一房间隔的右侧
C．卵圆孔位于第二房间隔上，左侧被卵圆孔瓣覆盖
D．第二房间孔出现在第一房间孔未闭之前，在第一房间隔的上端
E．第一房间孔出现后，很快封闭

65．静脉窦的演变
A．静脉窦位于原始心房的背面，左右两个角是对称的
B．左角和右角发展变化不对称
C．大量血液流入右角，右角变大
D．右角被吸收并入右心房
E．左角萎缩，近侧段变为冠状窦

66．原始心室的分隔
A．室间隔分肌部和膜部
B．膜部发生早，肌部发生晚
C．肌部与心内膜垫之间一度有室间孔
D．心内膜垫组织参与膜部的形成
E．膜部薄，肌部厚

67．动脉干与心球的分隔
A．动脉干与心球被分隔为肺动脉干和升主动脉
B．形成一对螺旋状走行的纵嵴
C．纵嵴上段为动脉干嵴、下段为心球嵴
D．纵嵴融合形成主动脉肺动脉隔
E．至出生后才分隔完全

68．室间隔的膜部
A．第二房间隔延伸构成膜部的大部
B．心内膜垫组织参与膜部的形成
C．室间隔肌部参与膜部的形成
D．球嵴参与膜部的形成
E．膜部形成后室间孔封闭

69．动脉导管
A．是肺动脉与降主动脉之间的血管
B．主动脉内的血大部分经动脉导管入肺动脉
C．出生后 3 个月左右完全关闭
D．将演变为动脉韧带
E．内含混合性血液

70．胎儿血液循环的特点是
A．有胎盘循环、无肺循环
B．脐静脉血含氧和营养最丰富
C．肺动脉的大部分血液进入主动脉
D．1 条脐动脉和 2 条脐静脉通向胎盘
E．右心房血经卵圆孔人左心房

71．卵圆孔未闭形成的可能原因包括
A．卵圆孔瓣出现许多穿孔
B．第一房间隔吸收面积过大

C．心内膜垫发育不全
D．第二房间隔发育不全
E．第一房间隔和第二房间隔未发育

72．胎儿血液循环的特有结构包括
A．脐动脉和脐静脉
B．卵圆孔
C．静脉窦
D．动脉导管和静脉导管
E．心内膜垫

73．胎儿出生后血液循环的变化包括
A．左心房血压升高
B．卵圆孔关闭
C．动脉导管关闭
D．肺动脉的血液全部进入肺
E．右心房血压升高

74．动脉干与心球分隔异常可能造成
A．房间隔缺损
B．法洛四联症
C．主动脉和肺动脉错位
D．主动脉或肺动脉狭窄
E．室间隔缺损

75．法洛四联症包括
A．肺动脉狭窄
B．室间隔缺损
C．主动脉骑跨
D．右心室肥大
E．房间隔缺损

四、问答题

1．简述心血管系统发生的特点及原始心血管系统的形成。
2．试述心房内部分隔过程，其心内分流作用及常见先天畸形的原因。
3．试述心室内部分隔过程及常见先天畸形的原因。
4．试述心球和动脉干的分隔过程及常见先天畸形的原因。
5．试述胎儿血循环特点及出生后的变化。

参考答案及难题解析

一、名词解释

1．blood island（time of occurrence，definition，significance）

答：血岛。人胚发育第 15 ~ 16 天，卵黄囊壁上的胚外中胚层细胞聚集成团，形成血岛。血岛是原始血管和原始血细胞的原基。血岛中央的细胞变圆，分化为造血干细胞，周围的细胞形成血管内皮细胞，相邻血管内皮细胞互相连接形成原始的毛细血管网。

2．cardiogenic plate（occurrence time，position，structure，significance）

答：生心板。人胚发育第 18 ~ 19 天，口咽膜头侧的生心区内中胚层细胞聚集，形成的前后纵行、左右并列的一对细胞板。位于围心腔的腹侧。生心板是心脏发生的原基。以后生心板内逐渐形成一对原始心管。

3．endocardial cushion（occurrence time，function）

答：心内膜垫。在人胚发育第 4 周末，房室管的心内膜下组织增生形成背侧和腹侧的心内膜垫，在第 5 周时，两者互相靠拢融合，将原始房室管分隔为左右房室管。心内膜垫和左右心球嵴及室间隔肌部共同参与形成室间隔膜部，封闭室间孔。

4．foramen ovale（definition，occurring process）

答：卵圆孔。是胚胎时期心房分隔过程中留下的孔。人胚发育第5周末，在第一房间隔右侧又出现一个较厚的镰状隔膜，称为第二房间隔，该隔也向心内膜垫延伸，在其尾侧保留的卵圆形孔，称为卵圆孔。

5．interventricular septum（definition，constitute，formation process）

答：室间隔。左右心室之间的隔膜，由室间隔肌部和室间隔膜部构成。人胚发育第4周末，在心室底壁近心尖处，形成半月形的室间隔肌部，与心内膜垫之间的孔为室间孔。于第7周末，室间孔由室间隔膜部所封闭。室间隔膜部由以下3部分形成：左、右心球嵴对向生长并向下延伸；室间隔肌部的游离缘；心内膜垫向下延伸。

6．atrial septal defect（the cause of occurrence）

答：房间隔缺损。由房间隔发育异常而引发的左右心房相通的畸形。可由下列原因产生：①卵圆孔瓣上出现许多穿孔；②第一房间隔在形成第二房间孔时过度吸收，导致卵圆孔瓣太小，不能完全遮盖卵圆孔；③第二房间隔发育异常，形成过大的卵圆孔，不能完全被卵圆孔瓣遮盖；④第一房间隔过度吸收，同时第二房间隔又形成过大的卵圆孔，导致更大的房间隔缺损。此外，心内膜垫发育不全，第一房间隔不能与其融合，也可造成房间隔缺损。

7．ventricular septal defect（the cause of occurrence）

答：室间隔缺损。由室间隔发育不全而引发的左右心室相通的畸形。有室间隔膜部缺损和室间隔肌部缺损两种情况。膜部缺损较常见，是由于心内膜垫或心球嵴发育不良，在室间隔膜部形成时不能和室间隔肌部融合所致。肌部缺损较少见，是由于其形成过程中心肌膜组织过度吸收，造成室间隔肌部出现一或多个孔道，使左右心室相通。

8．tetralogy of Fallot（constitute，the cause of occurrence）

答：法洛四联症。包括4种缺陷：肺动脉狭窄、室间隔缺损、主动脉骑跨和右心室肥大。这种畸形多由于主动脉肺动脉隔偏向肺动脉侧造成，引起肺动脉狭窄，右心室排血受阻，压力增高，导致其代偿性肥大。

9．patent ductus arteriosus（the cause of occurrence）

答：动脉导管未闭。发生的原因可能是由于出生后的动脉导管壁肌组织不能收缩，使肺动脉和主动脉保持相通。主动脉的血液分流入肺动脉，肺循环血量增加，体循环血量减少，引起肺动脉高压、右心室肥大等，影响患儿生长发育。

二、填空题

1．胚外中胚层间充质，血岛，造血干细胞，内皮细胞

2．第15～16天，第18～20天，第3周末

3．背主动脉，卵黄动脉，脐动脉，弓动脉

4．脏壁中胚层，生心，心管，围心

5．围心，心，心管，心包

6．间充质，心肌外套层，心肌膜，心外膜

7．心球，心室，心房

8．静脉，动脉，“U”，“S”

9．左右总主静脉，脐静脉，卵黄静脉

10．心球，房室管

11．心内膜垫，房室，房室，三尖，二尖
12．第一房间隔，第一房间孔，第二房间孔，第二房间隔，卵圆孔
13．头，尾，大于，右心房，卵圆孔，左心房
14．左心房，右心房，卵圆
15．左，右，右心耳，肺静脉，左心耳
16．室间隔肌，室间孔，室间隔膜，心球嵴，室间隔肌部，心内膜垫
17．心球嵴，动脉干嵴，主动脉肺动脉隔，右心室，左心室，半月
18．脐静脉，静脉导管
19．卵圆孔
20．动脉导管，毛细血管，含氧
21．脐动脉，脐静脉，静脉导管，卵圆孔，右心房，左心房，动脉导管
22．脐外侧韧带，肝圆韧带，静脉韧带，卵圆孔，动脉
23．卵圆孔瓣，卵圆孔
24．室间隔膜
25．肺动脉狭窄，主动脉骑跨，室间隔缺损，右心室肥大
26．动脉导管未闭

三、选择题

A 型题

1．D　人胚发育第 15 ~ 16 天，卵黄囊的胚外中胚层细胞聚集成团，形成血岛。血岛中央细胞分化成造血干细胞。

2．C

3．D

4．B

5．C　心脏发生于生心区，此区位于胚盘头端，口咽膜前方的脏壁中胚层中。

6．B

7．A

8．A

9．B　循环系统发生最早，人胚发育第 3 周末时，胚胎开始血液循环，是最早执行功能的系统。

10．C　由于心管不同部位生长速度不同，心管从头端至尾端依次分为心球、心室和心房 3 部分。

11．A　原始心管是一对纵管。

12．B

13．D　人胚发育第 4 周末，房室管心内膜下组织增生，形成背侧和腹侧的心内膜垫；第 5 周时，背侧和腹侧心内膜垫互相靠拢融合，形成左右房室管。

14．D

15．D

16．D　人胚发育第 7 ~ 8 周，原始右心房扩展很快，将静脉窦右角并入右心房，成为永久性右心房的光滑部，原始右心房则成为右心耳。原始左心房最初只是单独一条肺静脉

通入，此肺静脉分出左右属支，各支再分为两支。当原始心房扩展时，肺静脉根部及其左右属支被吸收并入左心房，结果有 4 条肺静脉直接开口于左心房，参与形成永久性左心房光滑部，原始左心房则成为左心耳。

17．D　在心内膜垫发生的同时，心房背侧正中线上，发生一个镰状隔膜，称为第一房间隔，第一房间隔向心内膜垫方向生长，下方留有一孔，称为第一房间孔。

18．C　随第一房间隔与心内膜垫的生长，两者逐渐融合而将第一房间孔封闭，在第一房间孔封闭之前，在第一房间隔上端又产生一孔，即第二房间孔。

19．A　约在人胚发育 5 周时，在心房顶部背侧壁上长出第一房间隔。此隔与心内膜垫之间留有第一房间孔。在第一房间孔尚未封闭之前，于第一房间隔上端又发生第二房间孔，故左右心房始终能相通。同时，在第一房间隔的右侧又发生第二房间隔，其间留有卵圆孔。由于第一房间隔的组织薄而柔软，故可起卵圆孔瓣膜的作用。心房分隔时，左右心房之间始终有孔存在，而且由于胎儿肺不呼吸，造成右心房血压大于左心房，因此在胎儿期，右心房的血液始终可流入左心房。

20．E

21．A　参与心房分隔的结构有第一房间隔和第二房间隔，心内膜垫和动脉球嵴等结构仅参与室间隔膜部的形成，而不参与房间隔的形成。

22．C　胎儿出生后，肺循环建立，左心房内压力大于右心房，第一房间隔和第二房间隔紧密相贴，左右心房完全分隔，卵圆孔约在出生后一年左右闭锁。

23．C

24．C　第二房间隔是在第一房间隔右侧出现。

25．C　于人胚发育第 4 周末，在心室底壁近心尖处，形成半月形的室间隔肌部，室间隔肌部与心内膜垫之间留有一孔为室间孔。

26．C　心室底壁长出室间隔肌部后，于人胚发育第 7 周末，室间隔肌部与心内膜垫之间的室间孔由室间隔膜部封闭。室间隔膜部由 3 部分形成：左右心球嵴对向生长并向下延伸；室间隔肌部的游离缘；心内膜垫向下延伸部分。

27．B　参见第 24 题题解。

28．A　室间隔肌部是在心室底壁的近心尖处长出。

29．A

30．B　动脉干嵴和心球嵴是由动脉干和心球的心内膜下组织，增厚形成的两条相互对应的螺旋状嵴，两条嵴在中线融合形成主动脉肺动脉隔，使动脉干和心球分隔为两条相互盘绕的管道，即肺动脉干和升主动脉。

31．B　参见第 9 题题解

32．D　参见第 19 题题解

33．D　胎儿血液循环中，由胎盘来的含氧量高和营养物质丰富的动脉血是经脐静脉进入胎体的。

34．E　胎儿出生后，由于肺开始呼吸，肺循环血流量增大，肺动脉血不再向主动脉分流，动脉导管闭锁成为动脉韧带。

35．A　由胎盘来得含氧量高和营养物质丰富的动脉血经脐静脉进入胚体，而不是脐动脉流经肝时大部分血液经静脉导管注入下腔静脉。

36．E

37．A

38．D　脐带内有两条脐动脉和一条脐静脉，脐静脉内含由胎盘来得含氧量高和营养物质丰富的动脉血，而脐动脉内含经过胎儿血液循环后的静脉血，此静脉血经脐动脉到达胎盘绒毛内的毛细血管，与绒毛间隙内含氧量高的母体血进行气体交换，然后经脐静脉入胎儿体内。所以脐带内为胎儿的静脉血（脐动脉内）和胎盘来的动脉血（脐静脉内）。

39．E　胎儿出生后，由于肺开始呼吸，脐带剪断后胎盘血液循环停止，从而使胎儿出生后血液循环发生了一系列变化，如卵圆孔封闭，静脉导管闭锁和动脉导管闭锁等。

40．C　胎儿时期由于心房始终不完全分隔，右心房内压力大于左心房，使下腔静脉进入右心房的血液大部分经卵圆孔进入左心房，这是胎儿血液循环的特点之一，其余答案均不对。

41．A　由于胎儿肺不呼吸，故进入肺动脉内的血液大部分经动脉导管进入主动脉，只有少部分的血液回流入肺，所以左心房内的压力低于右心房。

42．B　参见第 18 题题解。

43．D　房间隔缺损最多发生在卵圆孔部位，原因很多：如由第一房间隔形成的卵圆孔瓣过分短小，不能遮盖卵圆孔；或第二房间隔发育不全，致使卵圆孔过大，正常发育的第一房间隔形成的卵圆孔瓣不能完全遮盖卵圆孔等。

44．E　法洛四联症的最主要原因是主动脉肺动脉隔向肺动脉侧偏位，引起肺动脉狭窄、室间隔缺损、主动脉骑跨和右心室肥大。

45．E　法洛四联症的四种缺陷是：①肺动脉狭窄；②室间隔缺损；③主动脉骑跨；④右心室肥大。房间隔缺损不包括在内。

46．C

B 型题

47．B　第一房间孔封闭之前，第一房间隔上部中央通过细胞凋亡出现许多小孔，若干小孔融合成一个大孔，称为第二房间孔。被第二房间隔封闭。

48．C　第二房间隔从心房背侧壁向心内膜垫方向生长，当其下缘的两个角与心内膜垫遇合后，其下缘中央凹陷处形成的一个卵圆形的孔，称为卵圆孔。

49．A　第一房间隔下缘与心内膜垫之间的一个孔道，称为第一房间孔，沟通左右心房。

50．E　法洛四联症包括肺动脉狭窄、室间隔缺损、主动脉骑跨和右心室肥大 4 种异常的先天性心血管畸形。其中室间隔缺损导致室间孔未封闭。

51．D　背、腹心内膜垫融合将房室管分成左右两份，成为房室之间的孔道，即左房室孔和右房室孔。

52．B　房室管壁心内膜下组织增生形成心内膜垫。

53．C　参见第 47 题题解。

54．E　主动脉肺动脉隔偏位形成法洛四联症。包括肺动脉狭窄、室间隔缺损、主动脉骑跨和右心室肥大 4 种异常的先天性心血管畸形。肺动脉狭窄造成右心室肥大，粗大的主动脉向右侧偏移而骑跨在室间隔缺损处。

55．A　第一房间隔与心内膜垫未融合形成。

房间隔缺损是由房间隔发育异常而引发的左右心房相通的畸形，可由很多原因产生。心内膜垫发育不全，第一房间隔不能与其融合，也可造成房间隔缺损。

56．D　室间隔膜部缺损形成。

室间隔缺损是由室间隔发育不全而引发的左右心室相通的畸形。室间隔膜部缺损多见，肌部缺损少见。

57．A　脐动脉闭锁形成脐外侧韧带。

58．C　脐静脉闭锁形成肝圆韧带。

59．B　静脉导管闭锁形成静脉韧带。

60．D　动脉导管闭锁形成动脉韧带。

X 型题

61．ACDE　原始心血管系统的发生约于 3 周初形成胚外血管，约于 3 周中形成胚内血管；故胚体内的血管发生早于胚体外是错误的。

62．BCD　人胚发育第 18 ～ 19 天，生心区的中胚层内出现围心腔，围心腔腹侧细胞密集，形成前后纵行、左右一对生心板，以后生心板内逐渐形成一对原始心管。心管的头端连动脉，尾端连静脉，两端固定在心包上。

63．ABCD　心内膜垫和左右心球嵴及室间隔肌部共同参与形成室间隔膜部，封闭室间孔，并不参与形成半月瓣。

64．BCDE

65．ABCDE

66．ACDE　人胚发育第 4 周末，形成室间隔肌部；第 7 周末，室间隔膜部形成。

67．ABCD

68．BCDE

69．ACDE　肺动脉血液 90% 以上通过动脉导管注入降主动脉。

70．ABCE　胎儿有 2 条脐动脉和 1 条脐静脉。

71．ABCDE

72．ABD

73．ABCD

74．BCD

75．ABCD

四、问答题

1．简述心血管系统发生的特点及原始心血管系统的形成。

答：心血管系统发生的特点是：①心血管系统是胚胎发生中最早执行功能的系统，约在人胚发育第 3 周末开始血液循环；②原始心血管系统的发生经历了先胚外，后胚内，约于第 3 周初期形成胚外血管，约于第 3 周中期形成胚内血管；③心血管系统是由中胚层分化而来，首先形成原始心血管系统，在此基础上经过复杂的生长、合并、新生和萎缩等改建过程，而逐渐完善，形成成体的心血管系统。

原始心血管系统的形成：人胚发育的第 15 ～ 16 天，卵黄囊壁的胚外中胚层细胞聚集成团，形成血岛。血岛中央的细胞变圆，分化为造血干细胞，周围的细胞分化为内皮细胞，内皮细胞围成原始血管，相邻血管互相连接，并与体蒂和绒毛膜的胚外中胚层形成的血管网连接，形成了胚体外的原始血管网。在人胚发育第 18 ～ 20 天，胚体内各处的间充质细胞出现裂隙，裂隙周边的细胞变扁，分化为内皮细胞，围成内皮性原始血管，相邻血管相互连接，形成胚内原始血管网（内无血细胞）；第 3 周末，胚外和胚体内的血管网在体蒂处沟通，形成原始心血管系统，并开始血液循环。

2．试述心房内部分隔过程，其心内分流作用及常见先天畸形的原因。

答：在人胚发育第4周末，心房分隔时，在其顶部背侧壁的正中线处发生一个镰状隔膜，称为第一房间隔，它向心内膜垫延伸，其尾缘与心内膜垫之间留有一孔称为第一房间孔。该孔封闭后，在第一房间隔的上部中央又出现一个孔，称为第二房间孔。第五周末，在第一房间隔右侧又发生一个较厚的镰状隔膜，称为第二房间隔，该隔也向心内膜垫延伸，在其下方保留的卵圆形孔称为卵圆孔。在心房分隔中，第二房间隔上部正好遮盖第二房间孔；而第一房间隔下部恰好遮盖卵圆孔，成为卵圆孔瓣。出生前，由于右心房内压力高于左心房，故下腔静脉进入右心房的血液大部分经卵圆孔进入左心房，而左心房的血液却不能倒流入右心房。胎儿出生后，肺循环建立，这时左心房内压力大于右心房，使第一房间隔和第二房间隔紧密相贴，左右心房完全分隔，卵圆孔约在出生后一年左右完全封闭。心房分隔中最常见的心脏畸形是卵圆孔未闭导致的房间隔缺损，它是由于卵圆孔瓣过小或卵圆孔过大，致使第一房间隔不能完全遮盖卵圆孔所致。

3．试述心室内部分隔过程及常见先天畸形的原因。

答：人胚发育第4周末，心室底壁近心尖处组织向心内膜垫方向生长，形成一半月形肌性隔膜，称为室间隔肌部，它向心内膜垫方向生长，在室间隔上方留有一孔，称为室间孔。于人胚发育第7周末，此孔由室间隔膜部所封闭。室间隔膜部由以下3部分形成：左右心球嵴对向生长并向下延伸；室间隔肌部的游离缘；心内膜垫向下延伸。常见的先天畸形是室间隔缺损，多由于心内膜垫或心球嵴发育不良所致。

4．试述心球和动脉干的分隔过程及常见先天畸形的原因。

答：人体胚胎发育第5周时，心球和动脉干的心内膜下组织增生，形成两条相对的嵴，分别称为心球嵴和动脉干嵴，两条嵴在中线融合成一条螺旋形的隔膜，称为主动脉肺动脉隔，将动脉干和心球分隔成肺动脉干和升主动脉。以后心球并入心室，故肺动脉和右心室相通，主动脉和左心室相通。主动脉、肺动脉开口处的内膜下组织增厚形成半月瓣。常见的先天性畸形是法洛四联症。它包括4种缺陷：即肺动脉狭窄、室间隔缺损、主动脉骑跨和右心室肥大。这种畸形多由于主动脉肺动脉隔偏向肺动脉侧，引起肺动脉狭窄、肥大的主动脉骑跨在室间隔膜部缺损处。由于肺动脉狭窄，右心室排血受阻，导致其代偿性肥大。

5．试述胎儿血循环特点及出生后的变化。

答：在人体胚胎时期，胎儿血液循环特点：①胎儿有通向胎盘的两条脐动脉和一条脐静脉，脐动脉将胎儿的静脉血运至胎盘，经物质交换后，又经脐静脉将动脉血送回胚体内；②肝内有一条连接脐静脉和下腔静脉的静脉导管，使一部分动脉血进入下腔静脉；③房间隔上有卵圆孔，使下腔静脉来的动脉血可以由右心房直接流入左心房，经左心室注入主动脉；④肺动脉和主动脉之间有一条动脉导管，使大部分混合血进入降主动脉。

胎儿出生后，其血液循环的变化：①脐静脉闭锁，成为由脐部至肝的肝圆韧带，脐动脉大部分闭锁成为脐外侧韧带，仅近侧段保留成为膀胱上动脉；②肝的静脉导管闭锁，成为静脉韧带；③胎儿出生后，脐静脉闭锁，从下腔静脉注入右心房的血液减少，右心房压力减小，同时肺开始呼吸，肺静脉回心血量增多，左心房内压力高于右心房，使第一房间隔和第二房间隔紧密相贴，卵圆孔封闭形成卵圆窝，左右心房血液不再相通；④由于肺呼吸后，肺循环血流量增大，肺动脉血不再向主动脉分流，则动脉导管闭锁成为动脉韧带。

（刘慧雯）

第二十七章　神经系统的发生

一、名词解释

1．neural tube（formation and differentiation）
2．mantle layer（definition and differentiation）
3．marginal layer（definition and differentiation）
4．anencephaly（the cause of occurrence and characteristic）
5．myeloschisis（the cause of occurrence and characteristic）
6．hydrocephalus（the cause of occurrence and characteristic）
7．Rathke pouch（definition）

二、填空题

1．神经系统起源于__________，由__________和__________分化而成。

2．神经褶是脊索诱导其背侧中线的_________所形成的。神经褶闭合形成_________，其前端膨大，形成__________；后段衍化为__________。

3．神经管的管壁为假复层柱状上皮，称为________。上皮的基膜较厚，称为________，而腔内面的一层膜，称为__________。随着神经上皮的不断分化，神经管的管壁由内向外依次逐渐分化为__________、__________和__________3层。

4．套层是__________由和__________构成的一层细胞层。

5．成神经细胞属分裂后细胞，一般不再分裂增殖，起初为圆形，称为__________，以后产生突起，依次为__________、__________和__________。

6．成神经胶质细胞首先分化为各类胶质细胞的前体细胞，包括_________和_________。然后，前者分化为__________和__________，后者分化为__________。

7．神经管下段分化为_________，其管腔分化为_________；室管膜层分化为_________；边缘层分化为__________；套层分化为__________。

8．人胚发育第4周末，神经管头端形成3个膨大的脑泡，由前向后依次为_________、__________和__________。

9．人胚发育第5周时，前脑泡的头端向两侧膨大，形成左右两个__________，以后演变为大脑半球；而其尾端则形成__________。中脑泡演变为__________。菱脑泡演变为头侧的__________和尾侧的__________；前者又演变为__________和__________，后者演变为__________。脑的内腔成为__________和__________。

10．脑壁的演化与脊髓相似，套层增厚使侧壁分成了背侧的________和腹侧的________，前者中的神经核多为__________，后者中的神经核多为__________。

11．神经嵴分化为周围神经系统的__________、__________和肾上腺的__________等。神经嵴细胞向两侧迁移，分列于神经管的__________，分化为__________和__________；位于胸段的神经嵴，部分细胞迁移至背主动脉的__________，分化为__________。

12．肾上腺的髓质来自__________，皮质来自__________。

13．腺垂体是由__________胚层形成的__________分化而来的，而神经垂体则由__________形成的神经垂体芽分化形成。

三、选择题

A 型题

1．诱导神经管发生的结构是

A．脊索

B．原条

C．原结

D．体节

E．神经沟

2．神经管壁为

A．假复层柱状上皮

B．单层柱状上皮

C．单层立方上皮

D．复层柱状上皮

E．假复层纤毛柱状上皮

3．关于神经管，哪一项错误

A．中胚层增厚形成神经板后再形成神经管

B．在神经管形成过程中神经褶边缘的细胞游离形成神经嵴

C．神经管壁早期由神经上皮构成

D．神经上皮分化为成神经细胞与成神经胶质细胞

E．成神经细胞分化为各种神经细胞

4．关于套层的描述，哪一项错误

A．由成神经细胞和成胶质细胞组成

B．增厚形成背侧的翼板和腹侧的基板

C．端脑套层中的大部分细胞迁至外表面形成大脑白质

D．端脑套层中的大部分细胞聚集成团形成神经核

E．分化为脊髓灰质

5．大脑皮质的组织发生哪项错误

A．海马齿状回是最早出现的皮质结构

B．梨状皮质为旧皮质

C．套层中的大部分细胞迁移到表层分化为神经细胞形成大脑皮层

D．大脑皮质出现比梨状皮质早

E．大脑皮质中的神经细胞呈层状分布

6．出生前脊髓下端

A．与第 1 腰椎平齐

B．与第 2 腰椎平齐

C．与第 3 腰椎平齐

D．与第 4 腰椎平齐

E．与第 5 腰椎平齐

7．感觉中继核多由

A．基板的细胞聚集分化而成

B．顶板的细胞聚集分化而成

C．底板的细胞聚集分化而成

D．翼板的细胞聚集分化而成

E．界沟的细胞聚集分化而成

8．神经嵴不能分化形成下列哪种细胞

A．神经节细胞

B．施万细胞

C．卫星细胞

D．室管膜细胞

E．肾上腺髓质嗜铬细胞

9．交感神经节由

A．颈段的神经嵴迁移而成

B．胸段的神经嵴迁移而成

C．腰段的神经嵴迁移而成

D．骶段的神经嵴迁移而成

E．尾段的神经嵴迁移而成

10．神经垂体来源于

A．间脑底部的神经外胚层

B．端脑底部的神经外胚层

C．中脑底部的神经外胚层

D．后脑底部的神经外胚层

E．末脑底部的神经外胚层

11．神经嵴演化所形成的结构是
A．脑神经节、肾上腺髓质
B．脊神经节、小脑
C．脑神经节、脑垂体
D．脊神经节、髓核
E．脊神经节、肾上腺皮质
12．关于拉特克囊，哪一项错误
A．来源于口凹顶的外胚层上皮
B．于胚胎第 3 周开始形成
C．为腺垂体的原基
D．与神经垂体芽协同形成脑垂体
E．来源于口凹底的外胚层上皮
13．以下对肾上腺发生的描述中，哪一项错误
A．髓质的嗜铬细胞由神经嵴分化而成
B．皮质来自肠系膜根部与发育中的生殖腺嵴之间的中胚层
C．髓质的交感神经节细胞由神经嵴分化而成
D．到出生时皮质可见球状带和束状带
E．到出生时皮质已可见球状带、束状带和网状带
14．前神经孔未闭所致的畸形是
A．无脑儿
B．脊柱裂
C．脊膜膨出
D．脊髓裂
E．脑积水
15．后神经孔未闭可形成
A．无脑儿
B．脊髓裂
C．脊柱裂
D．露脑
E．脑积水

B 型题

备选答案（第 16 ～ 21 题）
A．端脑
B．间脑
C．中脑
D．后脑
E．末脑
16．大脑半球来源于
17．脑桥来源于
18．小脑来源于
19．延髓来源于
20．神经垂体来源于
21．松果体来源于

备选答案（第 22 ～ 27 题）
A．神经管室管膜层
B．神经管套层
C．神经管边缘层
D．神经管管腔
E．神经嵴
22．室管膜来源于
23．脊髓灰质来源于
24．脊髓中央管来源于
25．脑、脊神经节来源于
26．大脑白质来源于
27．各种神经核来源于

备选答案（第 28 ～ 32 题）
A．脑膜脑膨出
B．隐性脊柱裂
C．髓脊膜膨出
D．脊膜膨出
E．脑膜膨出
28．多位于腰骶部，患处皮肤表面有毛发，脊髓、脊膜和神经根均正常
29．多位于腰骶部，患处有一皮肤囊袋，袋中有脊膜和脑脊液，但无脊髓和神经根
30．多位于腰骶部，患处有一皮肤囊袋，袋中既有脊膜和脑脊液，又有脊髓和神经根
31．多位于枕部，患处有一皮肤囊袋，袋中有脑脊膜和脑脊液
32．多位于枕部，患处有一皮肤囊袋，

袋中既有脑脊膜和脑脊液，又有脑组织

X 型题

33．可分化为肾上腺的胚层是
A．外胚层
B．中胚层
C．内胚层
D．胚外中胚层
E．胚外内胚层

34．脑垂体的发育原基包括
A．拉特克囊
B．间脑侧壁
C．神经垂体芽
D．边缘层
E．套层

35．神经嵴可分化形成
A．神经节
B．神经垂体
C．脊髓
D．周围神经
E．肾上腺髓质

36．神经管可分化形成
A．脑
B．神经垂体
C．神经节
D．脊髓
E．松果体

37．菱脑泡可演变为
A．端脑
B．间脑
C．后脑
D．中脑
E．末脑

38．神经管缺陷包括
A．无脑畸形
B．脑积水
C．脊髓裂
D．脊膜膨出
E．脊髓、脊膜膨出

四、问答题

1．什么是神经嵴，它形成哪些结构与细胞？
2．试述神经上皮的分化及神经管管壁的组织形成。
3．试述脊髓形成的过程。
4．试述脑的形成。
5．肾上腺是如何形成的。
6．试述脑垂体的发生。

参考答案及难题解析

一、名词解释

1．neural tube（formation and differentiation）

答：神经管。在脊索诱导下，其背侧的外胚层增厚，形成神经板，神经板中央沿长轴凹陷为神经沟，沟两侧隆起成神经褶，褶在神经沟中段愈合并向头尾延伸成管状，称为神经管。神经管将来分化为中枢神经系统的脑和脊髓等。

2．mantle layer（definition and differentiation）

答：套层。在神经管形成后，神经上皮细胞不断分裂增殖，先后形成成神经细胞和成神经胶质细胞，迁移至神经上皮的外周，形成一层新的细胞层，称为套层。套层将来分化为脊髓灰质和脑皮质等。

3．marginal layer（definition and differentiation）

答：边缘层。在神经管形成后，神经上皮不断分化，形成套层；之后，套层中的成神经细胞增生，长出突起伸至套层外周，形成一层新的结构，称为边缘层。边缘层中尚有少量迁入的星形胶质细胞和少突胶质细胞。边缘层将来分化为脊髓白质和脑白质等。

4．anencephaly（the cause of occurrence and characteristic）

答：无脑儿。这是由于早期发育过程中，前神经孔未闭所引起的神经系统的一种常见畸形。常伴有颅顶骨发育不全，称为露脑。

5．myeloschisis（the cause of occurrence and characteristic）

答：脊髓裂。这是由于人胚早期发育过程中，后神经孔未闭所引起的一种神经系统的先天畸形常伴有相应节段的脊柱裂。临床体征主要见表面皮肤裂开，脊髓发育不全并直接暴露于体表。

6．hydrocephalus（the cause of occurrence and characteristic）

答：脑积水。是一种比较多见的先天畸形，多由脑室系统发育障碍、脑脊液生成和吸收失去平衡所致，以中脑导水管和室间孔狭窄或闭锁最常见。临床体征主要见胎儿头部特别大。

7．Rathke pouch（definition）

答：拉特克囊。起源于口咽膜前方，口凹顶的外胚层上皮向背侧（间脑底壁）外突，形成一囊状突起，称为拉特克囊。拉特克囊为腺垂体的原基。

二、填空题

1．神经外胚层，神经管，神经嵴

2．神经外胚层，神经管，脑，脊髓

3．神经上皮，外界膜，内界膜，室管膜层（神经上皮层），套层，边缘层

4．成神经细胞，成神经胶质细胞

5．无极成神经细胞，双极成神经细胞，单极成神经细胞，多极成神经细胞

6．成星形胶质细胞，成少突胶质细胞，原浆性纤维性，星形胶质细胞，少突胶质细胞

7．脊髓，中央管，室管膜，脊髓白质，脊髓灰质

8．前脑泡，中脑泡，菱脑泡

9．端脑，间脑，中脑，后脑，末脑，脑桥，小脑，延髓，脑室，中脑导水管

10．翼板，基板，感觉中继核，运动核

11．神经节，神经胶质细胞，髓质，背外侧，脑神经节，脊神经节，背外侧，交感神经节

12．外胚层，中胚层

13．外胚层，拉特克囊，间脑

三、选择题

A 型题

1．A　人胚发育第 3 周初，脊索诱导其背侧中线的神经外胚层形成神经管。

2．A　神经管管壁的上皮为假复层柱状上皮，称为神经上皮。

3．A　神经管是由外胚层分化来的。外胚层在脊索诱导下增厚形成神经板，而后神经板凹陷形成神经沟，沟的两侧为神经褶，两侧神经褶融合形成神经管。

4．C　端脑套层中的大部分细胞，迁至外表面，形成大脑皮质，而大脑白质是由边缘层分化而来的。

5．D　大脑皮层是套层中的细胞迁移到表层分化为神经细胞而形成的，发生最晚。

6．C　出生前脊髓下端与第 3 腰椎平齐。

7．D　套层中的细胞聚集成团或细胞柱，形成各种神经核，其中翼板中的神经核多为感觉中继核，而基板中的神经核多为运动核。

8．D　室管膜细胞来源于神经管管壁的室管膜层，而不是神经嵴。

9．B　位于胸段的神经嵴，部分细胞迁至背主动脉的背外侧，形成交感神经节。

10．A　间脑底部的神经外胚层向腹侧突出，形成一漏斗状突起，称为神经垂体芽，进一步形成神经垂体。

11．A　神经嵴演化所形成的结构是神经节、肾上腺髓质、施万细胞、皮肤黑素细胞。

12．E　拉特克囊来源于口凹顶的外胚层上皮，而不是口凹底的外胚层上皮。

13．E　胎儿出生时肾上腺皮质仅见球状带和束状带，到 3 岁才出现网状带。

14．A　前神经孔未闭形成无脑儿。

15．B　后神经孔未闭形成脊髓裂。

B 型题

16．A　大脑半球来源于端脑。

17．D　脑桥来源于后脑。

18．D　小脑来源于后脑。

19．E　延髓来源于末脑。

20．B　神经垂体来源于间脑。

21．B　松果体来源于间脑。

22．A　室管膜来源于神经管室管膜层。

23．B　脊髓灰质来源于神经管套层。

24．D　脊髓中央管来源于神经管管腔。

25．E　脑、脊神经节来源于神经嵴。

26．C　大脑白质来源于神经管边缘层。

27．B　各种神经核来源于神经管套层。

28．B　隐性脊柱裂多位于腰骶部，患处皮肤表面有毛发，脊髓、脊膜和神经根均正常。

29．D　脊膜膨出多位于腰骶部，患处有一皮肤囊袋，袋中有脊膜和脑脊液，但无脊髓和神经根。

30．C　髓脊膜膨出多位于腰骶部，患处有一皮肤囊袋，袋中既有脊膜和脑脊液，又有脊髓和神经根。

31．E　脑膜膨出多位于枕部，患处有一皮肤囊袋，袋中有脑脊膜和脑脊液。

32．A　脑膜脑膨出多位于枕部，患处有一皮肤囊袋，袋中既有脑脊膜和脑脊液，又有脑组织。

X 型题

33．AB　肾上腺髓质来自外胚层，皮质来自中胚层。

34．AC　脑垂体由拉特克囊和神经垂体芽两个来源不同的原基共同发育而成。

35．ADE　神经嵴可分化形成周围神经系统，包括神经节和周围神经。还可形成肾上腺髓质等。

36．ABDE　神经管可分化形成中枢神经系统，包括脑和脊髓，还可形成神经垂体、松果体等。

37．CE　菱脑泡可演变为后脑和末脑，端脑和间脑由前脑泡形成，中脑由中脑泡演变而来。

38．ACDE　脑积水多由脑室系统发育障碍、脑脊液生成和吸收失去平衡所致。其余均为常见的神经管缺陷。

四、问答题

1．什么是神经嵴，它形成哪些结构与细胞？

答：在神经管形成过程中，神经褶边缘的一部分细胞游离下来，在神经管的背外侧形成两条纵行的细胞索，称为神经嵴。神经嵴细胞向两侧迁移，分列于神经管的背外侧，并聚集成细胞团，分化为脑、脊神经节；胸部神经嵴细胞迁移至背主动脉的背外侧形成节段性排列的交感神经节；部分神经嵴细胞迁移至肾上腺，分化为肾上腺髓质，迁移至后鳃体，演化为甲状腺的滤泡旁细胞，迁移至皮肤，分化为黑色素细胞；另外头端的部分神经嵴细胞尚可演变为间充质细胞。

2．试述神经上皮的分化及神经管管壁的组织形成。

答：神经管形成后，其管壁分化为假复层柱状上皮，称为神经上皮。上皮的基膜厚，称为外界膜，管腔内表面有一层膜，为内界膜。神经上皮细胞增殖、迁移至上皮外周，部分分化为成神经细胞，部分分化为成神经胶质细胞。由此在神经上皮的外周由两种细胞形成一层新的细胞层，称为套层。原来的神经上皮停止分化，形成一层立方或矮柱状细胞，称为室管膜层。套层的成神经细胞很快长出突起，并逐渐增长伸至套层外周，形成一层新的结构，称为边缘层。同时套层中的成神经胶质细胞也逐渐分化为星形胶质细胞和少突胶质细胞，有的细胞也进入边缘层。由此，神经管管壁分为 3 层，即室管膜层、套层和边缘层。

3．试述脊髓形成的过程。

答：脊髓由神经管的下段形成。后神经孔闭合后，神经管的管腔形成脊髓中央管。套层的腹侧壁增厚形成基板，逐渐分化为脊髓前角；套层的背侧壁增厚形成翼板，逐渐分化为脊髓后角；套层的若干成神经细胞聚集于基板和翼板之间形成脊髓侧角。边缘层逐渐分化为脊髓的白质。

4．试述脑的形成。

答：脑由神经管的上段形成。前神经孔闭合后，神经管管腔形成脑室和中脑导水管。神经管头端膨大形成前、中、菱脑泡。前脑泡的头端向两侧膨大形成端脑，并逐渐发育成大脑半球，尾端逐渐形成间脑；中脑泡形成中脑；菱脑泡形成头侧的后脑和尾侧的末脑。后脑形成脑桥和小脑。末脑形成延髓。

套层增厚，侧壁形成翼板和基板。其神经元迁移至脑表面分化为皮质；边缘层分化为白质。而中脑和菱脑中的神经元多聚集成神经核。

5．肾上腺是如何形成的。

答：肾上腺皮质来自中胚层，人胚发育第5周时，肠系膜根部与发育中的生殖腺嵴之间的中胚层表面上皮增生并穿入间充质，分化为胎儿皮质，胎儿皮质出生后很快退化；以后表面上皮细胞第二次增生，并进入间充质，围绕在胎儿皮质周围，成为永久皮质，永久皮质在胎儿后期开始分化，到出生时可见球状带和束状带，3岁才出现网状带。肾上腺髓质来自外胚层，胚胎第7周时，神经嵴细胞迁移进入胎儿皮质下，绝大部分分化成髓质的嗜铬细胞，极少数分化成交感神经节细胞。

6．试述脑垂体的发生。

答：脑垂体是由两个来源截然不同的原基共同发育而成。腺垂体来自拉特克囊，神经垂体来自神经垂体芽。人胚发育第3周，口凹顶的外胚层上皮向背侧（间脑底壁）外突，形成一囊状突起，即拉特克囊。稍后，间脑底部的神经外胚层向腹侧突出，形成一漏斗状突起，即神经垂体芽。拉特克囊和神经垂体芽逐渐增长并相互接近，最后形成脑垂体。

（郭泽云）

第二十八章　眼和耳的发生

一、名词解释

1．optic vesicle（definition）

2．optic cup（definition and differentiation）

3．lens vesicle（definition and differentiation）

4．pupillary membrane（definition，differentiation and deformity）

5．otic vesicle（definition and differentiation）

6．choroid fissure（definition）

二、填空题

1．在眼的形成过程中，前脑两侧突出左右两个________，其近端变细，称为________，并与前脑分化所形成的__________相连；其远端膨大，并凹陷形成双层的杯状结构，称为__________。

2．体表外胚层在__________诱导下增厚，形成__________，并陷入__________内，与体表外胚层脱离，发育形成__________。

3．眼的各部分是由__________、__________、__________及其周围的间充质分化形成。

4．视杯的外层分化为视网膜的__________，内层分化为视网膜的__________细胞、__________细胞、__________细胞和__________细胞。

5．视杯和视柄下方向内凹陷形成一条纵沟，称为__________。

6．人胚发育第 7 周，脉络膜裂封闭，玻璃体动、静脉穿经玻璃体的一段退化，并遗留一残迹称为__________。

7．晶状体前壁细胞为__________，后壁细胞呈__________，并逐渐向前壁方向伸长，形成__________。

8．晶状体赤道区的上皮细胞不断增生变长，形成新的__________，原有的纤维逐渐退化，形成__________；后者可区分成__________、__________、__________、__________和__________。

9．在晶状体的诱导下，其邻近的体表外胚层分化为__________，其下方的分化为角膜的其余各层。在晶状体泡与角膜上皮间的间充质内出现的腔隙称为__________。虹膜与睫状体形成后，虹膜、睫状体与晶状体之间形成__________。

10．视杯周围的间充质分为内外两层，内层富含__________和__________细胞，并分化成眼球壁的__________，外层分化为__________。

11．人胚发育第 7 周，眼球前方与角膜上皮毗邻的形成上下两个皱褶，分别发育成__________和__________。

12．泪腺由上皮下陷形成，出生后第__________周才具有分泌泪液的功能。

13．人胚发育第 4 周，在菱脑的诱导下，其两侧的体表外胚层形成听板、听窝后与体表外胚层分离，形成一个囊状的结构称为________，并分化形成________和________，并在背端内侧长出一个小囊管，为________。

14．第1咽囊向________扩伸，远侧盲端膨大形成________，近端形成________。第1鳃膜形成鼓膜，鼓室周围的________分化形成3个________。

15．外耳道的外侧段由________演变形成。外耳道的内侧段由________演变而成。耳廓是由周围间充质增生，形成________个结节状隆起称为________，演变形成________。

三、选择题

A型题

1．视网膜的色素上皮层来自
A．视杯内层
B．视杯外层
C．视柄
D．晶状体板
E．间充质

2．组成视网膜视部的是
A．视杯内层
B．视杯外层
C．视柄
D．晶状体板
E．间充质

3．视神经来自于
A．视杯内层
B．视杯外层
C．视柄
D．晶状体板
E．间充质

4．晶状体来自于
A．视杯内层
B．视杯外层
C．视柄
D．晶状体板
E．间充质

5．眼前房来自于
A．晶状体与角膜上皮之间间充质内的腔隙
B．视杯周围间质内的腔隙
C．晶状体与玻璃体之间间充质的腔隙
D．晶状体泡内部间充质内的腔隙
E．视杯周围间充质内的腔隙

6．脉络膜来自于
A．视杯周围间充质的内层
B．视杯周围间充质的外层
C．视杯口边缘部的间充质
D．晶状体周围的间充质
E．视柄周围的间充质

7．巩膜来自于
A．视杯周围间充质的内层
B．视杯周围间充质的外层
C．视杯口边缘部的间充质
D．晶状体周围的间充质
E．视柄周围的间充质

8．与膜迷路形成有关的结构是
A．听泡
B．第1咽囊
C．第1鳃沟底
D．第1鳃沟
E．第1鳃弓

9．与中耳鼓室形成有关的结构是
A．听泡
B．第1咽囊
C．第1鳃沟底
D．第1鳃沟
E．第1鳃弓

10．耳廓来自于
A．听泡
B．第1咽囊
C．第1鳃沟
D．第1鳃膜

E．耳丘

11．鼓膜来自于

A．听泡

B．第 1 咽囊

C．第 1 鳃沟底

D．间充质

E．3 个胚层

12．视泡来自于

A．前脑泡侧壁突出

B．中脑泡侧壁突出

C．菱脑泡侧壁突出

D．后脑侧壁突出

E．末脑侧壁突出

13．视柄形成后可

A．与端脑相连

B．与间脑相连

C．与中脑相连

D．与后脑相连

E．与末脑相连

14．玻璃体来自于

A．间充质

B．晶状体泡

C．前脑泡

D．中脑泡

E．体表外胚层

15．角膜来自于

A．体表外胚层

B．间充质

C．神经外胚层

D．内胚层

E．体表外胚层和间充质

B 型题

备选答案（第 16 ~ 22 题）

A．视杯内层

B．视杯外层

C．视杯周围间充质内层

D．视杯周围间充质外层

E．视柄

16．视网膜色素上皮层来自于

17．视网膜的视杆（锥）细胞来自于

18．脉络膜来自于

19．巩膜来自于

20．视神经来源于

21．视网膜的双极细胞来源于

22．视网膜的节细胞来源于

备选答案（第 23 ~ 28 题）

A．晶状体

B．角膜

C．前房

D．后房

E．脉络膜裂

23．晶状体泡演变成

24．体表外胚层及间充层分化成

25．晶状体泡与角膜上皮间的腔隙可形成

26．巩膜、睫状体和晶状体之间可形成

27．视杯及视柄下方向内凹陷形成的纵沟是

28．玻璃体动脉、静脉位于

备选答案（第 29 ~ 33 题）

A．囊状听泡

B．咽鼓管隐窝

C．3 个听小骨原基

D．外耳道

E．耳廓

29．听窝闭合后与体表外胚层分离形成

30．第 1 咽囊远侧形成

31．咽鼓管隐窝上方的间充质形成

32．第 1 腮沟演变成

33．耳丘演变成

备选答案（第 34 ~ 40 题）

A．虹膜缺损

B．瞳孔膜存留

C．先天性白内障

D．先天性青光眼

E．先天性耳聋

34．脉络膜裂在虹膜处未完全闭合，瞳

孔呈钥匙孔样导致
35. 覆盖在晶状体前面的瞳孔膜在出生前吸收不完全可导致
36. 出生前晶状体不透明可导致
37. 巩膜静脉窦发育异常或缺失可导致
38. 外耳道闭锁可导致
39. 听骨链僵直可导致
40. 骨迷路、膜迷路发育异常可导致

X 型题

41. 由视泡直接演变形成的是
A. 视杯
B. 视柄
C. 视网膜视部
D. 视网膜盲部
E. 视神经
42. 参与眼各部分发育的包括
A. 晶状体泡
B. 间充质
C. 间脑
D. 视柄
E. 视杯
43. 视杯的内层可分化形成视网膜的
A. 色素上皮
B. 视杆细胞
C. 视锥细胞
D. 双极细胞
E. 节细胞
44. 虹膜的外层上皮可分化成
A. 复层扁平上皮
B. 高柱状上皮
C. 色素上皮
D. 瞳孔括约肌
E. 瞳孔开大肌
45. 导致先天性青光眼的主要原因包括
A. 巩膜静脉窦发育异常或缺失
B. 基因突变
C. 母体妊娠早期感染风疹病毒
D. 白内障
E. 虹膜缺损
46. 参与内耳膜迷路形成的是
A. 听泡
B. 间充质
C. 软骨囊
D. 骨迷路
E. 外淋巴间隙
47. 前庭囊可形成的上皮包括
A. 耳蜗管上皮
B. 球囊上皮
C. 椭圆囊上皮
D. 半规管上皮
E. 鼓膜内上皮
48. 鼓膜来自于
A. 鼓室周围间充质
B. 鼓室
C. 咽鼓管
D. 鼓膜内上皮
E. 鼓膜外上皮
49. 第 1 咽囊向背外侧扩伸可形成
A. 外耳道外侧段
B. 外耳道内侧段
C. 外耳道口
D. 鼓室
E. 咽鼓管
50. 导致先天性耳聋的主要原因包括
A. 外耳道闭锁
B. 听骨链僵直
C. 骨、膜迷路异常
D. 螺旋器损伤
E. 基因突变

四、问答题

1. 试述视泡的形成和演变。
2. 试述听泡的形成和演变。

3．试述眼与耳发育过程中常见的先天畸形。

4．试述 Pax6 基因与眼发育的关系。

参考答案及难题解析

一、名词解释

1．optic vesicle（definition）

答：视泡。人胚发育第 4 周，当神经管前端闭合成前脑时，前脑泡向外膨出左右一对囊泡，称为视泡。

2．optic cup（definition and differentiation）

答：视杯。视泡远端膨大并向内凹陷形成双层杯状结构称为视杯。视杯内层分化为视网膜的视杆细胞、视锥细胞、双极细胞和节细胞；视杯外层分化为视网膜的色素上皮层。

3．lens vesicle（definition and differentiation）

答：晶状体泡。受视泡的诱导，体表外胚层增厚形成晶状体板。随后晶状体板向视杯内凹陷，与体表外胚层脱离，形成晶状体泡，并进一步发育演变为晶状体。

4．pupillary membrane（definition，differentiation and deformity）

答：瞳孔膜。晶状体前面的间充质形成一层膜状结构，其周边部较厚，将来形成虹膜基质；中央部薄，封闭视杯口，称为瞳孔膜。出生前，瞳孔膜被吸收而消失，若未完全消失，即可导致瞳孔膜残留的畸形。

5．otic vesicle（definition and differentiation）

答：听泡。在菱脑的诱导下，其两侧的体表外胚层增厚，继而向下方的间充质内陷，并与体表外胚层分离，形成一个囊状结构，称为听泡。听泡将与其周围的间充质一起共同演变成膜迷路。

6．choroid fissure（definition）

答：脉络膜裂。人胚发育第 5 周，视杯与视柄的底部向内凹陷，形成的一条纵沟，称为脉络膜裂。

二、填空题

1．视泡，视柄，间脑，视杯

2．视泡，晶状体板，视杯，晶状体泡

3．视杯，视柄，晶状体泡

4．色素上皮层，节，视锥，杆视，双极

5．脉络膜裂

6．玻璃体管

7．立方形，高柱状，晶状体纤维

8．晶状体纤维，晶状体细胞核，晶状体核，胚胎核，胎儿核，婴儿核，成人核

9．角膜上皮，前房，后房

10．血管，色素，血管膜，巩膜

11．上眼睑，下眼睑

12．6

13．听泡，前庭囊，耳窝囊，内淋巴管

14．背外侧，管鼓隐窝，咽鼓管，间充质，听小骨原基

15．第 1 腮沟，外耳道栓，6，耳丘，耳廓

三、选择题

A 型题

1．B　视杯外层形成视网膜的色素上皮层，视杯内层形成视网膜的其他各层。

2．A　视杯内、外两层间的视泡腔变窄、消失后，两层直接相贴，形成视网膜的视部。

3．C

4．D　在视杯的诱导下，体表外胚层增厚形成晶状体板，并脱离体表外胚层，陷入视杯内形成晶状体泡，最终发育为晶状体。

5．A　位于晶状体泡与角膜上皮间间充质内出现的腔隙即为前房。

6．A　视杯周围间充质的内层发育为脉络膜，外层发育为巩膜。

7．B　参见第 6 题题解。

8．A　听泡形成了膜迷路的上皮。

9．B　第 1 咽囊向背外侧扩伸，远侧盲端膨大形成中耳鼓室，近端细窄形成咽鼓管。

10．E　耳丘围绕在外耳道口合并，演变成耳廓。

11．E　鼓膜由鼓室的内胚层和第 1 鳃沟底的外胚层分别形成其内、外上皮，两上皮间为间充质即中胚层。

12．A　来自前脑两侧左右两个突出。

13．B　与前脑分化的间脑相连。

14．A　位于视杯内与晶状体泡之间的间充质发育而成。

15．E　体表外胚层分化成角膜的复层扁平上皮，间充质分化成角膜的其余各层。

B 型题

16．B　视网膜色素上皮层来自于视杯外侧。

17．A　视网膜的视杆（锥）细胞来自于视杯内层。

18．C　脉络膜来自于视杯周围间充质内层。

19．D　巩膜来自于视杯周围间充质外层。

20．E　视神经来源于视柄。

21．A　视网膜的双极细胞来源于视杯内层。

22．A　视网膜的节细胞来源于视杯内层。

23．A　晶状体泡演变成晶状体。

24．B　体表外胚层及间充层分化成角膜。

25．C　晶状体泡与角膜上皮间的腔隙可形成前房。

26．D　巩膜、睫状体和晶状体之间可形成后房。

27．E　视杯及视柄下方向内凹陷形成的纵沟是脉络膜裂。

28．E　玻璃体动脉、静脉位于脉络膜裂。

29．A　听窝闭合后与体表外胚层分离形成囊状听泡。

30．B　第 1 咽囊远侧形成咽鼓管隐窝。

31．C　咽鼓管隐窝上方的间充质形成 3 个听小骨原基。

32．D　第 1 腮沟演变成外耳道。

33．E　耳丘演变成耳廓。

34．A　脉络膜裂在虹膜处未完全闭合，瞳孔呈钥匙孔样导致虹膜缺损。

35．B　覆盖在晶状体前面的瞳孔膜在出生前吸收不完全可导致瞳孔膜存留。

36．C　出生前晶状体不透明可导致先天性白内障。

37．D　巩膜静脉窦发育异常或缺失可导致先天性青光眼。

38．E　外耳道闭锁可导致先天性耳聋。

39．E　听骨链僵直可导致先天性耳聋。

40．E　骨迷路、膜迷路发育异常可导致先天性耳聋。

X 型题

41．AB　视网膜视部是由视杯两层间的视泡腔变窄、消失后，两层相贴构成；视网膜盲部是由视杯口边缘部内层上皮与外层色素上皮相贴，并向晶状体与角膜之间的间充质内延伸所形成；视神经则由视柄演变而成。

42．ABDE　间脑仅与视柄相连，眼的各部发育不涉及间脑。

43．BCDE　视杯分为内、外两层，外层分化为视网膜色素上皮。

44．DE　睫状体部内层上皮分化为非色素上皮；虹膜部内层上皮分化为色素上皮；虹膜外层上皮分化为瞳孔括约肌和瞳孔开大肌。

45．AB　母体在早期感染风疹病毒容易引起先天性白内障；白内障是因晶状体不透明（混浊）所致；虹膜缺损是因脉络膜裂在虹膜处未完全闭合所致。

46．AB　内耳膜迷路周围的间充质分化成软骨囊并包绕膜迷路，之后再由软骨囊骨化成骨迷路，至此膜迷路包裹在骨迷路内，两者间的腔隙为外淋巴间隙。

47．CD　耳蜗囊形成球囊上皮和耳蜗管上皮；鼓室内胚层与第 1 腮沟底的外胚层相贴，分别形成鼓膜内、外上皮。

48．ADE　鼓膜来自于三胚层，第 1 咽囊向背外侧扩伸后，远侧盲端膨大形成鼓室，而近端细窄形成咽鼓管。

49．DE　第 1 鳃沟向内深陷形成漏斗状管道，并演变成外耳道外侧段及外耳道口；外耳道栓内部细胞退化形成的管腔为外耳道内侧段。

50．ABCDE　内、中、外耳的发育异常和基因突变均可导致先天性耳聋。

四、问答题

1．试述视泡的形成和演变。

答：人胚发育第 4 周时，前脑侧壁向外侧突出形成左右两个视泡。视泡远端膨大并向内凹陷形成双层杯状结构，称为视杯。视泡近端变细，称为视柄，并与前脑分化的间脑相连。视杯分内、外两层。视杯内层分化为视网膜的视杆细胞、视锥细胞、双极细胞和节细胞；视杯外层分化为视网膜的色素上皮层。在视杯口边缘部，内层细胞不增生，可与外层分化的色素上皮相贴，形成视网膜盲部。

2．试述听泡的形成和演变。

答：人胚发育第 4 周时，菱脑两侧的体表外胚层在菱脑的诱导下增厚，继而向下方的间充质内陷，并与体表外胚层分离，形成一个囊状结构称为听泡。听泡初期呈梨形，以后向背腹方向延伸增大，形成背侧的前庭囊和腹侧的耳窝囊，并向背端内侧伸出一小囊管即内淋巴管，最后听泡及其周围的间充质一起演变为膜迷路。其中的间充质再进一步演变成骨迷路包套在膜迷路的外方，骨、膜迷路间为外淋巴间隙。

3．试述眼与耳发育过程中常见的先天畸形。

答：眼发育过程常见的先天性畸形有：先天性白内障是一种以眼睛晶状体混浊为特征的疾病。先天性白内障主要是由于母体在妊娠早期感染风疹病毒引起，导致晶状体的透明度发生异常的一种先天性缺陷。也可由遗传性或其他原因引起。先天性青光眼属常染色体隐性遗传性疾病，因巩膜静脉窦或小梁网发育障碍所致。其次还有虹膜缺损、视网膜缺损、瞳孔膜残留、无眼及独眼等。耳发育过程常见的先天性畸形有：先天性耳聋和耳廓畸形。在每 1 000 个新生儿就会有 1 个先天性耳聋。许多干扰耳朵发生的因素都可以导致听力障碍。如风疹病毒等可能导致内耳螺旋器发育不良，也可由遗传性或其他原因引起。

4．试述 Pax6 基因与眼发育的关系。

答：Pax6 为眼发育中最主要的调节基因之一。研究表明 Pax6 基因不仅与虹膜发育有关，同时也与晶状体形成后期、角膜及神经视网膜形成等密切相关。Pax6 在多种动物中同源，且表达方式高度保守，与遗传性眼病关系密切。

（吴　岩）

第二十九章　先天畸形与预防

一、名词解释

1．congenital malformations（definition）
2．teratology（definition）
3．teratogen（definition）
4．sensitive period of teratogenesis（definition）
5．degree of heritability（definition and meaning）

二、填空题

1．先天畸形的发生原因包括__________、__________和__________。研究先天畸形发生原因、过程和机制的科学称为__________。

2．引起先天畸形的遗传因素可分为__________和__________两类。

3．引起先天畸形的环境因素称为__________，包括__________、__________、__________、__________和__________等5类。

4．在胎期，胎儿受致畸因子作用而发生的畸形多属于__________和__________，但一般不出现__________的畸形。

5．常用的产前检查方法有__________、__________和__________。

三、选择题

A型题

1．下列哪一项不属于染色体畸变
A．Turner综合征
B．先天性愚型
C．Klinefelter综合征
D．猫叫综合征
E．苯丙酮酸尿症

2．Turner综合征属于
A．性染色体单体型
B．性染色体三体型
C．常染色体数目增多
D．常染色体数目减少
E．染色体结构畸变

3．下列哪一项不属于基因突变
A．镰状细胞贫血
B．肾上腺肥大
C．软骨发育不全
D．先天性睾丸发育不全
E．皮肤松垂症

4．下列哪一项不属于环境致畸因子
A．生物
B．物理
C．化学
D．药物
E．染色体异常

5．下列哪一项不属于其他致畸因子范畴
A．大量酗酒
B．大量吸烟
C．严重缺氧
D．严重营养不良
E．过度疲劳

6．下列哪项不属于生物致畸因子范畴

A．风疹病毒
B．弓形体
C．伤寒杆菌
D．梅毒螺旋体
E．巨细胞病毒

7．胚体最易受到致畸因子作用而发生畸形的时段为受精后
A．1 ~ 2 周
B．3 ~ 5 周
C．3 ~ 8 周
D．5 ~ 10 周
E．5 ~ 12 周

8．反应停的致畸敏感期为受精后
A．7 ~ 14 天
B．14 ~ 21 天
C．21 ~ 40 天
D．28 ~ 50 天
E．35 ~ 60 天

9．下列哪一项不属于畸形早发现、早诊断、早防治常见检查手段
A．羊水检查
B．绒毛膜检查
C．胎儿镜检查
D．B 型超声波检查
E．X 射线检查

10．下列哪一项不属于致畸因子
A．某些多环芳香碳氢化合物
B．某些亚硝基化合物
C．碳水化合物
D．某些烷基化合物
E．某些苯类化合物

B 型题

备选答案（第 11 ~ 15 题）
A．25%
B．1.3%
C．10%
D．65%
E．50%

11．1986 年我国对围产儿进行监测结果显示：畸形儿的发生率为
12．遗传因素引起出生缺陷占
13．环境因素引起出生缺陷占
14．遗传因素与环境因素相互作用和原因不明引起出生缺陷占
15．受精后第一个月，风疹病毒的致畸发生率为

备选答案（第 16 ~ 20 题）
A．猫叫综合征
B．Turner 综合征
C．Klinefelter 综合征
D．Down 综合征
E．代谢性遗传病

16．性染色体单体引起的先天性卵巢发育不全称为
17．性染色体三体引起的先天性睾丸发育不全称为
18．5 号染色体短臂末端断裂缺失引起
19．21 号染色体三体引起
20．基因突变除引起少数畸形外，主要是造成

备选答案（第 21 ~ 25 题）
A．先天性耳聋
B．胎儿酒精综合征
C．无脑畸形
D．水俣病
E．胎儿鼻发育异常

21．大量饮酒
22．大量链霉素
23．甲基汞
24．抗凝血剂香豆素
25．抗肿瘤药物氨基蝶呤

X 型题

26．致畸性药物包括
A．多数抗肿瘤药物
B．某些抗惊厥药物
C．某些抗凝血药物
D．某些抗生素

E．某些激素

27．已确定对人类有明显致畸作用的物理性致畸因子

A．各种射线

B．高温

C．机械性损伤

D．严寒

E．微波

28．关于致畸敏感期正确描述的是

A．不同发育阶段的胚胎对致畸因子作用的敏感程度不同

B．胚期前两周受到致畸因子多发生畸形，严重者出现死亡

C．胚期第 3 至 8 周是最易发生畸形的致畸敏感期

D．不同的致畸因子对胚胎作用的致畸敏感期不同

E．胎期胎儿受到致畸因子作用不出现畸形

29．取孕妇体内几种细胞做核检查可早期诊断先天畸形

A．羊水细胞

B．输卵管上皮

C．阴道上皮细胞

D．绒毛膜细胞

E．蜕膜细胞

30．先天畸形的预防措施是

A．做好孕妇保健，防止环境致畸

B．孕期谨慎用药，防止药物致畸

C．戒烟戒酒

D．孕期应避免和减少射线照射

E．孕期多参加体育锻炼

四、问答题

1．试述环境因素与遗传因素在致畸中的相互作用。

2．举例说明哪些环境因素对人类有致畸作用。

参考答案及难题解析

一、名词解释

1．congenital malformations（definition）

答：先天畸形。由于胚胎发育紊乱而出现的形态结构异常称为先天畸形，出生即已存在，属于出生缺陷的一种。

2．teratology（definition）

答：畸形学。研究各种先天畸形发生原因、过程和机理的科学。

3．teratogen（definition）

答：致畸因子。能引起先天畸形的环境因素。

4．sensitive period of teratogenesis（definition）

答：致畸敏感期。受到致畸作用最易发生畸形的发育时期。

5．degree of heritability（definition and meaning）

答：遗传度。在环境因素与遗传因素相互作用引起的先天畸形中，衡量遗传因素所起作用的指标称为遗传度。遗传度越高，说明遗传因素在畸形发生中的作用越大。

二、填空题

1．遗传因素，环境因素，两者相互作用，畸形学

2．染色体畸变，基因突变

3．致畸因子，生物性致畸因子，物理性致畸因子，致畸性药物，化学性致畸性因子，其他致畸因子

4．微观结构异常，功能缺陷，宏观形态

5．羊水检查，绒毛膜活检，仪器检查

三、选择题

A 型题

1．E　苯丙酮酸尿症是由基因突变引起。

2．A　Turner 综合征的染色体核型为（45，X0），性染色体数目减少，属于性染色体单体型。

3．D　先天性睾丸发育不全归属于染色体畸变。

4．E　染色体异常归属于遗传因素，不属于环境因素。

5．E　其他致畸因子包括吸烟、酗酒、缺氧和营养不良，但未见疲劳与先天畸形有关的报道。

6．C　伤寒杆菌因不能透过胎盘屏障而无生物致畸作用。

7．C　此期胚胎细胞增生，分化活跃，胚体形态发生复杂变化，极易受到致畸因子干扰而发生器官形态结构畸形。

8．C　受精后的 3 ～ 8 周胚体细胞增殖分化活跃，极易受到如反应停这类化学药品的干扰，而出现器官形态结构畸形。

9．E　各类射线对胚体细胞均有不同程度的损伤作用，而胚体细胞对各类射线又十分敏感，孕妇应尽量避免各类射线的照射。

10．C　碳水化合物即糖类物质不具备致畸因子作用。

B 型题

11．B　1986 年我国对围产儿进行监测结果显示：畸形儿的发生率为 1.3%。

12．A　遗传因素引起出生缺陷占 25%。

13．C　环境因素引起出生缺陷占 10%。

14．D　遗传因素与环境因素相互作用和原因不明引起出生缺陷占 65%。

15．E　受精后第一个月，风疹病毒的致畸发生率为 50%。

16．B　性染色体单体引起的先天性卵巢发育不全称为 Turner 综合征。

17．C　性染色体三体引起的先天性睾丸发育不全称为 Klinefelter 综合征。

18．A　5 号染色体短臂末端断裂缺失引起猫叫综合征。

19．D　21 号染色体三体引起 Down 综合征。

20．E　基因突变除引起少数畸形外，主要是造成代谢性遗传病。

21．B　大量饮酒可导致胎儿酒精综合征。

22．A　大量链霉素可导致先天性耳聋。

23．D　甲基汞可导致水俣病。

24．E　抗凝血剂香豆素可导致胎儿鼻发育异常。

25．C　抗肿瘤药物氨基蝶呤可导致无脑畸形。

X 型题

26．ABCDE　已证实，多数抗肿瘤药物有明显的致畸作用，可引起多种畸形；某些抗生素、抗惊厥药物、抗凝血药和激素也有致畸作用。如大量应用链霉素可引起先天性耳聋；抗凝血剂香豆素可引起胎儿鼻发育异常等。

27．AC　已确定各种射线和机械性损伤对人类胚胎有致畸作用，而高温、严寒和微波对人类有无致畸作用，尚未定论。

28．ACD　人胚胎发育可分为两个时期，包括胚期和胎期。胚期前两周受到致畸因子作用后，胚通常死亡，但很少发展为畸形。人胚期第 3 ～ 8 周是致畸敏感期，最易发生畸形。在胎期，胎儿受到致畸因子作用后，也会发生畸形，但多属微观结构异常和功能缺陷。因此，不同发育阶段的胚胎对致畸因子作用的敏感程度不同。并且也证实不同致畸因子对胚胎作用的致畸敏感期也不尽相同。

29．AD　羊水细胞主要是胎儿皮肤和黏膜脱落下来的上皮细胞，绒毛膜细胞与胚体细胞同源，因此，上述两类细胞与胚体细胞有相同的核型，通过它们可以诊断胚胎染色体是否异常。可在妊娠第 15 周后通过羊膜穿刺获取羊水细胞，在妊娠第 8 周也可以进行绒毛膜活检获取绒毛膜细胞，故可早期诊断。

30．ABCD　先天畸形的预防措施不提倡体育锻炼，体育锻炼可能会引起胎儿机械性损伤而出现畸形，甚至引起流产。

四、问答题

1．试述环境因素与遗传因素在致畸中的相互作用。

答：环境因素与遗传因素的相互作用引起的致畸，不仅表现在致畸因子通过引起染色体畸变和基因突变而导致先天畸形，而且更表现在胚胎的遗传特性，即基因型决定和影响胚胎对环境致畸因子的易感程度。对致畸因子的易感程度的种间差异明显，例如，人和灵长类对反应停非常敏感，可引起肢体畸形，但对其他哺乳动物几乎无致畸作用。因此用遗传度来衡量遗传因素在先天畸形中所起作用，某种畸形的遗传度越高，遗传因素在该畸形发生中的作用就越大。

2．举例说明哪些环境因素对人类有致畸作用。

答：引起先天畸形的环境因素统称为致畸因子，可分为 5 类：①生物性致畸因子，如风疹病毒、巨细胞病毒、单纯疱疹病毒等可穿过胎盘膜而引起先天畸形，风疹病毒可引起心脏畸形和先天性白内障等；②物理性致畸因子，包括各种射线、机械性压迫和损伤等，已证实对人类胚胎有致畸作用；③致畸性药物，包括抗肿瘤、抗惊厥、抗生素、抗凝血、激素等种类的药物，如大量的链霉素可引起先天性耳聋；④化学性致畸性因子，对人类有致畸作用的化学因子，如某些多环芳香碳氢化合物、亚硝基化合物、烷基和苯类化合物、含磷农药及重金属；⑤其他致畸因子，主要包括吸烟、酗酒、缺氧和严重营养不良，如过量饮酒可致酒精综合征，表现为发育迟缓、小头和小眼等。

（李　冉）

组织学与胚胎学模拟试题一

一、名词解释（共计 20.0 分）

1．cleavage（process，characteristic）（3.0 分）

2．（stomach）mucous-HCO_3^- barrier（composition and significance）（3.0 分）

3．jntercalated disk（definition，structure characteristics of light and electron microscope）（4.0 分）

4．filtration membrane（another name，composition and function）（5.0 分）

5．（lymph node）paracortical zone（another name，location，the composition of cell，characteristic）（5.0 分）

二、填空题（共 17 空，每空 1.0 分，计 17.0 分）

1．为细胞提供能量的细胞器是__________。

2．上皮细胞朝向体表或管腔面的一端称为__________。

3．光镜下，胰腺腺泡上皮细胞基底部的细胞质呈__________。

4．网织红细胞的数量很少，只占成人外周血红细胞总数的__________。

5．相邻两条 Z 线之间的一段__________称为肌节。

6．突触是__________之间的一种特化的细胞连接。

7．按分泌激素的化学性质不同，内分泌腺细胞分为分泌__________激素细胞和分泌类固醇激素细胞。

8．人胚发育第 4 周末，神经管头端形成 3 个膨大的脑泡，由前向后依次为__________、__________和菱脑泡。

9．气血屏障由__________、__________、薄层结缔组织、毛细血管内皮基膜和内皮组成。

10．肾小体有两个极，其中肾小囊与近端小管相连接的一端称为__________。

11．从精原细胞到形成精子的过程称为__________。

12．至胎儿发育后期，胎盘膜变薄，只由__________、__________和__________组成，可提高物质交换的速率。

13．后肾起源于__________和输尿管芽。

三、选择题（共 33 题，每题 1.0 分，计 33.0 分）

A 型题（共 13 题，每题 1.0 分，计 13.0 分）

1．对于骨骼肌横小管的描述中，哪一项错误

A．肌纤维的肌膜向细胞内凹陷而成

B．在细胞内的同一水平分支吻合，并环绕在每条肌原纤维的周围

C．位于人及哺乳动物肌纤维的 A 带和 I 带交界处

D．位于人及哺乳动物肌纤维的 Z 线水平

E．可将肌膜的兴奋迅速传至肌纤维的内部

2．唇裂形成的原因是

A．上颌隆起与同侧外侧鼻隆起未愈合

B．下颌隆起与同侧内侧鼻隆起未愈合

C．上颌隆起与同侧内侧鼻隆起未愈合

D．正中腭突未愈合

E．鼻中隔未形成

3．甲状腺滤泡旁细胞可分泌

A．降钙素和生长激素

B．生长抑素和催乳素

C．降钙素和生长抑素

D．促性腺激素和生长抑素

E．降钙素和促脂激素

4．关于肝小叶的组成中，哪一项错误

A．中央静脉

B．小叶下静脉

C．胆小管

D．肝血窦

E．肝细胞索（板）

5．关于颜面形成的描述中，哪一项错误

A．上颌隆起与同侧的内侧鼻隆起未愈合形成唇裂

B．由内侧鼻隆起所形成的外侧腭突形成腭

C．上颌隆起与同侧的外侧鼻隆起形成鼻泪管区

D．外侧鼻隆起形成鼻侧部和鼻翼

E．上颌隆起与下颌隆起是由第一对鳃弓末端分叉而成

6．关于脾血窦的描述中，哪一项正确

A．脾血窦是脾滤过血液的主要部位

B．脾血窦的内皮呈长杆状，细胞之间有间隙

C．脾血窦腔内含有大量的巨噬细胞

D．笔毛动脉的所有血液均汇集于脾血窦

E．脾血窦的血液直接通入小梁静脉

7．视网膜的色素上皮层来自

A．视杯内层

B．视杯外层

C．视柄

D．晶状体板

E．间充质

8．对于壁细胞电镜下结构及与功能关系描述中，哪一项错误

A．可见细胞内分泌小管，小管腔内有许多微绒毛

B．可见滑面内质网样的小管泡系

C．细胞质内还含有线粒体和高尔基复合体等细胞器

D．在细胞非分泌时，细胞内分泌小管的微绒毛长而多，小管泡系减少

E．在细胞非分泌时，细胞内分泌小管的微绒毛短而稀疏，小管泡系明显

9．关于麦克尔憩室形成的描述中，哪一项错误

A．是肠袢尾支上的盲囊

B．由卵黄蒂保留下形成的

C．距盲肠突 40 ~ 50cm

D．它位于回肠上

E．它与脐不通

10．关于小肠环形皱襞的组成中，哪一项错误

A．小肠上皮

B．黏膜下层

C．肌层

D．固有层

E．黏膜肌层

11．心室分隔后的室间隔包括

A．心内膜垫和室间隔肌部

B．心内膜垫和室间隔膜部

C．室间隔肌部和室间隔膜部

D．室间隔肌部和心球嵴

E．室间隔膜部和心球嵴

12. 关于睾丸支持细胞形态结构及功能的描述中，哪一项错误

A. 细胞呈不规则的长锥体形

B. 细胞核呈椭圆形或不规则形，多位于细胞的基底部

C. 细胞质弱嗜酸性，电镜下，可见滑面内质网等细胞器丰富

D. 相邻细胞之间具有环形带状的紧密连接

E. 该细胞能分泌雄激素等，以维持男性第二性征等功能

13. 中肾旁管在女性发育为

A. 卵巢冠

B. 卵巢旁体

C. 子宫、输卵管

D. 阴道下部

E. 阴道前庭

B 型题（共 15 题，每题 1.0 分，计 15.0 分）

备选答案（第 1 ~ 2 题）

A. 骨质

B. 类骨质

C. 骨小管

D. 骨陷窝

E. 骨盐

1. 骨细胞的细胞体位于

2. 成骨细胞可分泌

备选答案（第 3 ~ 4 题）

A. 紧密连接

B. 中间连接

C. 缝隙连接

D. 桥粒

E. 连接复合体

3. 骨细胞突起之间具有

4. 平滑肌细胞之间具有

备选答案（第 5 ~ 7 题）

A. 肝细胞索（板）间

B. 相邻肝细胞之间

C. 肝小叶中央

D. 相邻肝小叶之间

E. 肝细胞与血窦内皮细胞之间

5. 中央静脉位于

6. 肝血窦位于

7. 胆小管位于

备选答案（第 8 ~ 9 题）

A. 消化管闭锁

B. 不通肛

C. 阑尾异位

D. 回肠憩室（麦克尔憩室）

E. 脐粪瘘

8. 食管在发育过程中，上皮细胞增生，使管腔闭锁，则发生

9. 由于卵黄囊未退化造成肠与脐之间的先天畸形称为

备选答案（第 10 ~ 12 题）

A. 胃泌素

B. 肠促胰液素

C. 5- 羟色胺

D. 胰多肽

E. 缩胆囊素 - 促胰酶素

10. 胃肠道 PP 细胞分泌

11. 胃肠道 S 细胞分泌

12. 胃肠道 EC 细胞分泌

备选答案（第 13 ~ 15 题）

A. 外侧腭突

B. 唇裂

C. 腭裂

D. 面斜裂

E. 正中腭突

13. 演化为腭前部一小部分

14. 上颌隆起与同侧外侧鼻隆起未愈合的结果是形成

15. 将原始口腔分隔为上部的鼻腔和下部的口腔的结构主要是

X 型题（共 5 题，每题 1.0 分，计 5.0 分）

1. 间充质细胞的结构特点是

A．细胞呈星状多突形，相邻细胞以突起连接成细胞网
B．细胞核大、染色浅、核仁明显；细胞质呈弱嗜酸性
C．是一种低分化的细胞，分裂分化能力强
D．胚胎发育中，能分化成多种结缔组织细胞、血管内皮细胞和平滑肌细胞等
E．成体的结缔组织不含未分化的间充质细胞

2．造血干细胞的基本特点是
A．很强的增殖潜能
B．多向分化能力
C．自我更新能力
D．细胞核相对较小
E．形态似小淋巴细胞

3．中肠可分化为
A．十二指肠中段
B．升结肠
C．横结肠右 2/3
D．直肠
E．乙状结肠

4．表皮内有突起的细胞是
A．棘细胞
B．黑素细胞
C．颗粒层细胞
D．梅克尔细胞
E．朗格汉斯细胞

5．胚中轴器官
A．由原结、原条、原凹和原沟组成
B．胚中轴器官均位于胚体的中轴线上
C．胚中轴器官的形成是促使胚体变成圆柱体的因素
D．胚中轴器官可诱导其他器官发生
E．原结诱导胚内中胚层的发生，原条诱导神经管的发生

四、问答题（共计 30 分）

1．简述人胚心房的内部分隔过程及其心内分流作用。(10.0 分)
2．试述浆细胞的来源、光电镜结构特点和功能。(10.0 分)
3．试述次级卵泡的形态结构。(10.0 分)

参考答案

一、名词解释（共计 20 分）

1．cleavage（process，characteristic）(3.0 分)

答：卵裂（☆）。受精卵从输卵管向子宫腔运行中不断进行细胞分裂的过程称为卵裂（☆）。卵裂产生的子细胞称为卵裂球。随着卵裂次数增加，卵裂球数目不断增多，卵裂球的体积逐渐变小（☆）。

注：每（☆）示 1.0 分，×3 = 3.0 分。

2．(stomach) mucous-HCO_3^- barrier（composition and significance）(3.0 分)

答：(胃) 黏液 - 碳酸氢盐屏障（☆）。胃上皮细胞之间的紧密连接以及上皮表面的黏液层（☆）构成胃黏液－碳酸氢盐屏障，可防止胃酸及胃蛋白酶对上皮细胞的侵蚀（☆）。

注：每（☆）示 1.0 分，×3 = 3.0 分。

3．jntercalated disk（definition，structure characteristics of light and electron microscope）（4.0 分）

答：闰盘（☆）。即心肌纤维的连接结构（☆）。光镜下，在 HE 染色标本中呈横行或阶梯状粗线（☆）。电镜下，在横向连接的部分有中间连接和桥粒（☆）；在纵向连接部分有缝隙连接（☆）。

注：每（☆）示 0.8 分，×5 = 4.0 分。

4．filtration membrane（another name，compose and function）（5.0 分）

答：滤过膜（☆☆）。又称为滤过屏障（☆）。由血管球毛细血管的有孔内皮（☆）、基膜（☆）和足细胞裂孔膜（☆）3 层结构组成。可滤过血液形成滤液（即原尿）（☆）。

注：每（☆☆）示 1.0 分，×1 = 1.0 分；每（☆）示 0.8 分，×5 = 4.0 分

5．（lymph node）paracortical zone（another name，location，composition of cell，characteristic）（5.0 分）

答：淋巴结副皮质区（☆☆）。又称为胸腺依赖区（☆），是位于近皮质深层的淋巴组织（☆）；主要为 T 细胞组成（☆）；细胞多呈弥散分布，与周围组织无明显的界限（☆），此处可见毛细血管后微静脉（☆）。

注：每（☆☆）示 1.0 分，×1 = 1.0 分；每（☆）示 0.8 分，×5 = 4.0 分

二、填空题（共 17 空，每空 1.0 分，计 17.0 分）

1．线粒体
2．游离缘
3．强嗜碱性
4．0.5% ～ 1.5%
5．肌原纤维
6．神经元与神经元之间或神经元与非神经元
7．含氮类
8．前脑泡，中脑泡
9．肺泡表面液体层，Ⅰ型肺泡细胞
10．尿极
11．精子发生
12．毛细血管内皮，基膜，合体滋养层
13．生后肾原基

三、选择题（共 33 题，每题 1.0 分，计 33.0 分）

A 型题（共 13 题，每题 1.0 分，计 13.0 分）

1．D　2．C　3．C　4．B　5．B　6．B　7．B　8．D
9．A　10．C　11．C　12．E　13．C

B 型题（共 15 题，每题 1.0 分，计 15.0 分）

1．D　2．B　3．C　4．C　5．C　6．A　7．B　8．A
9．E　10．D　11．B　12．C　13．E　14．D　15．A

X 型题（共 5 题，每题 1.0 分，计 5.0 分）

1．ACD　　2．ABCE　　3．ABC　　4．ABDE　　5．BCD

四、问答题（共计 30 分）

1．简述人胚心房的内部分隔过程及其心内分流作用。

答：心内膜垫发生时，原始心房顶部背侧壁中央发生第Ⅰ房间隔，或称为原发隔（☆）。此隔在向心内膜垫方向生长过程中，其游离缘和心内膜垫之间暂时留有第Ⅰ房间孔，或称为原发孔（☆）。当第Ⅰ房间隔和心内膜垫完全融合后，原发孔消失（☆）。在原发孔消失前，第Ⅰ房间隔上部中央又出现第Ⅱ房间孔，或称为继发孔（☆），故原始心房虽被分隔为左、右心房，但仍以继发孔相交通（☆）。

人胚发育第 5 周末，在第Ⅰ房间隔右侧，心房顶端腹侧壁又出现第Ⅱ房间隔，或称为继发隔（☆）。继发隔下缘呈弧形，当其前、后缘与心内膜垫接触时，下方留有卵圆孔（☆）。第Ⅰ房间隔在第Ⅱ房间隔的左侧覆盖于卵圆孔，故又称为卵圆孔瓣（☆）。出生前（☆），由于肺尚未行使功能，右心房血循环压力大于左心房，其内血液可推开卵圆孔瓣流入左心房，而左心房的血液由于卵圆孔瓣的存在不能流入右心房。出生后（☆），肺循环开始，左心房压力增大，致使卵圆孔关闭，形成卵圆窝；左、右心房间形成完整的房间隔，使两心房完全分隔。

注：每（☆）1.0 分　×10 = 10.0 分；

2．试述浆细胞的来源、光电镜结构特点和功能。

答：当异体抗原等侵入机体，致使 B 细胞被激活，淋巴母细胞化，并增殖、分化为浆细胞（☆）。光镜下，浆细胞呈圆形或卵圆形（☆）；细胞核较小，偏位（☆），染色质呈块状附于核膜上，呈辐射状排列，似车轮状（☆）。HE 染色下，浆细胞的细胞质强嗜碱性，被染成蓝色（☆），在核周可见一浅染区（☆）。电镜下，浆细胞的细胞质内含大量的粗面内质网和游离核糖体（☆），浅染区可见发达的高尔基复合体和中心体（☆）。浆细胞能合成和分泌免疫球蛋白，即抗体（☆），参与机体的体液免疫（☆）。

注：每（☆）1.0 分　×10 = 10.0 分；

3．试述次级卵泡的形态结构。

答：形态结构：①此时，初级卵母细胞的体积已达到最大，达 125 ~ 150 μm（☆）。②透明带增厚，约 5 μm（☆）。③卵泡细胞增至 8 ~ 12 层时，其间出现一些大小不等的腔隙，继而渐合并为一个较大的卵泡腔（☆）；卵泡腔内充满卵泡液，内含性激素和透明质酸酶等（☆）。④随着卵泡液的增多和卵泡腔的扩大，初级卵母细胞及其周围的卵泡细胞被挤到一侧形成一个凸向卵泡腔的卵丘（☆）。⑤紧靠透明带的一层柱状卵泡细胞呈放射状排列，称为放射冠（☆）。⑥卵泡腔周边的卵泡细胞构成卵泡壁，称为颗粒层（☆），颗粒层的细胞称为颗粒细胞（☆）。⑦卵泡膜逐渐分化为内膜层、外膜层两层：内膜层（☆）含有较多的多边形或梭形的膜细胞和丰富的毛细血管，膜细胞具有分泌类固醇激素细胞的结构特征。外膜层（☆）细胞较少，血管也较少，胶原纤维较多，并含有少量平滑肌纤维。

注：每（☆）1.0 分　×10 = 10.0 分。

（唐军民）

组织学与胚胎学模拟试题二

一、名词解释（共计 20.0 分）

1. Herring body（location，characteristics of morphology，formation and inclusion）（4.0）
2. hepatic lobule（definition and the composition）（3.0）
3. blood- air barrier（composition）（3.0）
4. plasma membrane infold（location，structure characteristics and significance of function）（4.0）
5. pharyngeal pouch（ramification）（5.0）
6. spermiogenesis（definition）（1.0）

二、填空题（共 17 空，每空 1.0 分，计 17.0 分）

1．基膜在电镜下可见分为__________和__________两部分。
2．电镜下，浆细胞的细胞质内含大量的__________。
3．在骨组织中，成骨细胞具有分泌__________的功能。
4．电镜下，中性粒细胞的细胞质内的颗粒又分为两种：即特殊颗粒和__________。
5．骨骼肌的每条横小管与其两侧的__________共同构成__________。
6．有孔毛细血管内皮不含细胞核的部位有__________，细胞间有__________结构，基膜连续。
7．毛球的底面向内凹陷，结缔组织突入其中，称为__________，内含丰富的血管和神经。
8．电镜下，胃底腺壁细胞游离面的细胞膜向细胞内深陷形成迂曲分支的小管，称为__________。
9．肺小叶即是指一个__________连同它的各级分支和肺泡。
10．肾小体有两个极，其中肾血管球与微动脉相连接的一端称为__________。
11．角膜的组织结构自前向后分为角膜上皮、前界膜、__________、后界膜和角膜内皮5层。
12．二胚层胚盘的上层为柱状细胞，称为__________。
13．人胚鼻的外侧壁和鼻翼是由__________形成。
14．生后肾原基是__________尾端的中胚层。在集合小管诱导下，该结构逐渐分化成“S”形小管。

三、选择题（共 33 题，每题 1.0 分，计 33.0 分）

A 型题（共 13 题，每题 1.0 分，计 13.0 分）

1．PAS 反应显示
A．核糖核酸
B．去氧核糖核酸
C．多糖
D．蛋白质

E. 脂类
2. 肾小叶的组成是
A. 一个肾锥体
B. 一个肾柱
C. 髓放线及其周围的皮质迷路
D. 皮质迷路及其周围的髓放线
E. 乳头管及其连接的肾单位
3. 下列哪 5 个隆起围成口凹
A. 额鼻隆起、左右内侧鼻隆起和左右下颌隆起
B. 额鼻隆起、左右外侧鼻隆起和左右下颌隆起
C. 额鼻隆起、左右第一对鳃弓和左右第二对鳃弓
D. 额鼻隆起、左右上颌隆起和左右下颌隆起
E. 额鼻隆起、左右鼻板和左右鼻窝
4. 排卵时，从卵巢中排出的结构是
A. 整个成熟的卵泡
B. 次级卵母细胞
C. 次级卵母细胞、透明带、放射冠及卵泡液
D. 次级卵母细胞及透明带
E. 次级卵母细胞、透明带、放射冠及颗粒层细胞
5. 感受旋转运动的结构是
A. 壶腹嵴
B. 球囊斑
C. 椭圆囊斑
D. 螺旋器
E. 内淋巴囊
6. 关于胰岛特征的描述中，哪一项错误
A. 由内分泌细胞组成的细胞团
B. 一般染色下可分辨 A、B、D、PP 4 型细胞
C. 细胞间具有丰富的毛细血管
D. 胰岛的大小不等
E. 胰尾部胰岛较多
7. 胰岛细胞来源于
A. 前肠内胚层
B. 中肠内胚层
C. 神经嵴
D. 脏壁中胚层
E. 体壁中胚层
8. 视神经来自于
A. 视杯内层
B. 视杯外层
C. 视柄
D. 晶状体板
E. 间充质
9. 胰腺和腮腺的比较，哪一项错误
A. 胰腺和腮腺都是纯浆液性腺
B. 胰腺有泡心细胞，而腮腺没有
C. 胰腺和腮腺均有分泌管
D. 腮腺腺泡周围有肌上皮细胞，而胰腺没有
E. 腮腺有分泌管，胰腺有胰岛，无分泌管
10. 原始血细胞起源于
A. 卵黄囊胚外中胚层
B. 胚盘内胚层
C. 卵黄囊胚外内胚层
D. 间介中胚层
E. 生殖嵴表面上皮
11. 神经元的轴突内缺少
A. 微管
B. 神经丝
C. 微丝
D. 滑面内质网
E. 尼氏体
12. 法洛四联症的 4 种缺损，除外
A. 肺动脉狭窄
B. 主动脉骑跨
C. 室间隔缺损
D. 房间隔缺损
E. 右心室肥大
13. 下列哪一项不属于其他致畸因子范畴
A. 大量酗酒
B. 大量吸烟
C. 严重缺氧

D．严重营养不良
E．过度疲劳

B 型题（共 15 题，每题 1.0 分，计 15.0 分）

备选答案（第 1 ~ 3 题）
A．胃泌素
B．生长抑素
C．胰多肽
D．缩胆囊素－促胰酶素
E．高血糖素
1．胰岛中的 D 细胞可分泌
2．胃、十二指肠黏膜上皮中的 G 细胞分泌
3．空、回肠上皮中的 I 细胞分泌

备选答案（第 4 ~ 5 题）
A．虹膜缺损
B．瞳孔膜存留
C．先天性白内障
D．先天性青光眼
E．先天性耳聋
4．巩膜静脉窦发育异常或缺失可导致
5．骨迷路、膜迷路发育异常可导致

备选答案（第 6 ~ 7 题）
A．黑素体
B．透明角质颗粒
C．黑素颗粒
D．膜被颗粒
E．伯贝克颗粒（Birbeck 颗粒）
6．表皮中 HE 染色呈强嗜碱性的结构是
7．朗格汉斯细胞的细胞质内所特有的结构是

备选答案（第 8 ~ 9 题）
A．肌膜
B．粗面内质网
C．肌原纤维
D．细胞连接结构
E．滑面内质网
8．向肌浆内凹陷形成横小管的是
9．两端膨大形成终池的是

备选答案（第 10 ~ 11 题）
A．骨骺板软骨生长
B．肾上腺皮质球状带细胞的功能活动
C．卵巢内卵泡发育、排卵及黄体形成
D．肾上腺髓质细胞的功能
E．肾上腺皮质糖皮质激素的合成与分泌
10．生长激素促进
11．促肾上腺皮质激素促进

备选答案（第 12 ~ 13 题）
A．多极神经元
B．双极神经元
C．单极神经元
D．假单极神经元
E．无长突神经元
12．大脑锥体细胞是
13．脊髓前角运动细胞是

备选答案（第 14 ~ 15 题）
A．神经管
B．髓核
C．后鳃体
D．原口外胚层
E．窦结节
14．中肾管开口于
15．椎间盘内的残留结构为

X 型题（共 5 题，每题 1.0 分，计 5.0 分）

1．电子密度高的结构是
A．被重金属盐所染
B．在荧光屏上呈暗像
C．照片上呈黑或深灰色
D．不与重金属结合
E．在荧光屏上呈亮像
2．有孔毛细血管分布于
A．肝

B．骨髓
C．肾血管球
D．某些内分泌腺
E．胃肠黏膜

3．关于肝小叶描述正确的是
A．单层肝细胞排列成肝板
B．胆小管位于肝板与血窦之间
C．肝板以中央静脉为中心呈放射状排列
D．相邻肝板之间为肝血窦
E．肝细胞有 3 种不同的邻接面

4．构成螺旋器的主要细胞有
A．柱细胞
B．指细胞
C．毛细胞
D．节细胞
E．上皮细胞

5．肥大细胞的细胞质颗粒的结构与功能特点是
A．颗粒基质内含螺旋状、网格状晶体或细粒状物质
B．颗粒内含组胺、嗜酸性粒细胞趋化因子、肝素和白三烯等
C．组胺、白三烯能使细支气管平滑肌收缩，毛细血管扩张，通透性增加
D．肥大细胞释放的物质所致皮肤荨麻疹和支气管哮喘统称为过敏性反应
E．嗜酸性粒细胞趋化因子能吸引嗜酸性粒细胞到变态反应部位，参与过敏性反应

四、问答题（共计 30.0 分）

1．试述淋巴结浅层皮质的光镜下组织结构。（10.0 分）
2．试述突触的定义、分类及光、电镜下结构。（10.0 分）
3．试述胎盘的结构及胎盘膜。（10.0 分）

参考答案

一、名词解释（共计 20.0 分）

1．Herring body（location，characteristics of morphology，formation and inclusion）（4.0）

答：赫林体（☆）。位于脑垂体神经部（☆）；光镜下为大小不等的嗜酸性团块（☆）。是由视上核或室旁核神经细胞轴突内大量的分泌颗粒聚集而成的结构（☆）。内含物为加压素（抗利尿激素）或催产素（☆）。

注：每（☆）示 0.8 分，×5 = 4.0 分。

2．hepatic lobule（definition and the composition）（3.0）

答：肝小叶（☆）。定义：是肝结构和功能的基本单位（☆）。组成：①中央静脉（☆）；②肝板（☆）；③肝血窦（☆）；④胆小管（☆）。

注：每（☆）示 0.5 分，×6 = 3.0 分。

3．blood- air barrier（composition）（3.0）

答：气 - 血屏障（☆）。由肺泡表面液体层（☆）、Ⅰ型肺泡细胞（☆）、基膜（☆）、结缔组织、毛细血管内皮基膜（☆）、毛细血管内皮（☆）。

注：每（☆）示0.5分，×6 = 3.0分。

4. plasma membrane infold（location，structure characteristics and significance of function）(4.0)

答：质膜内褶（☆）。多位于上皮细胞基底面（☆）。由细胞膜向细胞质内折叠形成的许多褶状结构（☆）。褶间细胞质内含许多纵行排列的线粒体（☆）。功能是扩大细胞基底部的表面积，有利于水和电解质的迅速转运（☆）。

注：每（☆）示0.8分，×5 = 4.0分。

5. pharyngeal pouch（ramification）(5.0)

答：咽囊（☆☆）。第1对咽囊（☆）：咽鼓管、中耳鼓室、鼓膜；第2对咽囊（☆）：腭扁桃体的上皮和隐窝；第3对咽囊（☆）：下一对甲状旁腺和胸腺；第4对咽囊（☆）：上一对甲状旁腺；第5对咽囊（☆）：甲状腺滤泡旁细胞。

注：每（☆☆）示1.0分，×1 = 1.0分；每（☆）示0.8分，×5 = 4.0分。

6. spermiogenesis（definition）(1.0)

答：精子形成（☆）。精子细胞经过复杂的形态变化，由圆形变为蝌蚪形精子的过程（☆）称为精子形成。

注：每（☆）示0.5分，×2 = 1.0分。

二、填空题（共17空，每空1.0分，计17.0分）

1. 基板，网板
2. 粗面内质网
3. 类骨质（纤维、基质）
4. 嗜天青颗粒
5. 终池，三联体
6. 孔，紧密连接
7. 毛乳头
8. 细胞内分泌小管
9. 细支气管
10. 血管极
11. 角膜基质
12. 上胚层
13. 外侧鼻隆起
14. 中肾管

三、选择题（共33题，每题1.0分，计33.0分）

A型题（共13题，每题1.0分，计13.0分）

1. C　2. C　3. D　4. C　5. A　6. B　7. A　8. C
9. C　10. A　11. E　12. D　13. E

B型题（共15题，每题1.0分，计15.0分）

1. B　2. A　3. D　4. D　5. E　6. B　7. E　8. A
9. E　10. A　11. E　12. A　13. A　14. E　15. B

X 型题（共 5 题，每题 1.0 分，计 5.0 分）

1．ABC

2．CDE

3．ACDE

4．ABC

5．ACD

四、问答题（共计 30.0 分）

1．试述淋巴结浅层皮质的光镜下组织结构。

答：浅层皮质是邻近被膜处的淋巴组织（☆）。当受到抗原刺激后，可出现大量的、主要由 B 细胞（☆）密集而成的球状淋巴小结（☆）。淋巴小结周边为少量弥散淋巴组织。功能活跃的淋巴小结中心浅染，称为生发中心（☆）。生发中心的内侧份（☆）为暗区（☆），该区聚集着大量染色深的大淋巴细胞。生发中心的外侧份（☆）为明区（☆），该区聚集着中等淋巴细胞、较多的网状细胞、巨噬细胞和滤泡树突状细胞，故染色较浅（☆）。淋巴小结近被膜侧称为小结帽（☆），该处由聚集成帽状结构的小淋巴细胞构成。

注：每（☆）示 1.0 分　×10 ＝ 10.0 分

2．试述突触的定义、分类及光、电镜下结构。

答：定义：神经元与神经元之间（☆）或神经元与非神经元之间（☆）一种特化的细胞连接（☆）。

分类：化学突触和电突触（☆）。①电突触：见于低等动物，如鱼（☆），实际上是一种缝隙连接（☆）。②化学突触：即通常所说的突触（☆）。光镜下，可见是上一级神经元的突起末端膨大（☆），形成扣状或球状（☆）与下一级神经元的树突、树突棘或细胞体的接触点（☆）。电镜下，分为 3 部分，即：突触前成分（☆）、突触间隙（☆）和突触后成分（☆）。①突触前成分：为神经元突起终末膨大（☆），包括突触前膜（☆）、突触小泡（☆）和线粒体等（☆）。②突触间隙：15 nm ～ 30 nm 宽，含糖蛋白和一些微丝（☆）。③突触后成分：主要为突触后膜（☆），其膜上有特异性受体（☆）。

注：每（☆）示 0.5 分 ×20 ＝ 10.0 分

3．试述胎盘的结构及胎盘膜。

答：胎盘结构：由胎儿的丛密绒毛膜（☆）与母体的基蜕膜（☆）共同构成，中央厚，边缘薄（☆）。胎儿面（☆）：光滑，表面覆盖有羊膜，脐带附于中央或略偏。母体面（☆）：粗糙，为剥离后的基蜕膜，可见 15 ～ 30 个胎盘小叶（☆）。从密绒毛膜发出 40 ～ 60 根绒毛干（☆），其末端借细胞滋养层壳固定在基蜕膜上（☆）。绒毛干上发出许多绒毛（☆）浸泡在绒毛间隙的母血中（☆）。脐血管分支进入绒毛内形成毛细血管（☆）。基蜕膜构成的胎盘隔伸入绒毛间隙内（☆）。胎盘膜：胎儿血与母体血在胎盘内进行物质交换所通过的结构（☆）称为胎盘膜，或称为胎盘屏障（☆）。早期胎盘膜：由合体滋养层（☆）、细胞滋养层及基膜（☆）、绒毛结缔组织（☆）、毛细血管基膜（☆）及内皮组成（☆）。后期胎盘膜（☆）：仅由合体滋养层、共同基膜和毛细血管内皮组成。

注：每（☆）示 0.5 分　×20 ＝ 10.0 分

（唐军民）

组织学与胚胎学模拟试题三

一、名词解释（共计 20.0 分）

1．hypophysis / pituitary gland（developing，process of evolvement）（4.0 分）
2．sarcomere（definition，composition）（3.0 分）
3．Type Ⅱ alvecolar cell（quantity，structure characteristics and function）（4.0 分）
4．perisinusoidal space（location，inclusion）（3.0 分）
5．histocyte（another name，derived）（3.0 分）
6．periarterial lymphatic sheath（location，the composition of cell，belongs to）（3.0 分）

二、填空题（共 17 空，每空 1.0 分，计 17.0 分）

1．电子显微镜的分辨率可达__________。
2．附着核糖体的功能是合成__________。
3．上皮细胞的不同表面在形态结构和功能上具有明显的差别，即具有明显的________。
4．肥大细胞的细胞质内充满粗大的嗜碱性颗粒，而且具有__________性。
5．透明软骨中只含Ⅱ型胶原组成的__________，软骨囊内含量少或无，而软骨囊之间则较多。
6．网织红细胞与成熟红细胞在常规染色下两者不易区分。用__________体外活体染色，可见该细胞内有蓝色的细网或颗粒，电镜下为残留的核糖体。
7．神经管形成后，管壁变为假复层柱状上皮，称为__________。
8．通常泛指的突触是指__________。
9．电镜下，根据内皮细胞等结构的不同，可将毛细血管分为 3 种类型，即________、有孔毛细血管和血窦。
10．表皮的非角质形成细胞包括黑素细胞、朗格汉斯细胞和__________。
11．甲状腺激素是由滤泡上皮细胞分泌，其分泌不足，在幼儿可导致__________。
12．泄殖腔被__________分割为背腹两份，腹侧份为尿生殖窦。
13．角膜的组织结构自前向后分为__________、__________、角膜基质、__________和角膜内皮 5 层。
14．后肾起源于生后肾原基和__________。

三、选择题（共 30 题，每题 1.0 分，计 30.0 分）

A 型题（共 13 题，每题 1.0 分，计 13.0 分）

1．下列哪一项不属于原位杂交技术
A．碱基互补
B．标记核酸探针
C．在组织标本上反应
D．在细胞涂片上反应
E．与抽提的 DNA 杂交

2．有关线粒体的描述，哪一项错误
A．线粒体内膜形成线粒体嵴，其形态与细胞功能有关

B. 线粒体的DNA、RNA可调控细胞质内的蛋白质合成
C. 电镜下，线粒体为双层单位膜围成的椭圆形小体
D. 光镜下，线粒体呈杆状、颗粒状
E. 合成ATP，为细胞提供能量

3. 内皮是指
A. 衬贴在心、血管和淋巴管腔面的单层扁平上皮
B. 衬贴在肺泡和肾小囊壁层等处的单层扁平上皮
C. 衬贴在口腔、食管和阴道等腔面的未角化的复层扁平上皮
D. 衬贴在胸膜、心包膜和腹膜表面的单层扁平上皮
E. 衬贴在甲状腺滤泡、肾远端小管和视网膜的单层立方上皮

4. 有关组织液的描述，哪一项错误
A. 是从毛细血管动脉端渗入到基质的液体
B. 是经毛细血管静脉端回流后剩余的液体
C. 处于动态平衡
D. 对组织和细胞的代谢起重要作用
E. 组织液最终回流入血液和淋巴

5. 对成骨细胞的描述，哪一项错误
A. 细胞较大，呈柱状或椭圆形，分布在骨质的表面
B. 细胞核呈圆形，核仁明显
C. 细胞质强嗜酸性
D. 电镜下可见大量的粗面内质网和发达的高尔基复合体
E. 具有分泌骨质有机成分的功能

6. 区分有粒白细胞与无粒白细胞的主要依据是
A. 细胞大小不同
B. 细胞有无吞噬功能
C. 细胞核有无分叶
D. 细胞内有无特殊颗粒
E. 细胞内有无嗜天青颗粒

7. 骨骼肌纤维三联体的结构是
A. 由一条横小管与其两侧终池构成
B. 由两条横小管及其中间终池构成
C. 由两条纵小管及其中间终池构成
D. 由一条横小管和一个终池构成
E. 由两条纵小管和一条横小管构成

8. 关于突触的描述中，哪一项错误
A. 是神经元与神经元之间、或神经元与非神经元之间特化的细胞连接
B. 分为电突触和化学突触，通常泛指的突触是后者
C. 光镜下，化学突触分为突触前成分、突触间隙和突触后成分
D. 突触前成分包括突触前膜、线粒体和突触小泡
E. 突触后膜上有特异性受体

9. 以下对连续毛细血管的描述中，哪一项正确
A. 内皮细胞的细胞质内含有少量吞饮小泡，内皮细胞间有紧密连接，基膜完整
B. 内皮细胞的细胞质内含有许多吞饮小泡，内皮细胞间有紧密连接，基膜完整
C. 内皮细胞的细胞质内含有许多吞饮小泡，内皮细胞间有较大间隙，基膜完整
D. 内皮细胞的细胞质内含有许多吞饮小泡，内皮细胞间有紧密连接，基膜不完整
E. 内皮细胞的细胞质内含有少量吞饮小泡，内皮细胞间有较大间隙，基膜完整

10. 关于胚泡，哪一项错误
A. 又称为囊胚
B. 表面是一层扁平细胞，称为滋养层
C. 胚泡内为含液体的胚泡腔
D. 胚泡一端内面的细胞称为极端

滋养层
E．胚泡一端内面的细胞称为内细胞群

11．第3对咽囊分化为
A．胸腺上皮细胞和下一对甲状旁腺
B．胸腺上皮细胞和上一对甲状旁腺
C．扁桃体和甲状腺
D．甲状腺滤泡上皮细胞
E．咽鼓管

12．下列哪一项不是色素上皮细胞的特点
A．含很多黑素颗粒
B．有许多细长突起伸入视细胞间
C．可吞噬视细胞的代谢产物
D．可储存维生素A
E．能感受弱光刺激

13．下列哪一项不属于染色体畸变
A．Turner综合征
B．先天性愚型
C．Klinefelter综合征
D．猫叫综合征
E．苯丙酮酸尿症

B型题（共15题，每题1.0分，计15.0分）

备选答案（第1～2题）
A．骨陷窝内
B．骨小管内
C．骨小梁之间
D．中间连接
E．缝隙连接

1．含有骨细胞的细胞突起
2．相邻骨细胞进行通讯联系的结构是

备选答案（第3～4题）
A．虹膜缺损
B．瞳孔膜存留
C．先天性白内障
D．先天性青光眼
E．先天性耳聋

3．出生前晶状体不透明可导致
4．外耳道闭锁可导致

备选答案（第5～6题）
A．垂体
B．松果体
C．甲状腺
D．肾上腺
E．下丘脑

5．分泌褪黑激素
6．分泌醛固酮

备选答案（第7～8题）
A．外胚层
B．中胚层
C．内胚层
D．内胚层和外胚层
E．外胚层和中胚层

7．血管内皮来源
8．皮脂腺和汗腺来源

备选答案（第9～11题）
A．杯状细胞
B．壁细胞
C．主细胞
D．颈黏液细胞
E．帕内特细胞

9．细胞质内含溶菌酶的细胞
10．能分泌内因子的细胞
11．能分泌盐酸的细胞

备选答案（第12～13题）
A．额鼻隆起下缘两侧外胚层局部增厚并凹陷形成的结构称为
B．是上颌隆起与同侧内侧鼻隆起愈合后形成的结构
C．左右下颌隆起向中线生长愈合形成
D．左右外侧鼻隆起参与形成的结构是
E．左右内侧鼻隆起向下延伸形成的结构是

12．鼻外侧壁和鼻翼
13．上唇外侧部

备选答案（第 14 ～ 15 题）
A．视锥细胞
B．视杆细胞
C．双极细胞
D．节细胞
E．Müller 细胞

14．可感受强光
15．感受暗光和弱光

X 型题（共 5 题，每题 1.0 分，计 5.0 分）

1．有关脊索的叙述正确的是
A．是原条细胞增生，经原沟向深部迁移，在内、外胚层之间中轴线上向头端生长，形成的一条细胞索
B．是原结的细胞增殖，经原凹向深部迁移，在内、外胚层之间中轴线上向头端生长，形成的一条细胞索
C．脊索可诱导中胚层的发生
D．脊索可诱导其背侧的外胚层形成神经管
E．脊索最后完全退化消失，不留遗迹

2．胸腺形态结构特征包括
A．被膜表面覆有间皮
B．上皮细胞构成实质内微细支架
C．实质含许多不完全胸腺小叶
D．每个小叶都含有皮质和髓质
E．皮质和髓质交界部有毛细血管后微静脉

3．棕色脂肪组织的主要特点是
A．组织中含有丰富的血管和神经
B．脂肪细胞内有许多个较小的脂滴和较多线粒体
C．其内的脂肪细胞称为单泡脂肪细胞
D．在成人很较多，新生儿含量少
E．冬眠动物含有相当多的棕色脂肪组织

4．有于排卵的叙述正确的是
A．排卵时排出的有卵母细胞、透明带、放射冠和卵泡液
B．排出的卵母细胞为次级卵母细胞
C．一般生殖期妇女每隔 30 天左右排卵一次
D．正常排卵发生在月经周期的第 14 天左右
E．卵母细胞排出后停留于成熟分裂的前期

5．下列哪些细胞内含有嗜天青颗粒
A．淋巴细胞
B．中性粒细胞
C．单核细胞
D．嗜碱性粒细胞
E．嗜酸性粒细胞

四、问答题（共计 30.0 分）

1．试述精子的结构。（10.0 分）
2．试述胎儿血循环特点及出生后的变化。（10.0 分）
3．试述肾小囊的结构和足细胞的光电镜结构及功能。（10.0 分）

参考答案

一、名词解释（共计 20.0 分）

1．hypophysis / pituitary gland（developing，process of evolvement）（4.0 分）

答：垂体（☆）。由两个不同部位的外胚层（☆）演化而成。原口顶部外胚层向背面突起（☆）形成一个囊状物，称为拉特克囊（☆），以后演变为腺垂体（☆）；间脑底部（☆）神经外胚层（☆）向下生长的漏斗发育为神经垂体（☆）。

注：每（☆）示 0.5 分，×8 ＝ 4.0 分。

2．sarcomere（definition，composition）（3.0 分）

答：肌节（☆）。相邻两 Z 线之间的一段肌原纤维称为肌节（☆）。每个肌节包括 1/2 I 带＋ A 带＋ 1/2 I 带（☆）。

注：每（☆）示 1.0 分，×3 ＝ 3.0 分。

3．Type Ⅱ alvecolar cell（quantity，structure characteristics and function）（4.0 分）

答：Ⅱ型肺泡细胞（☆）。数量多，覆盖肺泡表面小部分（☆）；细胞呈圆形或立方形，细胞核呈圆形；细胞质浅染呈泡沫状，内含分泌颗粒和嗜锇性板层小体（☆）。小体内主要含有磷脂，以胞吐方式排至肺泡腔内表面，称为表面活性物质（☆）。

注：每（☆）示 1.0 分，×4 ＝ 4.0 分。

4．perisinusoidal space（location，inclusion）（3.0 分）

答：窦周隙（☆）。是位于肝血窦内皮细胞与肝细胞之间的窄小间隙（☆）。窦周隙内充满血浆（☆），肝细胞的血窦面有大量的微绒毛，浸泡于血浆中，有利于肝细胞的物质交换（☆）。窦周隙内有散在的网状纤维（☆）和贮脂细胞（☆）。

注：每（☆）示 0.5 分，×6 ＝ 3.0 分。

5．histocyte（another name，originate）（3.0 分）

答：组织细胞（☆）。即为疏松结缔组织内的巨噬细胞（☆）。巨噬细胞来源于血液内的单核细胞（☆），具有变形运动和强烈的吞噬能力，属于单核吞噬细胞系统（☆）。

注：每（☆）示 1.0 分，×3 ＝ 3.0 分。

6．periarterial lymphatic sheath（location, the composition of cell, belongs to）（3.0 分）

答：动脉周围淋巴鞘（☆）。构成脾白髓的一部分，是围绕在脾中央动脉周围的弥散淋巴组织（☆），属于胸腺依赖区。由大量 T 细胞和少量巨噬细胞、交错突细胞等构成（☆）。

注：每（☆）示 1.0 分，×3 ＝ 3.0 分。

二、填空题（共 17 空，每空 1.0 分，计 17.0 分）

1．0.2 nm
2．分泌蛋白
3．极性
4．异染
5．胶原原纤维
6．煌焦油蓝
7．神经上皮

8．化学突触
9．连续毛细血管
10．梅克尔细胞
11．呆小症
12．尿直肠隔
13．角膜上皮　前界层　后界层
14．输尿管芽

三、选择题（共30题，每题1.0分，计30.0分）

A型题（共13题，每题1.0分，计13.0分）

1．E　2．B　3．A　4．B　5．C　6．D　7．A　8．C
9．B　10．D　11．A　12．E　13．E

B型题（共15题，每题1.0分，计15.0分）

1．B　2．E　3．C　4．E　5．B　6．D　7．B　8．A
9．E　10．B　11．B　12．E　13．B　14．A　15．B

X型题（共5题，每题1.0分，计5.0分）

1．BD　2．BCDE　3．ABE　4．ABD　5．ABC

四、问答题（共计30.0分）

1．试述精子的结构。

答：精子呈蝌蚪形（☆），分头、尾两部分（☆）。头部正面观呈卵圆形，侧面观呈梨形（☆），主要为高度浓缩的细胞核（☆）。细胞核的前2/3覆盖有顶体（☆），内含多种水解酶，如顶体蛋白酶、透明质酸酶和酸性磷酸酶等，总称为顶体酶（☆）。精子尾部又称为鞭毛（☆），为精子的运动器官，分为颈段（☆）、中段（☆）、主段（☆）和末段（☆）四部分。颈段最短，主要由中心粒构成（☆），并发出9+2组微管组成的轴丝（☆），且贯穿尾部的中段、主段和末段的正中；中段主要由轴丝（☆）、9根外周致密纤维（☆）及螺旋状环绕于轴丝周围的线粒体鞘组成（☆），线粒体可为精子运动提供能量；主段最长，主要由轴丝（☆）、外周致密纤维（☆）和纤维鞘组成（☆）；末段只有轴丝（☆）。

注：每（☆）示0.5分，×20 = 10.0分。

2．试述胎儿血循环特点及出生后的变化。

答：胎儿血循环特点：①两条脐动脉（☆）将胎儿的静脉血运至胎盘，经物质交换后，又经一条脐静脉（☆）将动脉血送回胚体内（☆）；②肝内有一条静脉导管（☆），使一部分动脉血进入下腔静脉（☆）；③右心房的血液通过房间隔上的卵圆孔（☆）可以直接流入左心房，经左心室注入主动脉（☆）；④肺动脉的大部分静脉血通过动脉导管（☆）进入降主动脉（☆）。

胎儿出生后，①脐静脉闭锁（☆）为从脐部至肝的肝圆韧带（☆）；②脐动脉大部分闭锁为脐外侧韧带（☆），仅近侧段保留成为膀胱上动脉（☆）；③肝的静脉导管（☆）闭锁为静脉韧带（☆）。④由于脐静脉闭锁，下腔静脉注入右心房的血流量减少，右心房压力减小；同时肺开始呼吸，肺静脉回心血量增多（☆），左心房内压力高于右心房，使第Ⅰ房间隔（卵圆孔瓣）紧密与第Ⅱ房间隔相贴（☆），使卵圆孔关闭。出生后约一年，卵圆孔瓣与第Ⅱ房间隔完全融合，形成卵圆窝。(☆)，左右心房血液不再相通。出生后肺开始呼吸，动脉导管因平滑肌收缩达到功能闭锁（☆），出生后 2 ~ 3 个月由于内膜增生，动脉导管完全闭锁为动脉韧带（☆）。

注：每（☆）示 0.5 分，×20 = 10.0 分。

3．试述肾小囊的结构和足细胞的光电镜结构及功能。

答：肾小囊又称为 Bowman’s 囊（☆），是肾小管起始部（☆）膨大凹陷而成的杯状双层囊（☆），囊内含有血管球（☆）。肾小囊外层（或称为肾小囊壁层（☆））为单层扁平上皮（☆），在肾小体尿极处与近端小管上皮相连续（☆），在血管极处返折为肾小囊内层（☆）(或称为肾小囊脏层（☆），两层上皮之间的狭窄腔隙称为肾小囊腔（☆），与近曲小管腔相通。肾小囊内层由足细胞构成（☆）。光镜下，足细胞呈多突状，细胞较大，细胞体凸向肾小囊腔（☆）。电镜下，可见从细胞体伸出几个大的初级突起（☆），后者又分出许多指状次级突起（☆）。相邻次级突起相互呈指状穿插，呈栅栏状，紧贴于毛细血管基膜外（☆）。突起之间的裂隙称为裂孔（☆），裂孔上覆盖有裂孔膜（☆）。突起内含较多微丝，其收缩可使突起活动而改变裂孔的宽度（☆）。足细胞裂孔膜参与滤过屏障构成（☆），滤过血液形成原尿（☆）。

注：每（☆）示 0.5 分，×20 = 10.0 分。

（唐军民）

组织学与胚胎学模拟试题四

一、名词解释（共计 20.0 分）

1．bilaminar germ disc（time of formation，composition，morphology，significance）5.0 分

2．motor end plate（definition，composed of structure under electron microscope）4.0 分

3．continuous capillary（structure characteristics of electron microscope）4.0 分

4．reticulocyte（properties，staining method，structure characteristics of light and electron microscope，quantity）3.0 分

5．cupula（formation，composed of cell，function）4.0 分

二、填空题（共 17 空，每空 1.0 分，计 17.0 分）

1．培养“试管婴儿”的 3 个关键步骤是__________、__________和体外培养，暨胚胎移植。

2．根据有无核糖体附着，内质网分为__________和__________两种。

3．上皮细胞基底面与深部结缔组织之间隔有薄膜状结构，称为__________。

4．人胚发育 3 周初，脊索诱导其背侧中线的__________形成神经褶。

5．骨细胞位于骨板之间或骨板内，相邻骨细胞的突起之间具有__________连接。

7．肌浆网，即肌纤维内特化的滑面内质网，位于相邻__________之间。

8．突触分为__________和化学突触两种类型。

9．毛根和毛囊下端融合形成膨大的__________，是毛和毛囊的生长点。

10．滤泡旁细胞又称为 C 细胞，位于滤泡之间或滤泡上皮细胞之间，分泌的激素为降钙素，该激素可促进__________活动，使血钙降低。

11．引起先天畸形的遗传因素可分为__________和基因突变两类。

12．肾小体有两个极，其中肾小囊与近端小管相连接的一端称为__________。

13．从精原细胞到形成精子的过程称为__________。

14．在心脏发生中，心管从头至尾首先出现心球、__________和__________3 个膨大。

三、选择题（共 33 题，每题 1.0 分，计 33.0 分）

A 型题（共 13 题，每题 1.0 分，计 13.0 分）

1．光镜下观察组织石蜡包理切片的厚度一般是

A．100 μm

B．50 μm

C．5 ~ 10 μm

D．1 μm 左右

E．0.1 ~ 0.5 μm

2．构成细胞膜主要支架的化学成分是

A．脂双层分子

B．糖脂

C．糖蛋白

D．膜磷脂双层分子与蛋白质

E．胆固醇

3．间皮是指

A．分布在心、血管和淋巴管腔面的

单层扁平上皮
B．分布在胸膜、腹膜和心包膜表面的单层扁平上皮
C．分布在肾远端小管、甲状腺滤泡和视网膜的单层立方上皮
D．分布在肺泡和肾小囊壁层等的单层扁平上皮
E．分布在口腔、食管和阴道等腔面的未角化的复层鳞状上皮

4．嗜银纤维是指
A．胶原纤维
B．弹性纤维
C．网状纤维
D．微原纤维
E．肌原纤维

5．对破骨细胞的描述，哪一项错误
A．是一种多细胞核的大细胞，一般可含 6 ~ 50 个细胞核
B．紧贴骨质的一侧有刷状缘，电镜下为许多不规则的微绒毛，称为皱褶缘
C．光镜下，细胞质嗜酸性
D．电镜下，可见细胞质内含大量的线粒体和溶酶体
E．具有很强的重吸收骨能力

6．造血干细胞起源于
A．淋巴结
B．脾
C．红髓
D．胚肝
E．卵黄囊血岛

7．对心肌纤维超微结构的描述，哪一项错误
A．肌原纤维不如骨骼肌的明显
B．横小管位于暗带和明带交界处
C．肌浆网不如骨骼肌的发达
D．心肌纤维连接处形成闰盘
E．心肌纤维含有粗细肌丝

8．关于突触前成分的描述中，哪一项最正确
A．为神经元终末膨大，内含许多突触小泡、少量线粒体、粗面内质网等
B．为神经元终末膨大，内含许多突触小泡、少量线粒体、滑面内质网等
C．为神经元终末膨大，内含许多糖蛋白和一些微丝、微管
D．为神经元终末膨大，由突触前膜、突触小泡、线粒体等组成
E．膜上有特异性受体，内表面有致密物

9．有孔毛细血管主要分布于
A．结缔组织
B．胃肠黏膜
C．肌组织
D．肺
E．大脑

10．形成原结的是
A．上胚层细胞
B．中胚层细胞
C．内胚层细胞
D．滋养层细胞
E．胚外中胚层细胞

11．由肝憩室演变的结构，哪一项错误
A．肝板
B．小叶间胆管及肝管
C．胆囊和胆囊管
D．胆总管及胰管
E．胆小管

12．心房分隔时，第Ⅰ房间孔位于
A．第Ⅰ房间隔头端
B．第Ⅱ房间隔与心内膜垫之间
C．动脉球嵴与心内膜垫之间
D．第Ⅰ房间隔与心内膜垫之间
E．第Ⅰ房间隔与室间隔之间

13．下列哪一项不属于基因突变
A．镰状细胞贫血
B．肾上腺肥大
C．软骨发育不全

D．先天性睾丸发育不全
E．皮肤松垂症

B 型题（共 15 题，每题 1.0 分，计 15.0 分）

备选答案（第 1 ～ 2 题）
A．胸腺上皮细胞
B．网状组织
C．淋巴小结、脾小结
D．副皮质区、动脉周围淋巴鞘
E．毛细血管后微静脉
1．构成胸腺的微细支架
2．进行细胞免疫应答时，该区增生

备选答案（第 3 ～ 4 题）
A．中肾小管
B．中肾旁管
C．中肾管
D．卵黄囊壁胚外内胚层
E．尿囊
3．子宫发生于
4．输卵管发生于

备选答案（第 5 ～ 6 题）
A．微绒毛
B．纤毛
C．紧密连接
D．半桥粒
E．伪足样突起
5．肝细胞的血窦面和胆小管面有
6．肝巨噬细胞趋化运动时借助于

备选答案（第 7 ～ 9 题）
A．哈弗斯系统
B．黏合线
C．间骨板
D．穿通管
E．穿通纤维
7．可从骨外膜外层经内层插入到外环骨板
8．长骨内结构与营养单位

备选答案（第 9 ～ 11 题）
A．皮质迷路、肾柱
B．髓放线、肾锥体
C．肾锥体
D．皮质迷路
E．髓放线
9．肾小体位于
10．近端小管曲部位于
11．髓质集合小管位于

备选答案：(第 12 ～ 13 题）
A．脐外侧韧带
B．静脉韧带
C．肝圆韧带
D．动脉韧带
E．脐正中韧带
12．脐静脉闭锁形成
13．动脉导管闭锁形成

备选答案（第 14 ～ 15 题）
A．细胞内分泌小管
B．中央乳糜管
C．横小管
D．纵小管
E．有孔毛细血管
14．运送 H^+ 和 Cl^- 离子的部位是
15．运输乳糜微粒的是

X 型题（共 5 题，每题 1.0 分，计 5.0 分）

1．蜕膜反应是
A．胚泡植入后的子宫内膜血液供应更丰富
B．胚泡植入后的子宫内膜腺体分泌更旺盛
C．胚泡植入后子宫内膜巨噬细胞变肥大，富含糖原和脂滴
D．胚泡植入后子宫内膜进一步增厚
E．在子宫内膜处于增生期时发生的
2．有关基膜的描述，正确的有
A．由基板和网板构成
B．基板和网板均由上皮细胞产生

C．基膜是半透膜
D．位于上皮细胞基底面与结缔组织之间
E．具有支持、连接和固着作用

3．红细胞发生过程中的形态变化规律包括
A．细胞体由大到小
B．细胞核由大到小，最后消失
C．细胞质由少到多，血红蛋白由无到有，逐渐增多
D．其他细胞器也逐渐增多
E．细胞分裂能力从有到无

4．垂体远侧部细胞分泌
A．生长激素
B．生长抑素
C．催乳素
D．催产素
E．促脂素

5．次级卵泡的特点是
A．出现卵泡腔
B．卵泡腔内含有由颗粒层细胞分泌的糖胺多糖和血浆渗入而成的卵泡液
C．卵母细胞周围有由一层立方形的卵泡细胞组成的放射冠
D．卵泡膜细胞呈梭形，具有分泌含氮激素细胞的结构特点
E．卵泡膜分为内、外两层

四、问答题（共计 30 分）

1．试述破骨细胞的分布、数量、结构与功能。（10.0 分）
2．试述肺泡上皮细胞的结构特点与功能。（10.0 分）
3．试述咽囊的形成及其演变。（10.0 分）

参考答案

一、名词解释（共计 20 分）

1．bilaminar germ disc（time of formation，composition，morphology，significance）5.0 分

答：二胚层胚盘（☆☆）。人胚发育第 3 周（☆），内细胞群分裂形成两层细胞，面向胚泡腔的一层为立方形，称为下胚层，后改称为内胚层（☆）；其上方为一层柱状细胞，称为上胚层，后改称为外胚层（☆）；内、外胚层紧密相贴形成一个圆盘状的结构，称为胚盘（☆）。胚盘是胚体发育的原基（☆）。

注：每（☆☆）示 1.0 分，×1 = 1.0 分；注：每（☆）示 0.8 分，×5 = 4.0 分

2．motor end plate（definition，composed of structure under electron microscope）4.0 分

答：运动终板（☆）。定义：有髓神经纤维接近骨骼肌纤维时失去髓鞘，其轴突反复分支，每一支与一条肌纤维建立的一种化学突触的联系（☆）；结构组成：突触前膜（☆）：突触小泡（☆），线粒体（☆）；突触间隙（☆）：突触后膜（☆）：即肌膜（☆），富含乙酰胆碱 N 型受体。

注：每（☆）示 0.5 分，×8 = 4.0 分

3．continuous capillary（structure characteristics of electron microscope）4.0 分

答：连续毛细血管（☆）。内皮细胞相互连续，细胞之间有紧密连接（☆）等连接结构，基膜连续完整（☆）。细胞质内含有许多吞饮小泡（☆）。

注：每（☆）示 1.0 分，×4 = 4.0 分

4．reticulocyte（properties，staining method，structure characteristics of electron microscope，quantity）3.0 分

答：网织红细胞（☆）。是未完全成熟的红细胞（☆），直径略大于成熟红细胞。用煌焦油蓝作体外活体染色（☆），可见网织红细胞的细胞质内有染成蓝色的细网或颗粒（☆），它是细胞内残留的核糖体。在成人网织红细胞占红细胞总数的 0.5% ~ 1.5%（☆），新生儿较多，可达 3% ~ 6%（☆）。

注：每（☆）示 0.5 分，×6 = 3.0 分

5．cupula（formation，composed of cell，function）4.0 分

答：壶腹嵴（☆）。半规管壶腹部局部黏膜增厚呈嵴状突入壶腹内的结构（☆）。表面为单层高柱状上皮，含支持细胞和毛细胞（☆）。能感受头部旋转运动的开始及终止的刺激（☆）。

注：每（☆）示 1.0 分，×4 = 4.0 分

二、填空题（共 17 空，每空 1.0 分，计 17.0 分）

1．诱发超排卵，人工授精
2．粗面内质网滑，粗面内质网
3．基膜
4．神经外胚层
5．缝隙
6．核糖体
7．横小管
8．电突触
9．毛球
10．成骨细胞
11．染色体畸变
12．尿极
13．精子发生
14．心室，心房

三、选择题（共 33 题，每题 1.0 分，计 33.0 分）

A 型题（共 13 题，每题 1.0 分，计 13.0 分）

1．C　2．D　3．B　4．C　5．B　6．E　7．B　8．D
9．B　10．A　11．D　12．D　13．D

B 型题（共 15 题，每题 1.0 分，计 15.0 分）

1．A　2．D　3．B　4．B　5．A　6．E　7．E　8．A
9．A　10．A　11．C　12．C　13．D　14．A　15．B

X 型题（共 5 题，每题 1.0 分，计 5.0 分）

1．ABD　　2．ACDE　　3．ABCE　　4．ACE　　5．ABE

四、问答题（共计 30.0 分）

1．试述破骨细胞的分布、数量、结构与功能。

答：破骨细胞常位于骨基质的吸收面凹陷处（☆☆）。数量较少（☆）。是一种多细胞核的大细胞，一般可含 6 ~ 50 个细胞核（☆）。破骨细胞紧贴骨质的一侧有纹状缘（☆☆），电镜下为许多不规则的微绒毛（☆），又称为皱褶缘（☆☆）。细胞质嗜酸性，呈泡沫状（☆）。电镜下，可见细胞质含大量的粗面内质网（☆☆）、发达的高尔基复合体（☆☆）、丰富的线粒体和溶酶体（☆☆）。皱褶缘周围有一环形亮区（☆），含大量的微丝（☆）。亮区与骨基质表面紧密相贴，封闭了其内侧，构成了溶骨微环境（☆）。破骨细胞具有很强的吸收骨的能力（☆）。

注：每（☆☆）示 1.0 分，×6 = 6.0 分；每（☆）示 0.5 分，×8 = 4.0 分；共计 10.0 分

2．试述肺泡上皮细胞的结构特点与功能。

Ⅰ型肺泡细胞（☆）：

数量（☆）：少（或覆盖肺泡表面大部分）；

细胞（☆）：呈扁平形（不含细胞核处很薄）；细胞核：呈扁圆形；细胞质：内含较多吞饮小泡；

功能：可吞饮尘粒和表面活性物质（☆），运至间质或淋巴结内而被清除。

Ⅱ型肺泡细胞（☆）：

数量（☆）：多（或覆盖肺泡表面小部分）；

细胞（☆）呈圆形或立方形，细胞核呈圆形；

细胞质：浅染呈泡沫状；同时含分泌颗粒和嗜锇性板层小体（☆）小体内主要含有磷脂，可以胞吐方式排至肺泡腔内表面，称为表面活性物质（☆），具有降低肺泡表面张力、稳定肺泡直径的作用。

Ⅰ型、Ⅱ型肺泡细胞间具有紧密连接（☆）。

注：每（☆）示 1.0 分，×10 = 10.0 分；共计 10.0 分

3．试述咽囊的形成及其演变。

答：咽囊是咽（☆）的两侧壁内胚层膨大形成的扁囊（☆），共 5 对（☆）。第 1 对咽囊的外侧演变为中耳鼓室（☆）；内侧形成咽鼓管（☆）。第 2 对咽囊内侧形成腭扁桃体的上皮和隐窝（☆）。第 3 对咽囊腹侧份形成胸腺上皮细胞（☆），背侧形成下一对甲状旁腺（☆）。第 4 对咽囊背侧形成上一对甲状旁腺（☆）。第 5 对咽囊形成甲状腺内的滤泡旁细胞（☆）。

注：每（☆）示 1.0 分，×10 = 10.0 分；共计 10.0 分

（刘　皓　唐军民）

组织学与胚胎学模拟试题五

一、名词解释（共计 20.0 分）

1．macula densa（definition，structure characteristics of cell，function）（4.0）
2．scleral venous sinus（localization，composition）（3.0）
3．hair follicle（composition，structure characteristics）（3.0）
4．blood-thymus barrier（composition）（3.0）
5．spermatogenesis（definition，in stages）（4.0）
6．fertilization（process，the site of formation，result）（3.0）

二、填空题（共 17 空，每空 1.0 分，计 17.0 分）

1．过碘酸希夫反应是显示细胞的__________和糖蛋白的组织化学反应。

2．高尔基复合体是由顺面高尔基网、顺面、__________、反面和反面高尔基网组成。

3．上皮组织内一般分布有丰富的__________。

4．成纤维细胞形成胶原纤维的过程分为 3 个阶段，即：①细胞内合成__________；②__________的细胞外聚合；③胶原纤维的形成。

5．软骨组织由基质、纤维和软骨细胞构成。软骨细胞位于__________内。

6．人胚发育第 7 周，脉络膜裂封闭，视杯口变成圆孔，即形成将来的__________。

7．人胚发育第 4 周初，原始咽底壁正中线处，内胚层上皮细胞增生，向间充质内下陷形成一盲管，称为__________。

8．突触是神经元与神经元之间或__________之间的一种特化细胞连接。

9．原条的细胞在上胚层和下胚层之间，向胚体头端和左右两侧迁移，同时铺展，分化形成一新的细胞层，即为__________，简称为中胚层。

10．毛球的底面向内凹陷，结缔组织突入其中，称为__________，内含丰富的血管和神经，具有营养作用。

11．侏儒症是因儿童时期甲状腺分泌的__________激素不足所引起。

12．肝细胞有 3 种不同的功能面，分别是肝细胞连接面、__________和__________。

13．在眼球壁的后部有__________和__________两个特殊区域分布。

14．先天畸形的发生原因有__________、环境因素和两者的相互作用。

三、选择题（共 33 题，每题 1.0 分，计 33.0 分）

A 型题（共 13 题，每题 1.0 分，计 13.0 分）

1．透射电镜下观察的组织切片厚度一般是
A．50 ～ 80 nm
B．5 ～ 10 nm
C．1 ～ 2 nm
D．100 ～ 500 nm
E．1μm 左右

2．“液态镶嵌模型 " 学说认为细胞膜的分子结构是

A．内外两层是脂类分子，中间是蛋白质
B．脂双分子层内及其内表面镶嵌有蛋白质
C．内外两层是蛋白质，中间是脂双层分子
D．脂双层分子的头朝向膜的中央
E．脂双层分子尾部朝向膜的内外表面

3．上皮细胞侧面没有哪一种细胞连接
A．中间连接
B．半桥粒
C．桥粒
D．紧密连接
E．缝隙连接

4．电镜下，浆细胞的细胞质内含有
A．大量的溶酶体、吞噬体
B．丰富的滑面内质网和大量的溶酶体
C．丰富的滑面内质网
D．丰富的粗面内网、发达的高尔基复合体
E．大量的溶酶体

5．对骨板的描述，哪一项错误
A．由胶原纤维有规律地分层排列与基质共同构成
B．骨细胞位于骨板之间或骨板内的骨陷窝内
C．相邻骨细胞突起通过骨板内的骨小管相连接
D．同一骨板内的纤维相互平行与相互垂直交叉排列
E．同一骨板内的纤维相互平行，相邻骨板内的纤维则相互垂直

6．对于成熟红细胞特点的描述，哪一项错误
A．呈双凹圆盘状
B．无细胞核
C．无任何细胞器
D．细胞质内充满血红蛋白
E．细胞内尚残留部分核糖体

7．心肌闰盘处有
A．中间连接、桥粒、紧密连接
B．中间连接、桥粒、缝隙连接
C．紧密连接、桥粒、缝隙连接
D．连接复合体、缝隙连接
E．连接复合体、桥粒、紧密连接

8．关于突触前膜的描述，哪一项错误
A．即轴突终末与后一神经元或肌纤维相接触的细胞膜
B．即轴突末端的细胞膜
C．比一般的细胞膜厚
D．即突触前成分
E．与突触小泡、线粒体等组成突触前成分

9．窦状毛细血管主要分布于
A．肺
B．胃肠黏膜
C．肌组织
D．肝、脾
E．肾血管球

10．诱导神经管形成的结构是
A．原条
B．原结
C．原凹
D．脊索
E．体节

11．关于原始消化管的描述，哪一项错误
A．卵黄囊的背侧份在胚体内形成头尾纵行管道
B．分前中后肠 3 部分
C．中肠的背侧与卵黄蒂相连
D．前肠头端以口咽膜封闭
E．后肠尾端以泄殖腔膜封闭

12．心房分隔时第Ⅱ房间孔的形成是由于
A．第Ⅰ房间隔与心内膜垫之间留有一孔
B．第Ⅱ房间隔与心内膜垫之间留

有一孔
C．在第Ⅰ房间孔未闭之前，第Ⅰ房间隔上端又产生的孔
D．在第Ⅰ房间孔封闭后，于第Ⅱ房间隔上端又产生的孔
E．第Ⅰ房间隔与第Ⅱ房间隔未完全合并

13．胚体最易受到致畸因子作用而发生畸形的时段为受精后
A．1 ~ 2 周
B．3 ~ 5 周
C．3 ~ 8 周
D．5 ~ 10 周
E．5 ~ 12 周

B 型题（共 15 题，每题 1.0 分，计 15.0 分）

备选答案（第 1 ~ 2 题）
A．嗜铬细胞
B．腺垂体嗜碱性细胞
C．滤泡旁细胞
D．滤泡上皮细胞
E．腺垂体嗜酸性细胞
1．分泌肾上腺素和去甲肾上腺素
2．分泌的激素促进卵泡的发育

备选答案（第 3 ~ 4 题）
A．长杆状内皮细胞
B．立方形内皮细胞
C．扁平状内皮细胞
D．扁平状网状细胞
E．胸腺上皮细胞
3．被覆在毛细血管后微静脉内面
4．被覆在脾血窦的内面

备选答案：(第 5 ~ 7 题)
A．脐外侧韧带
B．静脉韧带
C．肝圆韧带
D．动脉韧带
E．脐正中韧带
5．脐动脉闭锁形成
6．肝的静脉导管闭锁形成
7．动脉导管闭锁形成

备选答案（第 8 ~ 9 题）
A．透明带
B．卵泡液
C．放射冠
D．颗粒层
E．黄体
8．为构成卵泡壁的数层卵泡细胞
9．由卵母细胞和卵泡细胞分泌而成

备选答案（第 10 ~ 11 题）
A．皮脂腺
B．毛干
C．环层小体
D．触觉小体
E．网织层
10．位于真皮深层和皮下组织
11．位于毛囊和立毛肌之间

备选答案（第 12 ~ 14 题）
A．端脑
B．间脑
C．中脑
D．后脑
E．末脑
12．大脑半球来源于
13．小脑来源于

备选答案（第 14 ~ 15 题）
A．假单极神经元
B．星形胶质细胞
C．小脑蒲肯野细胞
D．施万细胞
E．卫星细胞
14．又称为神经膜细胞的是
15．又称为被囊细胞的是

X 型题（共 5 题，每题 1.0 分，计 5.0 分）

1．植入的概念是
A．16 个卵裂球期的胚逐渐埋入子

宫内膜的过程

B．植入在临床上又称为卵裂

C．植入开始时间为受精后第 5 ～ 6 天

D．植入完成时间为受精后第 11 ～ 12 天

E．植入发生在植入窗开放时

2．关于血小板的形态结构，下列叙述哪些正确

A．双凹圆盘状，活动时形态变化

B．颗粒区含有特殊颗粒和嗜天青颗粒

C．透明区含有环形微管和微丝

D．细胞质内有开放小管

E．细胞质内有致密小管

3．骨骼肌纤维的横小管

A．由滑面内质网形成

B．与肌膜表面垂直

C．由高尔基复合体形成

D．由肌浆网形成

E．由肌膜向肌浆内凹陷形成

4．连续毛细血管的特点是

A．内皮细胞的细胞质内有大量吞饮小泡

B．内皮细胞之间有间隙

C．基膜完整

D．内皮细胞之间有紧密连接

E．分布在中枢神经系统和胃肠黏膜内

5．黄体的特点是

A．主要由颗粒黄体细胞和膜黄体细胞组成

B．颗粒黄体细胞来源于颗粒层卵泡细胞

C．膜黄体细胞来源于膜细胞

D．膜黄体细胞染色较浅，数量较多

E．膜黄体细胞主要分泌孕激素

四、问答题（共计 30.0 分）

1．试述骨骼肌纤维的电镜结构特点。(10.0)

2．试述后肾的发生，并阐明多囊肾形成的原因。(10.0)

3．试述胃底腺壁细胞的光、电镜结构及功能。(10.0)

参考答案

一、名词解释（共计 20.0 分）

1．macula densa（definition，structure characteristics of cell，function）(4.0)

答：致密斑（☆）。远端小管靠近肾小体血管极侧的管壁上皮细胞增高、变窄形成一个椭圆形的斑状结构（☆）。其组成细胞呈高柱状，细胞核椭圆形，排列紧密，位于近细胞顶部（☆）。致密斑是离子感受器，可感受远端小管内尿液的 Na^+浓度变化（☆）。

注：每（☆）示 1.0 分，×4 ＝ 4.0 分

2．scleral venous sinus（localization，composition）(3.0)

答：巩膜静脉窦（☆）。位于角膜和巩膜移行处，角膜缘内侧部（☆）。由血管内皮、不连续的内皮基膜和少量结缔组织组成（☆）。

注：每（☆）示 1.0 分，×3 ＝ 3.0 分。

3．hair follicle（composition，structure characteristics）（3.0）

答：毛囊（☆）。由上皮根鞘（☆）和结缔组织根鞘（☆）组成。上皮根鞘：又分为内根鞘和外根鞘两层（☆）；内根鞘包绕在毛根的外周，由毛球发生而来，在皮脂腺开口处的上方退化消失（☆）。外根鞘与表皮的生发层相连续（☆）。结缔组织根鞘：位于上皮根鞘的外面，由结缔组织构成。

注：每（☆）示 0.5 分，×6 = 3.0 分。

4．blood-thymus barrier（composition）（3.0）

答：血 - 胸腺屏障（☆）。主要由以下 5 层组成：①连续毛细血管内皮（☆）；②内皮基膜（☆）；③血管周间隙，间隙中可有巨噬细胞等（☆）；④胸腺上皮细胞的基膜（☆）；⑤最外面包裹一层连续的胸腺上皮细胞（☆）。

注：每（☆）示 0.5 分，×6 = 3.0 分。

5．spermatogenesis（definition，in stages）（4.0）

答：精子发生（☆）。是指从精原细胞到形成精子的过程（☆）。精子发生包括 3 个阶段：①精原细胞分裂增殖，形成精母细胞（☆）；②精母细胞减数分裂，形成单倍体的精子细胞（☆）；③精子细胞变态形成精子。

注：每（☆）示 1.0 分，×4 = 4.0 分。

6．fertilization（process，the site of formation，result）（3.0）

答：受精。获能精子进入卵内，与卵子融合形成受精卵的过程（☆）。受精一般发生在输卵管壶腹部（☆）。从精子的细胞膜与卵细胞膜融合开始，直至雌、雄原核融合，形成二倍体的受精卵（☆）。

注：每（☆）示 1.0 分，×3 = 3.0 分。

二、填空题（共 17 空，每空 1.0 分，计 17.0 分）

1．多糖
2．中间区室
3．神经末梢
4．前胶原蛋白分子，原胶原蛋白分子
5．软骨陷窝
6．瞳孔
7．甲状舌管
8．神经元与非神经元
9．胚内中胚层
10．毛乳头
11．生长
12．肝血窦面，胆小管面
13．黄斑，视神经乳头（视盘）
14．遗传因素

三、选择题（共 33 题，每题 1.0 分，计 33.0 分）

A 型题（共 13 题，每题 1.0 分，计 13.0 分）

1. A　2. B　3. B　4. D　5. D　6. E　7. B　8. D
9. D　10. D　11. C　12. C　13. C

B 型题（共 15 题，每题 1.0 分，计 15.0 分）

1. A　2. B　3. B　4. A　5. A　6. B　7. D　8. D
9. A　10. C　11. A　12. A　13. D　14. D　15. E

X 型题（共 5 题，每题 1.0 分，计 5.0 分）

1. CDE　2. CDE　3. BE　4. ACD　5. ABC

四、问答题（共计 30.0 分）

1．试述骨骼肌纤维的电镜结构特点。

答：骨骼肌纤维的电镜结构主要包括：肌原纤维、横小管和肌浆网。

肌原纤维（☆）：是骨骼肌纤维中的细丝状结构（☆），是肌纤维收缩的结构基础，沿肌纤维长轴平行排列（☆），由粗、细两种肌丝规律性排列而成，并形成明暗相间的周期性横纹（☆）。粗肌丝（☆）：位于 A 带，中央固定于 M 线，两端游离（☆）；细肌丝（☆）：一端固定于 Z 线，另一端伸至粗肌丝之间（☆）。

横小管（☆）：是肌膜向肌浆内凹陷而成（☆），它垂直于肌膜表面（☆）。人和哺乳动物骨骼肌横小管位于 I 带与 A 带交界处（☆）；同一水平的横小管相互吻合环绕在每条肌原纤维周围（☆）。

肌浆网（☆）：是肌纤维内特化的滑面内质网（☆），位于相邻横小管之间（☆），环绕在肌原纤维周围，又称为纵小管（☆），横小管两侧的肌浆网扩大成环行扁囊，称为终池（☆）。每条横小管与其两侧的终池组成三联体（☆），其位于明、暗带交界处（☆）。

注：每（☆）0.5 分　×20 ＝ 10.0 分；

2．试述后肾的发生，并阐明多囊肾形成的原因

答：后肾起源于输尿管芽（☆）和生后肾原基（☆）。

输尿管芽：是左右中肾管近泄殖腔处（☆）向背外侧长出的一对盲管（☆），它反复分支，逐渐演变为输尿管（☆）、肾盂（☆）、肾盏（☆）和集合小管（☆）。生后肾原基：是生肾索尾端的中胚层（☆），在集合小管末端的诱导下（☆），增生呈帽状包在集合小管的盲端上（☆），帽状的生后肾原基逐渐分化成 "S" 形小管（☆）。S 形小管延伸形成肾小管各段（☆），一端与集合小管的盲端通连（☆），另一端膨大凹陷成肾小囊（☆），并与伸入囊内的毛细血管球之间（☆）共同组成肾小体（☆）。其外周部分分化成肾的被膜和肾间质（☆）。

多囊肾：是由于生后肾原基发生的肾小管未与集合管接通（☆），尿液不能排出，尿液积聚而胀大成囊状，故称为多囊肾（☆）。

注：每（☆）0.5 分　×20 ＝ 10.0 分

3．试述胃底腺壁细胞的光、电镜结构及功能

壁细胞又称为泌酸细胞，或盐酸细胞。

细胞体积较大，多呈锥体形或圆形（☆）；细胞核小而圆，居中，有的可见双核（☆）；

细胞质强嗜酸性，HE 染色呈鲜红色（☆）。电镜下，壁细胞顶面质膜内陷形成迂曲分支的小管，称为细胞内分泌小管（☆），小管的腔面有许多微绒毛（☆）。分泌小管周围的细胞质内分布有许多表面光滑的小管与小泡，称为微管泡系统（☆），其结构与细胞顶面质膜及分泌小管相同。壁细胞的此种特殊结构在不同的分泌时相表现出明显差异。在非分泌时相（☆），分泌小管多不与腺腔相通，微绒毛短而稀疏，微管泡系统却很发达；在分泌时相（☆），分泌小管开放，微绒毛增长且数量增多，使细胞游离面面积增大约 5 倍，微管泡系统却数量锐减。壁细胞的细胞质内含有丰富的线粒体，其他细胞器较少（☆）。

功能（☆）：①合成、分泌盐酸；②分泌内因子。

注：每（☆）示 1.0 分　×10 ＝ 10.0 分。

（刘　皓　唐军民）